高等医学院校护理学专业教材

康 复 护 理 学

主　编： 黄永禧　王宁华　周谋望

副主编： 谢德利　付桂敏　徐本华　黄　真

编　者：（按姓氏笔画排列）

于　文　王宁华　付桂敏　刘松怀　李雪迎
汪家琮　张宝慧　张连玉　张　凯　张晓林
金　杰　周谋望　赵辉三　徐本华　唐丽丽
殷秀珍　崔寿昌　黄永禧　黄　真　韩　冰
谢　斌　谢德利　谭维溢

北京大学医学出版社

KANGFU HULIXUE

图书在版编目（CIP）数据

康复护理学/黄永禧，王宁华等主编. —北京：北京大学医学出版社，2003.2（2016.8 重印）

ISBN 978-7-81071-322-1

Ⅰ. 康…　Ⅱ. ①黄…②王…　Ⅲ. 康复医学：护理学-高等学校-教学参考资料　Ⅳ. R49

中国版本图书馆 CIP 数据核字（2002）第 098136 号

康复护理学

主　　编： 黄永禧　王宁华

出版发行： 北京大学医学出版社

地　　址：（100191）北京市海淀区学院路 38 号　北京大学医学部院内

电　　话： 发行部 010－82802230；图书邮购 010－82802495

网　　址： http：//www. pumpress. com. cn

E - mail： booksale@bjmu. edu. cn

印　　刷： 莱芜市圣龙印务有限责任公司

经　　销： 新华书店

责任编辑： 张彩虹　**责任校对：** 翁晓军　**责任印制：** 张京生

开　　本： 787mm×1092mm　1/16　**印张：** 18.25　**字数：** 464 千字

版　　次： 2003 年 2 月第 1 版　2016 年 8 月第 5 次印刷

书　　号： ISBN 978-7-81071-322-1

定　　价： 24.00 元

前　言

现代康复医学是一门新兴的学科，在国外已有50多年的历史，到20世纪70年代已臻成熟。WHO在1978年指出，现代医学包括预防、治疗、保健、康复四个医学领域。这样，就将康复医学提到一个新的地位，称为第四医学或医学的第四个方面（the fourth phase of medicine)，是构成现代医学的一个重要组成部分。这门以改善功能、提高生活质量为导向的学科在20世纪80年代初引进我国，并随着社会的进步，经济和科学的发展，人民生活水平的提高，日益受到人们的重视而得到迅速发展。我国卫生部明确要求各级综合医院要提供预防、治疗、保健、康复服务，并将康复列入社区卫生服务的六大任务之一。目前，康复医学正以崭新的姿态向着广度和深度发展，渗透到临床的许多领域。康复护理是康复医学的一个重要组成部分，康复医疗事业的成功离不开康复护理工作。作为21世纪的护理人员，要提高整体护理服务的质量，必须了解和熟悉康复护理，因为康复护理不仅是康复专科护士的事，也是每个临床护士的事。护士在进行临床护理时，以康复概念为指导进行整体护理，将康复护理纳入整体护理之中，必将提高患者的治愈率，减少并发症，改善功能，促进患者全面康复。康复护理学就是在这种背景和需求下应运而生的。

本书包括五篇、42章。前三篇介绍康复医学概论、评定和治疗技术，后两篇主要介绍康复护理的概念、特点、基本技术以及常见伤病的康复及护理。因为只有在认识康复医学的基本理论、评定和治疗技术的基础上，才能进一步掌握康复护理的理论、知识和技能，并在常见病的康复中积极主动地发挥康复护理的作用，促进康复对象实现全面康复的目标。

参加本书编写的有北京大学第一医院、中国康复研究中心、北京大学第三医院、北京友谊医院、北京积水潭医院、北京首钢医院、北京市肿瘤医院、北京市二院等单位的康复医学、康复护理和有关临床科室的专家、教授和部分主治医师，在此，对他（她）们的辛勤劳动表示衷心的谢意，特别是对谭维溢、殷秀珍、张宝慧、赵辉三、汪家琮、崔寿昌、张晓林等老专家教授们的大力支持和奉献表示深深的敬意。

本书主要为大专、专升本、本科护理院校教材，也可作为康复科的医护人员、其他临床科室的护理人员及护理管理人员继续教育的参考教材。广大的康复对象及其家属也将会从该书中获益。

康复护理学是康复医学的一个分支，在我国尚处在发展阶段，其理论体系、知识和技术尚待不断完善，加之编写者在这一领域的经验和水平有限，书中不足和错误之处，恳请同行们批评指正。

北京大学第一医院　黄永禧
物理医学康复科研究员、主任医师
2002年7月　于北京

目　录

第一篇　概　论

第二篇　康复医学评定

第三篇　康复治疗技术

第四篇　康复护理概论

第五篇　常见伤病的康复及护理

第一篇 概 论

第一章 康复医学概述

一、康复医学的定义、对象与范围

（一）康复

1. 定义　康复（rehabilitation）的原意是“复原”、“恢复原来的良好状态”、“重新适应正常社会生活”。康复在医学领域主要是指功能康复，即综合和协调地应用各种措施，对病、伤、残者进行训练，以减轻其身、心、社会功能障碍，使其活动能力和生活质量达到尽可能高的水平，争取重返社会。因此，康复不仅是训练残疾者使其适应环境，而且还需要调整残疾者周围的环境和社会条件以利于他们重返社会，并要求残疾者本人、家庭及其所在的社区参与有关康复服务计划的制定和实施。

2. 内容　康复的措施或领域主要包括医学的、教育的、职业的、社会的一切手段，分别称为医学康复或医疗康复（medical rehabilitation），即利用医疗手段促进康复；教育康复（educational rehabilitation），即通过特殊教育和培训以促进康复；职业康复（vocational rehabilitation），即通过就业能力评定和培训恢复就业能力，取得就业机会；社会康复（social rehabilitation），主要研究和协助解决残疾人康复后重返社会时遇到的一切社会问题。上述4个方面的康复就是全面康复，在康复过程中，它们应互相支持和协调地进行。虽然在康复的不同阶段可能侧重点不同，但医学康复是现代康复的基础和前提。

3. 残疾的定义和分类

（1）残疾、残疾人　残疾（disability）是指因外伤、疾病、发育缺陷、精神因素等各种原因造成身体上和/或精神上的功能障碍，以致不同程度地丧失正常人的生活、工作、学习的能力和担负其日常生活与社会职能的一种状态。残疾人（disabled person）是指具有上述残疾特征的人。据世界卫生组织（WHO）统计，当今全世界残疾人约占总人口的10%，约4.5亿~5亿人。我国约有6000万残疾人。致残原因为疾病、营养不良、遗传、意外事故、物理、化学因素和社会、心理因素等。

（2）残疾分类　WHO认为传统的“病因→病理→表现”疾病模式未能说明与疾病有关的全部问题，因它未考虑人的功能状况。1980年WHO发布了《国际病损、失能、残障分类》（International Classification of Impairments，Disabilities and Handicaps，ICIDH）将疾病结果或残疾状态表述为图1－1，并对三个不同水平的残疾问题提出定义和详细分类。

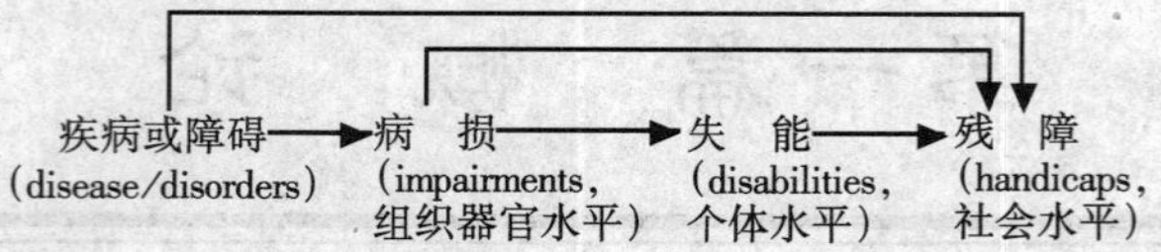

图1-1　残疾分类

①病损（impairment）　又称残损或"结构功能缺损"，指身体结构和/或功能（生理、心理）有一定缺损，身体和/或精神与智力活动受到不同程度的限制，对独立生活、工作和学习有一定的影响，但个人生活仍能自理，其影响在组织器官水平上。它包括智力、心理、语言、听力、视力、内脏、骨骼等病损及多种综合病损。

②失能（disability）　又称"残疾"，指由于身体组织结构和/或功能缺损较严重，造成身体和/或精神与智力活动明显障碍，以致患者个人不能以正常的方式和范围独立进行日常生活活动，其影响在个体水平上，造成个体活动能力障碍。它包括行为、听力语言、运动及各种活动失能等。

③残障（handicap）　又称社会能力障碍，是指由于病损和失能严重，不但个人生活不能自理，而且影响到不能参加社会生活、学习和工作，患者在享受社会权利及履行社会职责方面，因能力障碍而处于不利地位。残障的影响在社会水平方面。它包括识别、躯体、运动、职业、社交活动和经济自给等残障。

以上对残疾的表述是按照一般残疾发生发展过程来描述的，但有时病损也可以直接导致残障；另外，对残疾的预防和康复是很重要的，它使残疾在发展过程中可能向好的方向逆转。1980年的ICIDH有力地推动了现代康复医学的发展，但其后人们发现它还不能很好地描述功能、残疾状态和表达健康的概念。于是，WHO在1993年决定修订ICIDH，并于2001年第54届世界卫生大会正式发布了"国际功能、残疾和健康分类"（International Classification of Functioning，Disability and Health），简称为"国际功能分类"，其模式图见图1-2，它有待深入的学习和研究应用。

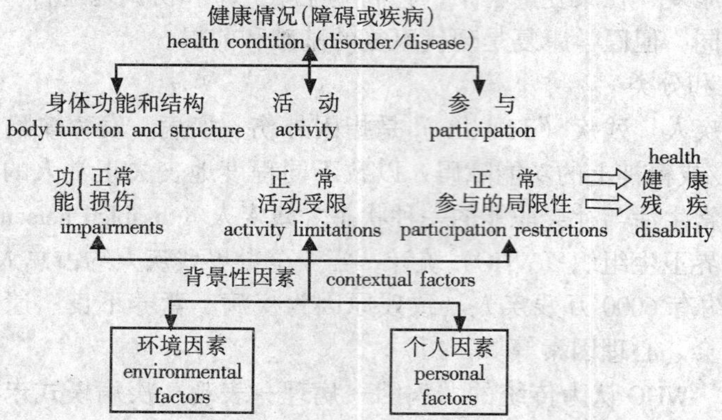

图1-2　国际功能分类模式图

我国1987年残疾人抽样调查中将残疾分为以下五类：视力残疾、听力语言残疾、智力残疾、肢体残疾、精神残疾等，暂未包括内脏残疾。

（二）康复医学

1. 定义　康复医学（rehabilitation medicine）是一门有关促进残疾人及患者康复的医学学

科。它主要应用医学的措施研究有关功能障碍的预防、评定和治疗，是医学的一个重要分支。

物理医学与康复（physical medicine and rehabilitation，PM&R）、狭义的康复学（rehabilitation）、致能学（habilitation）是康复医学的同义语。另外，1999 年国际上两大康复医学组织已合并为物理医学与康复医学学会（International Society of Physical and Rehabilitation Medicine，ISPRM），因此，康复医学将来可能会改为物理医学与康复医学或物理与康复医学。

2. 对象、范围　康复医学的主要对象是残疾人及有各种功能障碍的慢性病患者和老年病者。另外，一些急性伤病和手术前后的患者也被列为康复的对象，接受适当的康复治疗。

康复治疗的对象，各国有所差别，但早期多以骨科和神经系统的伤病为主，近年来心肺康复以及癌症、慢性疼痛等康复也在逐渐开展。按照西方国家的康复医学传统，精神、智力和感官方面的残疾一般不列入康复医学的范围，分别由各科的医师处理；但随着全面康复思想的传播，康复医学的范围也在逐渐扩大。主要病种见表 1－1。

表 1－1　康复治疗的主要病种

1. 神经系统疾病和伤残	冠心病（冠状动脉搭桥术后，急性心肌梗死后）
脑血管意外（偏瘫及其他残疾）	原发性高血压
脊髓损伤（截瘫、四肢瘫及其他残疾）	周围血管疾病
儿童脑性瘫痪	慢性阻塞性肺部疾患
脊髓灰质炎（小儿麻痹）后遗症	4. 感官及智力残疾
周围神经疾病和损伤	儿童听力及语言障碍
颅脑损伤	弱智、大脑发育迟缓
2. 骨关节肌肉疾病和伤残	5. 精神残疾
截肢、断肢再植术后	精神病
腰腿痛及颈椎病	精神神经症
手损伤	6. 其他
关节炎、关节置换术后	烧伤
骨折后及骨关节其他手术后	癌症
脊柱侧弯	慢性疼痛
进行性肌萎缩	麻风
3. 心血管及呼吸系统疾病	

二、康复医学发展简史

（一）现代康复医学的形成和发展

古代早已存在朴素的康复治疗，如我国很早就应用针灸、导引、按摩、吐纳（气功）、五禽戏等进行治疗和功能的康复；在西方，古罗马和希腊也早就采用电疗、光疗、水疗、体疗等治疗身心疾病并逐渐形成物理疗法。现代康复医学是在物理医学的基础上发展起来的，特别是在第二次世界大战期间，通过美国医学家 Howard A. Rusk 等的努力，比较完整地形成了康复的概念和现代的康复疗法。Rusk 认为康复治疗应针对整个人，包括身体、精神、职业与社会的全面康复。他提倡术后早期离床活动，康复治疗除采用医疗体操、功能训练等物理治疗外，还应用作业治疗、心理治疗、语言治疗及假肢、矫形支具装配等综合措施，这就明显地提高了康复的效果。英国的骨科专家 Watson Jones 当时在英国空军中也设立了康复中心，经过治疗，使77%的伤员重返战斗岗位。第二次世界大战后，美英等国把战时的康复经验运用到和平时期，成立了许多康复中心，并逐渐扩展到西欧和北欧。1947年美国成立了“美国物理医学与康复委员会”，确立了现代康复医学的学科地位。此后，许多国家相继建立康复医学（或物理医学与康复）专科。1950年成立了“国际物理医学与康复学会”（ISPMR），1969年“国际康复医学会”（IRMA）成立，WHO也设有康复处。1981年定为“国际残疾年”，1983～1992年为“联合国残疾者10年”，这些都推动了国际康复工作的开展。这个阶段，许多发达国家和一些发展中国家的康复医学已较成熟，康复医疗已成为常规治疗，并不断向深度和广度发展，出现专科化趋势，形成骨科、神经科、心脏病、老年病、癌症等康复学分支，并大力倡导和推广社区康复。

新中国成立后，我国建立了一些荣军疗养院、荣军医院，制定了革命残疾军人的定级、抚恤和优待政策；开办了盲、聋、哑学校、残疾人工厂及福利院；综合医院开展理疗或理体疗、针灸、按摩等治疗；许多医学院校开设了理疗学课程。改革开放后，现代康复医学于上世纪80年代初引进我国，并在政府和社会的重视下，得到迅速的发展。1989年卫生部规定医院要提供预防、医疗、保健、康复服务，二三级综合医院要设立康复医学科并属临床科室。各地建立了一些康复中心或康复医院，许多医学院校开设了康复医学课程，培养研究生，并开办本科的康复治疗师专业。其后颁布了《中华人民共和国残疾人保障法》（以下简称《残疾人保障法》）、《康复医学事业“八五”规划要点》、《综合医院康复科管理规范》等。近年来，我国在卫生改革与发展中将康复列为社区卫生服务站6大功能之一，并将“发展康复医疗”纳入国家的“十五”计划纲要中。上述政策法令对规范和促进我国康复医学事业的发展起着重要的作用。

（二）康复医学快速发展的原因

1. 疾病谱变化　当今各种传染病已基本控制，慢性病、致残性疾病相对突出。目前人类的死因主要是心肌梗死、脑卒中、癌症和意外伤害等，而这些患者中有很大一部分可存活相当长的一段时间，他们的功能恢复和生活质量的提高，主要依赖于康复医学。如心肌梗死患者参加康复治疗者寿命延长，其死亡率比不参加者低36.8%；脑卒中患者康复第一年末，日常生活能自理者达60%，在复杂活动中需帮助者20%，需较多帮助者15%，完全依靠帮助者只占5%，另在工作年龄患者中30%可恢复工作；在癌症方面，据统计，约60%的患者不可治愈，但他们之中又有60%可存活15年，他们存在的各种问题，如思想负担、慢性疼痛、身体衰竭等，需要各种康复措施来解决；在截瘫方面，1950年前后患者仅能存活2.9～5.9年，并成为家庭和社会的负担，但由于康复医学的进展，1976年时，他们中53%能重返工作或学习岗位，及至1980年又提高到83%，他们能以不同方式为社会继续做贡献。

2. 人口老龄化　人口平均寿命延长后，老年人的比重明显增高。目前我国京、津、沪、浙等许多省市的60岁以上老人已超过总人口的10%，进入老年型社会。老人体弱多病，特别是致残性疾病发病率高。身体障碍与年龄老化成正比。

3. 随着工业、交通的发达，工伤、交通事故、环境污染、职业病、中毒等增多。日本因事故致残占残疾者的24.5%。

4. 文体活动日益发展　特别是体操、杂技、拳击、摔跤、赛车等危险性大的文体活动，经常出现受伤致残。

5. 应付自然灾害和战争的必要　目前人类还不能完全控制天灾人祸和战争，它们所造成的伤残常常是严重的，这些都离不开康复医学的帮助。

三、康复医学工作的主要内容

康复医学工作的主要内容包括康复预防、康复评定和康复治疗。

（一）康复预防

应用流行病学的方法，通过对致残因素等的研究，采取措施预防和控制残疾（包括原发性和继发性）的发生和发展。康复预防分三个层次进行。

1. 一级预防　又称初级预防或病因预防。就是针对致残原因，采取各种有效措施，预防致残伤病等发生，包括预防接种（防小儿麻痹、流脑、乙脑等）、优生优育（防遗传病、药物致残等）、健康安全教育（防交通、生产、日常事故，提倡戒烟限酒、合理膳食、适当运动、心理平衡等，预防慢性病、老年病、营养不良等）。

2. 二级预防　就是早发现、早诊断、早治疗，限制或逆转由病损造成残疾；特别是要积极治疗可能致残的疾病，如高血压、糖尿病、精神病、肢体损伤等。

3. 三级预防　就是积极康复治疗，防止病损或残疾向残障转变。特别是通过康复训练、特殊教育、提供合适的辅助器械、提供生活、就业指导和心理、社会参与方面的咨询，提高残疾人生活自理和参与社会的能力，做到残而不废。

（二）康复评定

康复评定（rehabilitation evaluation）是康复治疗的基础，没有评定就无法计划、康复治疗。但评定不同于诊断，不是寻找疾病的病因和做出诊断。因为康复医学的对象是残疾者及其功能障碍，目的是最大限度地恢复或重建其功能，因此，康复评定主要是要客观而准确地评定残疾者功能障碍的性质、部位、范围、程度、发展趋势、预后和转归，为制定康复治疗计划提供科学的依据。评定的重点应放在与日常生活、学习劳动有关的综合性功能方面，如日常生活活动能力、言语功能、认知功能等；并要重视专业化，即为不同疾病或残疾制定专项的评定标准，如偏瘫、截瘫的评估量表。评定方法可使用仪器，也可不用仪器；后者比较简易、实用、经济，但客观和准确性不如仪器。目前广泛使用量表、问卷、调查表等非仪器评定法，但要有足够的准确性和可靠性，即要经过信度和效度的检验，达到标准者方可应用。有条件者可辅以必要的仪器检查。康复评定至少应在治疗的前、中、后各进行一次，并据以制定、修改治疗计划和评价康复效果，因此，可以说康复治疗始于评定，止于评定。康复评定主要包括躯体、精神、言语和社会的功能。常用者有：

（1）运动能力测定　如肌力测定、关节活动度测定、步态分析、手功能测定等。

（2）日常生活活动能力评定。

（3）语言交流能力评定　如失语症、构音障碍评定等。

（4）医学心理学测定　如精神状态、智力、认知能力测定等。

（5）电生理学检查　如肌电检查（EMG）、神经传导速度测定（NCV）、时值及强度时间曲线检查等。

（6）心肺功能检查及体能测定。

（7）其他：如职业能力评定、社会生活能力评定、失用症、失认症检查等。

（三）康复治疗

1. 物理疗法（physical therapy，PT）是应用躯体运动、按摩、牵引、机械设备训练等力学因素和电、光、声、磁、冷热、水等其他物理因素预防和治疗伤病的一种治疗方法。它是康复治疗中应用最广和最主要的方法。

2. 作业治疗（occupational therapy，OT） 是利用经过选择和设计的作业活动，以治疗躯体或/和精神疾患，使患者在日常生活各个方面的功能和独立性达到可能达到的最高水平。常用治疗性作业有：日常生活活动训练、职业性劳动训练、工艺劳动（如泥塑、制陶、编织等）、园艺劳动，以及其他促进生活自理、改善日常生活素质的适应性处理和训练。

3. 言语治疗（speech therapy，ST） 矫治各种言语障碍、恢复交流能力。

4. 心理治疗（psychotherapy） 针对患者心理、精神、情绪和行为异常进行心理治疗。

5. 康复工程（rehabilitation engineering） 利用假肢（prosthesis）与矫形器（orthosis）、假体、轮椅与助行器、自助器具、特殊护理系统（如机器人、环境控制系统）、聋盲哑人辅助器（如电子导盲装置）、无障碍设施等，以补偿、矫正或增强残疾者功能。

6. 中国传统康复治疗 如推拿按摩、针灸、气功、导引、食疗、药疗等。

7. 康复护理 详见康复护理概论。

8. 其他 如文娱治疗（recreation therapy）、临床社会工作、职业咨询和必要的矫形手术、药物疗法等。

四、康复医学服务方式

（一）康复医学机构

主要有两种，即专业康复机构（institute-based rehabilitation，IBR）和社区或基层康复（community-based rehabilitation，CBR）。

1. 专业康复机构 如康复中心（rehabilitation centre）、康复医院和综合医院的康复医学科等。它们又分设病床和不设病床的，综合性（兼收各类残疾）和专科性的（如专收偏瘫或截瘫）：它们一般有较好的设备，专业人才较集中，医疗、教学、科研三结合，能解决较复杂的康复医学问题，指导社区康复，是发展康复医学的重要基地；特别是综合医院的康复医学科，数量大、分布广，是目前康复医疗服务的主要形式，它主要为疾病的急性期、恢复早期的有关躯体或内脏器官功能障碍者提供早期的康复医学诊疗服务；同时，也为有关疑难的功能障碍者提供后期的康复医疗服务，并为所在社区的康复工作提供康复医学培训和技术指导。但 IBR 收费较高，服务面窄，需病人登门求医，特别是对行动困难或距离远的患者不方便。

2. 社区（基层）康复 社区是指范围较小的人群居住的地区，相当于我国城市的街道或农村的村（乡）。CBR 就是在社区的范围内，依靠社区的行政领导和群众组织，依靠社区的人力、财力、物力、信息和技术，在基层条件下，以简便实用的方式向残疾人提供必要的，以医疗康复为基础的全面康复服务。CBR 的优点是费用低、服务面广、实用易行，方便快捷，有利于残疾人回归家庭和社会，应大力推广，以解决大部分残疾人的康复问题。

但 IBR 与 CBR 是相辅相成的。没有 IBR，则缺乏 CBR 人员培训基地，复杂疑难的康复问题得不到解决；没有 IBR，则广大残疾人不能受益，失去康复的意义。因此，当前我国既要进一步落实二、三级综合医院要建立康复医学科的要求，又要大力发展 CBR。

（二）康复医疗的层次与流程

根据病期和残疾的性质和程度，病人可在不同层次进行康复治疗。

1. 住院病人 急性期除积极的临床治疗，预防和控制残疾的发生外，特别要预防继发性残疾，如预防肌肉关节挛缩、肌萎缩、褥疮、骨质疏松、情绪障碍等。可由病区医护人员或康复科派人到病区施行，恢复期病人如存在功能障碍，应在出院前对患者进行短期的康复治疗。

2. 住院康复治疗　尤其是脑卒中、颅脑损伤、脊髓损伤、截肢后等病人要进行较长时间的积极康复治疗者，应住院康复。此时，病人可由临床病区转康复病区或从院外转介住院。

3. 门诊康复治疗　有功能障碍或残疾，不需住院治疗者可在门诊治疗。

4. 社区康复治疗　接受出院后或门诊康复后但仍需继续康复者，或不需要或无能力到专业康复机构康复者。

5. 家庭康复治疗　住院或门诊康复后，由社区康复人员到病人家中进行康复或病人自己或在家属或陪护的帮助下在家中进行维持性康复锻炼。

6. 其他　有工作潜力的病人，有需要者可接受职业康复；对严重残疾，经长期康复治疗无好转，家中又无人照顾者，可安排在福利院、养护院或荣军疗养院等进行一般维持性的康复治疗。

（三）康复医疗的工作方法

康复医学是一门涉及多个学科的应用学科，要靠多个相关的康复治疗学科的配合和协作才能完成整体康复的目标。在病人康复的全过程中，都应用协作组工作方法（team approach）。协作组的领导为康复医师（physiatrist），成员包括物理治疗师（physical therapist，PT），作业治疗师（occupational therapist，OT）、言语治疗师（speech therapist，ST）、心理治疗师、假肢与矫形器师（prosthetist and orthotist，PO）、康复护士（rehabilitation nurse，RN）、文体治疗师（recreation therapist，RT）、社会工作者（Social worker，SW）和有关临床医师等。至于协作组人员的范围，根据医院情况而定，协作组一般在组长的领导下，共同对病人进行评定，提出各自对策，然后由组长归纳为一个完整的、分阶段的治疗计划，然后分头执行。在治疗中和治疗结束时再召开协作组会，分别进行再评价、修改计划或进行疗效总结，提出下一步的康复治疗意见。

五、康复医学与临床医学的关系

（一）康复医学的地位与特点

现代医学是由预防医学、治疗医学、保健医学和康复医学构成的一个完整的体系。康复医学是医学的第四个方面，它在整个医学体系中占有十分重要的地位。因为随着经济的发展和生活水平的提高，人们对生活质量的要求也不断提高，过去所谓的“好死不如赖活”的思想已经过时，人们不仅要求治病救人，而且要求其整体功能达到尽可能高的水平，要生活得好，要能在社会上发挥应有的作用。康复医学以提高功能障碍者或残疾者功能和生活质量为导向，其基本原则是早期介入、主动参与、功能重建，整体康复和重返社会，它正好符合社会对医学的这种要求。我国卫生部在 1989 年在医院分级管理中明确要求医院要提供预防、医疗、保健、康复服务，并在上世纪末的卫生改革与发展中将康复列为社区卫生服务站的六项任务之一，足见康复医学的重要地位。

（二）康复医学要与临床各科紧密结合，相互渗透

康复医学科属临床科室，但由于其服务对象绝大部分均为各临床科室的病人，因此，它必需与临床各科紧密结合，才能实现早期康复，达到功能恢复好，而且省时、省力、省钱的要求，同时，也只有与临床各学科的互相渗透才能促进康复医学水平的提高和研究的深入，发展各专科的康复，如神经科康复学、心脏病康复学、骨科康复学、癌症康复学等，以及促进伤病病理变化的消除。

（三）康复医学与临床医学并列

康复医学不是医疗的后续，也不是临床医疗的重复，它应从临床治疗的开始就早期介入。但因伤病情况不同，所采取的康复手段有差异。美国医院学会对医院的临床医疗中康复的介入过程列图表示，见图 1－3。在伤病的抢救期后应立即得到康复治疗，但各项治疗任务多少，随着时间的推移而有变化。OA 为急性期，此期 PT、OT 和康复护理就早期介入，AD 为完善的康复阶段，包括各种康复治疗手段。

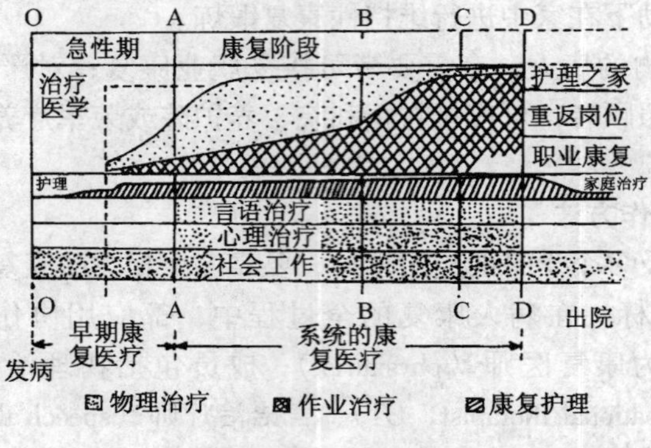

图 1－3　医院临床医疗中康复介入过程示意图

（四）护士与康复

1. 观念更新　作为 21 世纪的护理人员要充分认识到现代医学是由预防、治疗、保健与康复等医学构成的完整体系。当今的医学不仅要治病救人，还要尽可能高地提高病人的整体功能和生活质量，使他们能回归家庭和社会，这是医护人员必须树立的一个基本观念，是护理人员的整体护理观的重要组成部分。

2. 临床护理必须加强康复　因为临床护理是实施早期康复的场所，也是决定患者康复成功与否的关键组成部分。如果病人的功能未能很好地发挥，不能正常地生活和工作，这就意味着护理工作还没有结束。护士应该了解和熟悉康复医学的基本概念、主要内容和技能，并使之渗透到整个护理工作之中，使康复的观念和基本技术成为护理工作的一部分。

3. 现代的护理人员要掌握康复护理学的基本理论知识与技能，密切配合康复医师及其他康复专业人员对康复对象实施一般的和专门的康复护理，促进病人实现全面康复的目标。康复护理是促进病人在其生活环境中获得最高的功能水平的一个动态过程。康复护理人员是康复对象的照护者、早期康复的执行者、将康复治疗转移到日常生活中的督促者、对患者存在问题的协调者和健康教育者。特别是要为病人提供良好的康复环境及有益的活动；避免并发症和继发残疾；创造和利用各种条件将功能训练内容与日常生活活动相结合，提高病人的生活自理能力等发挥积极的作用。

（黄永禧）

第二章　运动学基础

运动学（kinesiology）是研究人体活动时，肌肉、骨骼、关节、神经力学和生理变化的一门科学。运动学与解剖学、生物力学及生理学关系密切，是运动疗法的基础科学。

一、人体基本姿势和运动的面与轴

（一）人体运动的基本姿势

研究人体运动的基本姿势为：身体直立，面向前，双目平视，双足并立，足尖向前，双上肢下垂于体侧，掌心贴于体侧。

（二）人体运动的面

以人体基本姿势为基准将人体分为三个面（图 2－1）。

（1）横截面　与地面平行的面，将人体分为上下两部分。

（2）冠状面　与身体前后平行的面，将人体分为前后两部分。

（3）矢状面　与身体侧面平行的面，将人体分为左右两部分。

（三）人体运动的轴

以上述三个人体运动的面为基础，每两个面通过人体中心相交形成三个轴（图 2－1），分别称为：

（1）X 轴（矢状轴）　矢状面与横截面交叉所形成的轴，在横截面上由前向后贯穿人体。

（2）Y 轴（额状轴）　冠状面与横截面相交所形成的轴，在横截面上由右向左贯穿人体。

（3）Z 轴（纵轴）　矢状面与冠状面相交所形成的轴，垂直于横截面，上下贯穿人体。

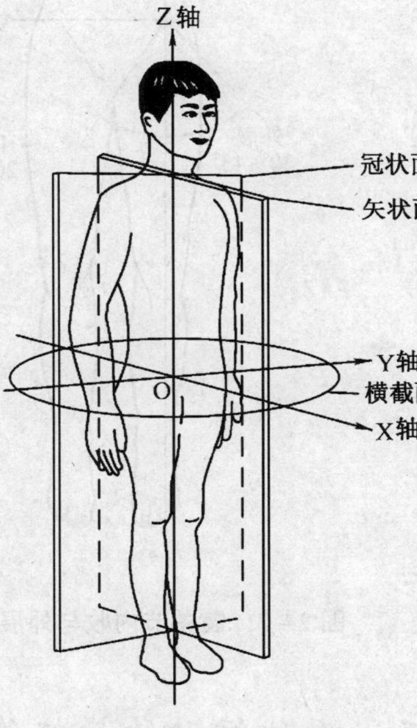

图 2－1　人体运动的面与轴

二、关节运动的常用术语

（一）屈曲与伸展

关节的屈伸运动主要是指以 Y 轴为中心在矢状面上的运动。相关关节的两骨彼此接近，角度缩小称为屈曲。相关关节的两骨彼此相离，角度增大称为伸展。图 2－2 为膝关节屈伸示意图。

（二）内收与外展

关节的内收与外展（图 2－3）是指以 X 轴为中心在冠状面上的运动。以中立位为基准

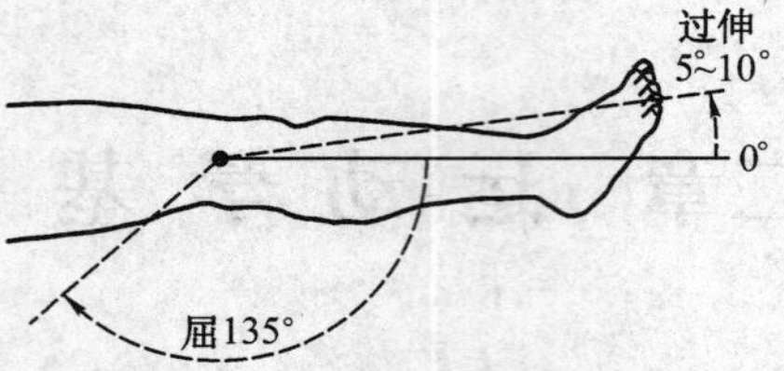

图 2－2　膝关节屈伸示意图

线，肢体离开基准线向内侧活动称为内收，肢体离开基准线向外侧活动称为外展。

（三）内旋与外旋

关节的内、外旋（图 2－4）是指以 Z 轴为中心在水平面上的运动。向肢体前外旋转称为内旋，向肢体后方的旋转称为外旋。

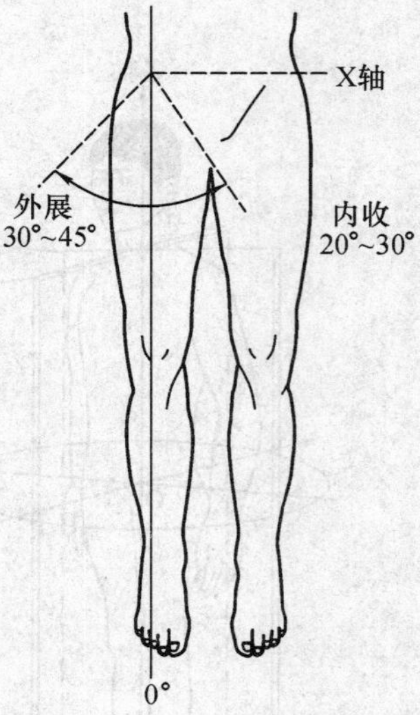

图 2－3　髋关节内收与外展示意图

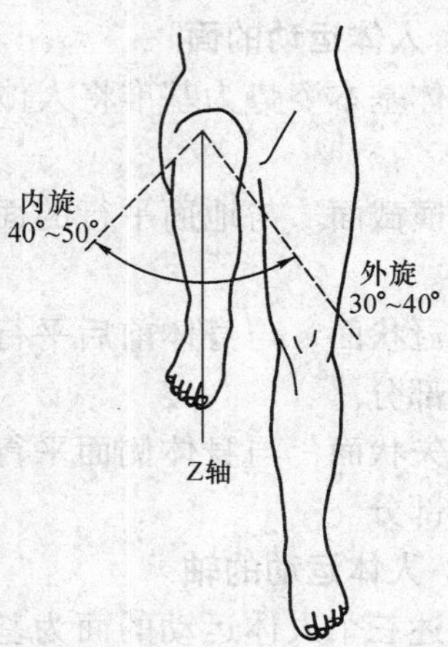

图 2－4　髋关节内旋与外旋示意图

三、人体运动的杠杆作用

（一）杠杆原理

以 O 表示支点，F 为作用力，W 为阻力，FO 为力臂，WO 为阻力臂，则 $F \times FO = W \times WO$。人体骨骼、肌肉、关节的运动都涉及杠杆原理。

在人体，关节相当于杠杆的支点或轴（O），肌肉收缩时产生力，肌肉的附着点为动作用点（F），被移动的部分相当于阻力（W），肢体的重力，拮抗肌的张力，韧带及筋膜正常拉力以及所载物体的重量均为阻力。骨骼则是杠杆臂的作用。

（二）人体的杠杆分类

人体的杠杆分为三类（图 2－5）：

1. 平衡杠杆　支点在力点与阻力点之间。它可用小的作用力平衡较大的阻力。枕寰关节即为平衡杠杆。枕寰关节为支点，颈后肌的牵拉力为 F，头的重量为 W，借平衡杠杆维

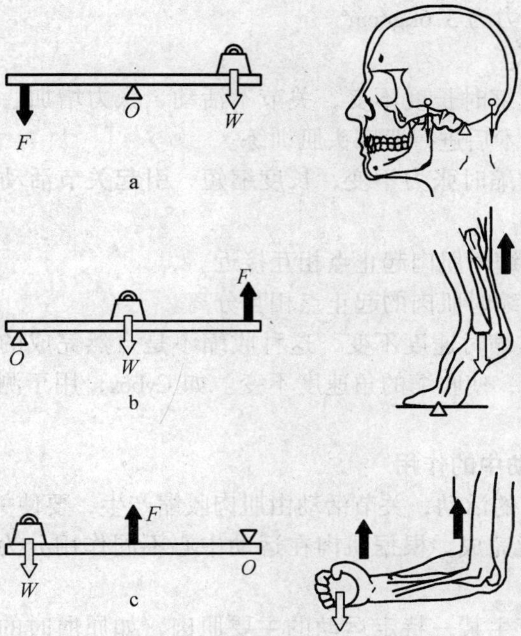

图 2–5　人体杠杆示意图

a. 平衡杠杆；b. 省力杠杆；c. 速度杠杆

持头的平衡。

2. 省力杠杆　阻力位于作用力与支点之间。阻力臂小于作用力臂，故机械效益较大，因此用较小的力即可支起较大的重量。如提踵运动时，支点相当于趾关节，小腿三头肌收缩产生拉力，身体阻力在踝关节中立向下，因此可用较小的力支起较大的体重，在行走、跑、跳时起作用。

3. 速度杠杆　作用力点位于支点与阻力点之间。如手提重物屈肘，肱二头肌为作用力，阻力在手部，肘关节为支点，作用力臂小于阻力臂，通过较大的作用力来赢得重物距离的移动，对速度和关节活动度有利。

四、肌肉收缩及其在关节活动中的作用

（一）肌肉的生理学特性

1. 肌纤维的类型

（1）Ⅰ型肌纤维（慢颤氧化型）　血供丰富，纤维细，收缩缓慢。含有大量线粒体及高浓度肌红蛋白。由有氧氧化而获得能量。能长时间持续活动，不易疲劳。外观呈红色，又称红肌纤维。

（2）Ⅱ型肌纤维（快颤酵解型）　纤维粗，收缩反应快，含有大量磷酸化酶和糖酵解酶，大量糖原由糖酵解获得能量，爆发力强，容易疲劳，外观呈白色，又称白肌纤维。

（3）中间型纤维　特性介于红、白肌纤维之间。

2. 肌肉的生理横切面积　肌肉的生理横切面积是其全部肌纤维的横切面积的总和。纺锤样肌肉的生理横切面就是肌腹的横切面。绝对肌力与肌肉的生理横切面积成正比。一般认

为生理横切面积的绝对肌力为 3.6kg/cm^2。

（二）肌肉收缩的分类

1. 等长收缩　肌肉收缩时长度不变，关节不活动，张力增加。等长抗阻训练可在短期内增加肌力，如在股部手术后进行股四头肌训练。

2. 等张收缩　肌肉收缩时张力不变，长度缩短，引起关节活动。根据运动方向的不同可分为：

（1）向心性收缩　收缩时肌肉起止点相互接近。

（2）离心性收缩　收缩时肌肉的起止点相互分离。

3. 等速收缩　肌肉收缩时速度不变，这种收缩不是自然完成的，是由仪器提供可随肌肉收缩而产生相应的阻力，使收缩的角速度不变。如 Cybex，用于测定训练关节活动及处于任意关节角度的肌力。

（三）肌肉在关节活动中的作用

人体运动取决于关节的活动，关节活动由肌肉收缩产生，要使关节活动准确有效，就要有多块肌肉协同作用才能完成。根据肌肉在运动中心不同作用分为原动肌、拮抗肌、固定肌、中和肌、从动肌等。

1. 原动肌　收缩时产生某一特定运动的主要肌肉，如屈肘时的肱二头肌，伸膝时的股四头肌。

2. 拮抗肌　与原动肌作用相反的肌肉。如屈肘时的肱三头肌，伸膝时的股二头肌。

3. 固定肌　为发挥原动肌的作用，固定起止点及其附近骨骼的肌肉，如屈肘时固定肩关节的肌肉。

4. 中和肌　其作用为抵消原动肌收缩时所产生的副动作，如扩胸时斜方肌、菱形肌使肩胛骨内收，并互为中和肌使肩胛骨不旋转。

5. 从动肌　帮助原动肌完成动作的肌肉。如屈肘时的肱桡肌与旋前圆肌。

我们又将固定肌、中和肌和从动肌统称为协同肌。

五、各主要关节运动简介

（一）髋关节

髋关节的主要运动为屈伸，内收，外展，内、外旋。参与运动的主要肌肉有：

屈：髂腰肌、股直肌。

伸：臀大肌、股二头肌长头。

收：内收肌群，包括内收大、长、短肌。

展：外展肌群，包括臀中、小肌。

内旋：臀小肌、阔筋膜张肌。

外旋：外旋肌群，包括臀大肌、梨状肌、闭孔内、外肌、上、下拮抗肌、股方肌。

（二）膝关节

膝关节的主要运动为屈伸，轻微旋转。

参与运动的主要肌肉有：

伸肌：股四头肌。

屈肌：股二头肌、半膜肌、半腱肌。

（三）踝关节

踝关节的主要运动为屈、伸、内外翻。

参与运动的主要肌肉有：

屈：小腿三头肌。

伸：胫骨前肌。

（四）肩关节

肩关节的主要运动为屈伸，外展，内、外旋，上举。

参与运动的主要肌肉有：

屈：三角肌前部。

伸：三角肌后部。

收：胸大肌、背阔肌、三角肌前部。

展：三角肌外侧、冈上肌。

内旋：大圆肌、背阔肌。

外旋：小圆肌、冈上肌。

（五）肘关节

肘关节的主要运动为屈伸、旋转。

参与运动的主要肌肉有：

屈：肱二头肌、肱肌、肱桡肌。

伸：肱三头肌。

前臂旋前：旋前圆肌、旋前方肌。

旋后：旋后肌。

（六）腕关节

腕关节的主要运动为屈伸，尺桡偏。

参与运动的主要肌肉有：

屈：桡侧屈腕肌、尺侧屈腕肌、掌长肌。

伸：桡侧伸腕长短肌、尺侧伸腕肌。

尺偏：尺侧伸腕肌、尺侧屈腕肌。

桡偏：桡侧屈腕肌、桡侧伸腕长短肌。

（周谋望）

第三章　长期卧床或制动的不良生理效应及康复对策

各种原因所致的长期卧床或制动是造成机体功能障碍最普通的原因。近年来认识到，这种由于不用而引起的功能障碍，它独立于原发病症，加重残疾，较原发病更具危险性，被称为废用综合征或制动综合征。

长期卧床或制动对机体多种功能有不良影响。

一、肌肉骨骼系统

（一）影响

1. 肌肉萎缩及无力　研究证实，即使是健康人卧床后肌力每日丢失 1%～3%，这意味着一个人如果卧床或制动 3～5 周将丢失肌力的 50%。同时肌肉亦会出现废用性萎缩。绝对卧床 2 个月后肌容积将减少 50%。

2. 关节挛缩　长期制动产生严重的关节退变。尤其当关节本身有炎症，肌肉瘫痪，肌强直痉挛或肢体位置放置不佳时，会加剧关节挛缩的发展。当肌肉维持在短缩状态下 5～7 天，就会显示肌腹变短，3 周后肌肉和关节周围疏松结缔组织被致密结缔组织取代，由此而致关节囊收缩，关节挛缩。

3. 骨质疏松　长期制动由于缺乏肌腱牵拉和重力负荷作用于骨质，加之内分泌和代谢的异常，骨的形成与破坏的平衡受到影响，导致骨质疏松。

（二）措施

1. 增加病人肌力与肌容量

(1) 等长收缩　适合于牵引或石膏固定等关节制动的患者。使用最大肌力每次收缩 3～5s，每组收缩 10～50 次。

(2) 等张收缩　关节全范围运动及一些阻力运动，如足推足板（练股四头肌），平卧举腿运动（练腹肌、股四头肌），俯卧撑（练肱三头肌、手臂和肩部肌肉）。

(3) 渐进性阻力运动　逐渐增加阻力以增强肌力。注意做到运动时切忌不要屏息，嘱病人张口呼气。如截瘫病人用上肢举砂袋，每次做 10 次，循序渐进。

2. 关节活动的施行　全范围关节活动：根据情况采取主动的、助力的和被动的全范围关节活动。

3. 维持身体各部位正常体位，防止姿势畸形。如用垂足板预防足下垂。

4. 为了避免或减轻卧床所造成的骨质疏松，应给病人骨骼主动负重的机会，鼓励病人主动运动或在平行杠间站立，行走。强迫饮水以利尿钙排出。

二、心血管系统

（一）影响

1. 直立性低血压　正常人从卧位坐起或站立时，血液大量流向下肢，足踝静脉压增加。

心每搏输出量减少以致动脉收缩压下降。正常人能通过神经血管系统反射调节，使血压不变或略有升高，卧床较久后，此种适应能力减退或丧失，会出现直立性低血压，临床表现为苍白，出汗，头晕。心率增加，脉压下降。严重者产生晕厥。

2. 心率加快，心功能减退　长期卧床由于躯体情况的变化，基础心率增加，心脏储备减少，心每搏输出量、每分输出量减少，左心室功能减退，静息态心率增加，心脏对定量负荷反应变差。

3. 血容量改变　长期卧床可引起血容量进行性减少，血浆容积减少导致血粘稠度增加，易触发血栓形成。

4. 静脉血栓形成　长期卧床容易产生静脉血栓，其发生率与卧床时间长短成正比例关系。其产生的原因受多种因素影响，包括肌力差，使血管张力降低，静脉回流差；血黏稠度增加，下肢血流淤滞，血管损伤等。

（二）措施

1. 早期活动，经常翻身，避免长久卧床。

2. 评估病人能力，鼓励病人尽力完成日常生活活动，有助于血液的回流。

3. 对于不能自主活动的病人，进行被动或助力性关节全范围活动。

4. 各种形式的腿部加压，如小腿外间歇施压，小腿用弹力绷带，主动运动等。

三、代谢及内分泌系统

（一）影响

1. 负氮平衡　卧床不动的患者每日约损失 2g 氮，卧床 3 周后须经 1 周的活动才能恢复氮的正常代谢。

2. 负钙平衡　卧床患者尿钙排出增加，失钙是由于缺乏肌肉运动，以致长骨的骺部和干骺端的松质骨的钙丢失。

3. 糖耐量变差，因缺乏运动所致。

（二）措施

1. 给予蛋白质的平衡食物。

2. 少量多餐，促进食欲。

3. 多作腿部大肌群的等张性运动。

四、泌尿系统

（一）影响

由于长期卧床，钙自骨组织中转移至血中而产生高钙血症，血中多余的钙再通过尿排出形成高钙尿症，又由于尿磷排泄增加，尿潴留，尿路感染，促使结石产生。

（二）措施

1. 鼓励病人多饮水，多吃酸性饮食。

2. 鼓励翻身、肢体运动和站立，避免尿潴留　以各种诱尿法及膀胱训练（如会阴运动，即收缩腹部、臀部及会阴的肌肉）的方法以利尿液排出。

3. 预防泌尿道感染　保持尿道口清洁，如有留置导尿管，应重视无菌操作。

五、呼吸系统

（一）影响

长期卧床由于肌无力使最大通气量和肺活量明显下降。呼吸表浅，呼吸道分泌物不易排出，沉积于下部支气管则易形成呼吸道感染。

（二）措施

1. 协助病人定时翻身、鼓励病人咳嗽。
2. 进行呼吸体操。每小时进行 3～5 次慢而深的呼吸，应同时使用胸式和腹式呼吸。
3. 局部积液或阻塞时，可进行体位引流。在适当的体位下进行拍打和震颤等手法治疗。

六、消化系统

（一）影响

长期卧床缺乏活动，可导致消化腺分泌减少，食欲减退、厌食高蛋白质食物，胃肠消化吸收功能不良，往往造成营养性低血蛋白血症和便秘。

（二）措施

1. 进行饮食宣教。
2. 养成规律排便的习惯。
3. 增强腹肌。如作仰卧起坐，平卧举腿再慢慢放下的运动。

七、皮肤

（一）影响

长期卧床由于全身营养及代谢的改变，以及皮肤长时间受压局部血液循环障碍等而造成组织溃疡，局部皮肤清洁不良产生细菌或真菌感染促成压疮发生。

（二）措施

1. 经常变换体位。
2. 保持皮肤清洁。
3. 适当营养。
4. 必要时使用减压褥垫、椅垫。

八、神经系统

（一）影响

长期卧床会引起感觉异常，痛阈下降。也可产生焦虑，抑郁，情绪不稳或情绪淡漠，易怒甚至幻视，幻听。另外，还可有认知能力下降，判断力下降。记忆力，学习能力，协调力障碍等。

（二）措施

1. 增强主动运动与被动运动。

2. 保持正常的睡眠醒觉周期。

3. 经常的定向练习。

4. 鼓励家属多与病人交流　有条件可进行群体治疗。鼓励病人参加文娱活动。增强病人社交能力和自信心。

（韩冰　黄永禧）

第四章　神经系统对运动的控制和运动功能恢复的理论

一、神经系统对运动的控制

各种躯体运动中各个骨骼肌群的协调收缩活动都是在神经系统的控制、调节下进行的。中枢神经系统在脊髓、脊髓上和大脑三个水平上对运动进行控制、调节，是一个复杂的反射控制过程，包括感觉信息的输入和运动信息的输出，因此可以称为一个感觉运动系统。

（一）脊髓对运动的控制

脊髓是控制躯体运动的低级中枢，也是最基本的中枢。脊髓一方面接受高级中枢向下传送的冲动，另一方面也接受来自皮肤、肌肉、关节等外周感受器传入的感觉冲动，再由脊髓向外周肌肉发出冲动，引起肌肉收缩。

1. 脊髓的运动神经元　脊髓内有大量的 α 运动神经元，其传入纤维接受来自皮肤、肌肉、关节等外周感受器传入的信息和由脑干、大脑下传的信息；其传出纤维进入肌肉，分成许多小支，支配骨骼肌肌梭的梭外肌纤维，它所发生的兴奋可引起肌纤维的活动。一个 α 运动神经元及其所支配的全部肌纤维所组成的功能单位称为运动单位（motor unit）。肌肉越大，运动单位一般也越大。各运动单位的肌纤维常交错分布。支配一块肌肉的神经纤维常来自不止一个节段的脊髓。

脊髓前角还有一种小的 γ 运动神经元，分散在 α 运动神经元之间，其传出纤维支配肌梭的梭内肌纤维，调节梭内肌纤维的长度和敏感度。它所产生的冲动传回脊髓，再通过Ⅰ类传入神经兴奋支配同一块肌肉的 α 运动神经元，引起肌肉收缩。

2. 肌梭及其神经支配　肌梭（muscle spindle）是肌肉感受牵拉刺激的感受器，呈梭形，其外层的结缔组织囊内有梭内肌，囊外有梭外肌，肌梭的两端附着于肌腱上或梭外肌纤维上。梭内肌的核袋纤维与核链纤维由 γ 传出神经的两种纤维支配，它们分别对快速牵拉和缓慢持续牵拉比较敏感。梭外肌则由 α 运动神经纤维支配。肌梭的传入冲动可兴奋同一肌肉的 α 运动神经元。见图 4－1 所示。

3. 脊髓反射

（1）牵张反射（stretch reflex）　肌肉的肌梭接受牵拉后发生放电反应引起肌肉收缩。快速牵拉时兴奋了梭内肌的核袋纤维而发生快速的、动态的（位相性、阵挛性）反射，如膝、跟腱反射。缓慢持续牵拉时兴奋了梭内肌的核链纤维而发生微弱而持续的、静态的（张力性、强直性）反射，这是维持躯体姿势最基本的反射。在康复治疗中，变换不同的手法即可通过不同类型的牵张反射改变肌肉收缩反应的强度，使患肢由阵挛变为强直，或由强直变为阵挛。而且通过同节段脊髓反射还可以使协同肌发生兴奋，使拮抗肌发生交互抑制。

同时，梭外肌纤维收缩时挤压肌梭囊，牵拉核链纤维，使其发生收缩，其兴奋传入脊髓。这种传导缓慢、重复而持久、广泛，可引起同一肢体及另一肢体的强力协同肌收缩，甚至引起较弱拮抗肌的协同收缩，因此运动时上下肢的伸屈活动配合良好。见图 4－2 所示。

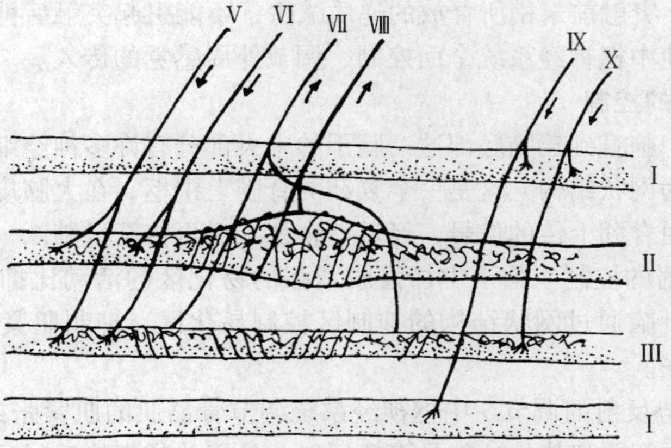

图 4-1　肌梭及其神经支配

Ⅰ：梭外肌纤维；Ⅱ：核袋纤维；Ⅲ：核链纤维；Ⅳ：梭内肌纤维；Ⅴ：γ_1 纤维；Ⅵ：γ_2 纤维；Ⅶ：Ⅱ类（次级）纤维；Ⅷ：Ⅰ类（初级）纤维；Ⅸ：α纤维；Ⅹ：β纤维

(2) 腱器官反射　腱器官又称高基腱器，是分布于肌肉与肌腱连接处的张力感受器，与梭外肌串联。梭外肌发生强烈等长收缩时传入冲动通过脊髓的中间神经元起抑制作用，使活动减弱、减慢，过高的张力下降，防止肌肉过分牵张，并使拮抗肌所受的抑制解除。腱器官反射与肌梭的牵张反射互相配合、互相制约。

(3) 屈肌反射、对侧伸肌反射　肢体远端受到伤害刺激（包括呵痒等温和刺激）时，该肢体发生屈肌收缩和伸肌抑制的保护性反应，即屈肌反射，或称逃避反射。刺激加强时还可引起对侧肢体伸肌收缩的反射。

4. 影响脊髓反射的中枢抑制　高位中枢的兴奋能抑制脊髓的反射活动，称为中枢抑制。

(1) 突触后抑制　中枢神经系统内存在有相当的抑制性中间神经元，其突触末梢释放抑制性递质，使突触后神经元的兴奋性降低，此即突触后抑制。突触后抑制有两种：

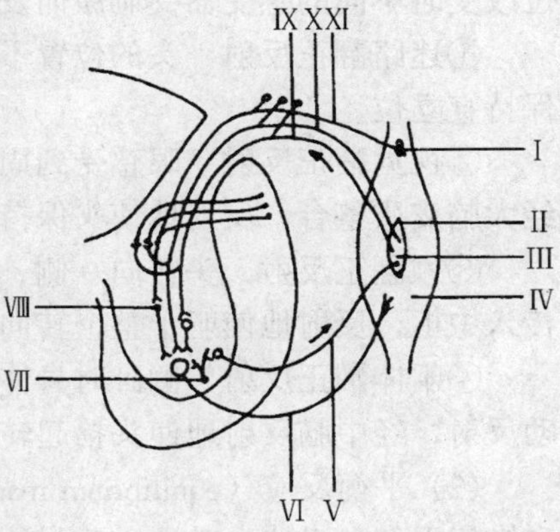

图 4-2　牵张反射回路

Ⅰ：腱器官；Ⅱ：肌梭；Ⅲ：梭内肌纤维；Ⅳ：梭外肌纤维；Ⅴ：γ纤维；Ⅵ：α纤维；Ⅶ：闰绍（Renshow）细胞；Ⅷ：抑制性中间神经元；Ⅸ：Ⅱ类纤维；Ⅹ：$Ⅰ_a$ 类纤维；Ⅺ：$Ⅰ_b$ 类纤维

①侧支性抑制　即交互抑制。感觉冲动传入脊髓后，一方面直接兴奋某一中枢的神经元，另一方面通过侧支去兴奋另一个抑制性中间神经元，转而抑制另一中枢的神经元，如：屈肌中枢兴奋时伸肌中枢抑制。

②回返性抑制　某一中枢神经元兴奋时，传出冲动沿轴突外传，同时又通过轴突侧支去兴奋另一个抑制性中间神经元，后者的活动通过轴突返回而抑制原先兴奋的神经元及同一中枢的其他神经元，使原先兴奋的神经元的活动中止，同一中枢内的各神经元的活动协调一致。

（2）突触前抑制　突触前末梢所释放的递质减少，不能引起突触后神经元兴奋而呈抑制性效应。这种抑制可使中枢神经系统全面控制、调节外周感觉的传入。

（二）脑干对运动的控制

从延髓、脑桥、中脑直到丘脑底部这一脑干的中央部分有许多神经细胞和神经纤维交织在一起成为网状，称为网状结构。这是一个复杂的脊髓上中枢，在大脑皮质的控制下接受高位中枢下传的信号和由脊髓上传的信号，经过整合加工后再传至脊髓。

1. 脑干对牵张反射的控制　脑干中加强肌紧张的易化区的活动比抑制区强，但大脑皮质运动区、纹状体、小脑通过网状结构的抑制区控制易化区，抑制肌紧张，因而能达到平衡，维持正常的肌紧张。

2. 脑干对正常姿势反射的调节　中枢神经系统调节骨骼肌的肌紧张或产生相应的运动，以保持或调整身体在空间的姿势，这就是姿势反射。最简单的姿势反射是脊髓控制的牵张反射、对侧伸肌反射。脑干能控制一些较复杂的姿势反射。

（1）翻正反射（righting reflex）　人的体位改变时身体能自动地、反射地围绕体轴作旋转运动，以维持和恢复头在空间（垂直位）的正常位置以及头与躯干和肢体的关系。不同的体位改变时不同的感受器受刺激而发生各种反射。

①迷路翻正反射　头的位置不正常时前庭耳石受刺激，信息传入中脑，反射地使头自动保持直立位。

②视觉翻正反射　眼感受到周围环境中有关水平和方向的视觉刺激后，信息传入脑干，经大脑皮质整合，反射地使头保持于直立位。

③颈翻正反射　头转向一侧、头与躯干的位置关系不正常时，颈部肌肉肌梭的本体感觉传入中枢，反射地使躯干整个转向头所取向的一侧。

④躯体翻正反射　侧卧时身体下方受压，皮肤感受器接受压力刺激后引起皮肤梭内肌运动反射，经中脑反射地使头抬起转向直立位，受压侧肢体伸直，未受压侧肢体和躯干屈曲。

（2）平衡反应（equilibrium reaction）　身体不平衡、有摔倒危险时，为了保持重心、维持和恢复平衡，身体自动地、反射地作连续的姿势调整，这也是一种防护性反应。控制头部、旋转躯干与骨盆、上肢伸展的防护性反应又称降落伞反应。

（三）基底核对运动的控制

基底核位于大脑皮质下，紧靠丘脑背外侧。它接受由感觉运动皮质下传的信号，加工后传送到脑干网状结构，再下行到脊髓，是调节运动功能的主要皮质下结构，与随意运动的稳定、肌紧张的控制和本体感觉传入信息的处理有关。基底核的不同部位发生病损后可产生两种不同的非自主性运动障碍：运动过多而肌紧张不全，或运动过少而肌紧张过强。

（四）小脑对运动的控制

小脑也是重要的运动控制调节中枢，它本身不发动运动，但协调原动肌与拮抗肌的活动，使人能迅速发动运动或停止运动，调节肌紧张，小脑能启动大脑皮质活动发动肌肉收缩，还能纠正运动的偏差。因此小脑在控制姿势和平衡，使运动协调、学习运动技巧和精细运动方面有重要作用。

（五）大脑对运动的控制

1. 大脑与运动有关的结构及其功能

（1）运动皮质　大脑皮质的中央前回是运动区，又称运动皮质，其功能具有如下特点：

①对躯体运动的调节是交叉的，即一侧运动皮质支配对侧躯体肌肉，但头面部的肌肉支

配则是双侧性的。

②功能定位很精细，即刺激一定部位的皮质引起一定的肌肉收缩，运动皮质的定位分布相当于人体的倒影。

③功能代表区的大小与运动功能的精细复杂程度是相应的，即运动功能越精细复杂的肌肉，代表区越大。

④对皮质的一般刺激只能出现少数个别肌肉的收缩，刺激强度超过收缩阈值并延长刺激时间时，邻近协同肌可发生收缩。

(2) 锥体系　锥体系即锥体束，是大脑皮质控制躯体运动功能的一条重要的下行通路，起源于大脑皮质，止于脑干、脊髓的运动神经元和中间神经元。发生锥体束的皮质运动区的神经元称为上运动神经元。多数锥体束下行纤维通过中间神经元的接替，可以调节脊髓前角的下运动神经元及中间神经元的兴奋性，协调原动肌与拮抗肌之间的平衡，控制精细运动。锥体束发生病损时可出现肌张力低下、运动功能缺损，手的精细功能丧失。

(3) 锥体外系　锥体外系是除锥体束外主管控制躯体运动功能的所有运动纤维通路，起源于大脑皮质，其下行纤维通过中间神经元接替，下达脊髓，控制脊髓运动神经元，影响运动的协调性、准确性，并通过影响肌紧张来维持身体的正常姿势。锥体外系发生病损时出现肌张力改变以及舞蹈样动作、手足徐动、震颤等不随意运动。

2. 大脑对运动的控制与调节

(1) 大脑对低级中枢的调节　控制运动的所有高级中枢在大脑皮质，大脑皮质通过锥体系与锥体外系对最低级中枢——脊髓进行调节而产生运动，增强或减弱运动。

(2) 运动的控制与协调　运动的控制是指运动皮质发生兴奋，经锥体通路下达到脊髓激活某一肌肉的运动单位而发生该肌肉的随意收缩。运动的协调是指中枢对运动的易化和抑制的整合，使神经肌肉能按一定的程序兴奋和抑制，配合恰当。一般在意志控制下可以达到这种协调；但没有感知时，通过反复学习、实践，也能达到协调。学习控制与学习协调都需要有来自关节和肌肉受牵拉后的本体感觉，通过各级中枢的整合、调整，使运动协调化、复杂化，运动能力不断加强。

(六) 正常运动控制的决定因素

1. 大脑皮质的信号　进行运动前本人必须有运动的思想、动力和计划，在大脑皮质形成神经信号。

2. 各级中枢的整合调节　在运动过程中，大脑皮质控制各级中枢的整合、调节，使参与运动的各骨骼肌有序地协同收缩，形成有目的的、精确的运动。

3. 运动器官有关成分的功能

(1) 关节活动范围　适当的关节活动范围可以为运动提供足够的自由度。

(2) 肌力　足够的肌力可以产生维持姿势、发动运动和控制运动的能力。

(3) 肌张力　适当的肌张力可以提供控制运动的能力，保证运动的效率与准确性。

(4) 感觉　正常的深、浅感觉可以保证运动控制的效率与准确性。

4. 机体的适应性　人能适应各种客观环境条件，才能产生恰当的、有效的随意运动。

总之，神经系统对运动进行分级控制，大脑统辖整个运动系统，通过控制较低级中枢，使人体完成随意的和协调的运动。

二、异常的运动控制

（一）异常运动控制的有关因素

1. 知觉与认知障碍　记忆障碍妨碍患者的运动功能再学习。失用症使患者不能计划运动或不能安排适当的运动模式。

2. 各级中枢的整合协调障碍　神经系统各级中枢功能障碍使参与运动的各骨骼肌不能有序地协同收缩，不能形成精确的运动。

3. 运动器官有关成分的功能障碍

（1）关节活动范围减小　肢体制动后出现关节纤维性僵硬、挛缩、肌肉萎缩，以致运动时往往出现过度用力、运动模式改变、步态偏移、姿势不正确。

（2）肌力低下　肌肉萎缩、无力常导致运动时过度用力，不能达到协调模式的运动、姿势不正确。

（3）肌张力异常　肌张力低下时肌肉松弛、收缩无力。肌张力增高时运动的阻抗增高，出现异常的姿势和运动模式，动作僵硬刻板。

（4）感觉障碍　躯体感觉与运动觉的障碍常导致不能维持肌肉收缩，运动发动缓慢，运动速度缓慢，效率低下，肌肉不能协调收缩，动作不准确，影响运动再学习的效果。

4. 机体的适应性降低　患者不能适应环境的改变而改变运动的计划，出现身体位置和动作的异常，反应僵硬，不灵活，不能产生随意的功能运动和精细运动。

（二）肌张力异常

1. 肌张力低下　周围运动神经发生病损时神经冲动的传导发生障碍，脊髓反射减慢或中断，肌肉松弛无力。

2. 脊髓休克　脊髓发生病损后突然与高位中枢离断而暂时丧失活动能力，进入无反应状态的现象称为脊髓休克（spinal shock），表现为病损水平以下的脊髓所支配的骨骼肌张力下降或消失，血压下降，外周血管扩张，发汗反射消失，不能排尿、排便。中枢神经发生病损，如脑卒中发作后初期，皮质下中枢突然失去高级中枢的控制，而自身的运动控制尚未建立，呈现肌肉无力的软瘫，犹如脊髓休克。这些现象持续数周至数月后逐渐恢复，简单反射先恢复，复杂反射后恢复，血压与排尿、排便也有一定恢复，这说明脊髓本身可以完成简单的反射活动。

3. 去大脑强直　中脑病变使脊髓仅与延髓、脑桥相连，失去与大脑的联系，出现头后仰，四肢僵硬伸直，上臂内旋，手指屈曲，这种现象称为去大脑强直（decerebrate rigidity）。这种过强的牵张反射是一种原始的姿势反射。

4. 强直　肢体运动时原动肌群与拮抗肌群同时收缩，对被动牵张的阻抗增高，阻抗的增高与运动速度无关，这种现象称为强直或僵直（rigidity）。

5. 痉挛　肢体运动时肌肉对被动牵张的阻抗增高，产生协调异常的模式，阻抗的增高与运动速度有关，牵张速度增快时阻抗增高，这种现象称为痉挛（spasticity）。脑卒中患者的痉挛表现为牵张反射过度活跃，对被动运动的阻抗高，上肢屈肌痉挛，下肢伸肌痉挛，拮抗肌过度协同收缩，呈刻板的协同模式。

（三）原始的姿势反射与反应

1. 紧张性反射　这是由脑干调节的原始体位反射，可使人体保持整体平衡和局部平衡。

（1）紧张性颈反射（tonic neck reflex，TNR） 是颈部移动时所发生的紧张性反射，有两种：

①非对称性紧张性颈反射（asymmetrical tonic neck reflex，ATNR） 是颈向一侧旋转或倾斜时所引起的反射，表现为颏侧肩外展、肘伸直、下肢伸直，颅侧肩外展、肘及下肢屈曲，犹如拉弓样（图4－3A）。

②对称性紧张性颈反射（symmetrical tonic neck reflex，STNR） 是颈前屈或后伸时所引起的反射。颈前屈时表现为上肢屈曲、双拳于颏下、背前屈、下肢伸直（图4－3B）；颈后伸时表现为上肢与背的伸肌张力增高，下肢的屈肌张力增高（图4－3C）。

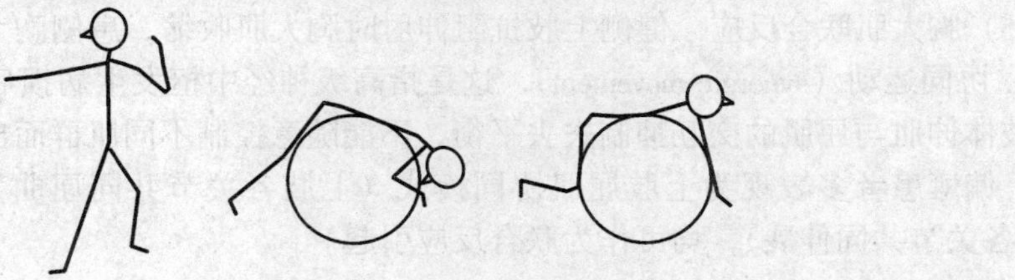

图4－3　紧张性颈反射

A. 非对称性紧张性颈反射；B. 对称性紧张性屈颈反射；
C. 对称性紧张性伸颈反射

（2）紧张性迷路反射（tonic labyrinthine reflex，TLR） 是头部在空间的位置改变时所引起的反射，表现为仰卧时伸肌张力占优势，头后仰，四肢伸直；俯卧时屈肌张力占优势，痉挛的四肢伸肌张力降低。

（3）紧张性腰反射（tonic lumbar reflex，TLR） 是身体上部对骨盆的关系位置改变时所引起的反射，表现为躯干上部转向一侧时，同侧上肢屈曲、下肢伸展，对侧上肢伸展、下肢屈曲。

2. 正支持反应　足趾触地时下肢伸肌紧张而伸直，伸肌、屈肌同时收缩，下肢各关节稳定，可以支持站立、负重，可见于新生婴儿。

3. 本体感受牵引反应　对上肢任何一个关节屈肌进行牵张时可引起或易化其他关节屈肌收缩的反应。

4. 抓握反射　在手与手指尤以掌指关节与指间关节上作向远端的刺激、深压时可引起手指屈曲内收的反应，可见于新生婴儿。随意抓握出现后这种反射逐渐消失。

5. 本能的抓握反应　在手掌稳定地施加一个物体时所引起的合掌抓握反应。

6. 本能的回避反应　敲击手的掌面时各手指过伸的反应。本能的抓握反应与本能的回避反应是一对拮抗的反应。

7. 苏克现象（Souques's phenomenon） 偏瘫患者患侧上肢抬高、前屈或外展超过90°时，患侧手指自动伸展。

以上原始的反射与反应在正常人被高级神经中枢所抑制，不能表现出来。高级中枢发生病损时这些反射失去大脑皮质的控制，即被释放而夸张地表现出来。

（四）其他异常的姿势反射与反应

1. 联合反应（associated reaction） 这是一种异常的张力性反射，表现为身体的一部分肌肉收缩时可诱发没有主动活动的部分肌肉收缩。偏瘫患者处于仰卧位，使头处于中立位，然后转向左，再转向右，对健侧肢体施加阻抗时可以出现以下反应：

(1) 上肢的联合反应　患侧所出现的运动反应类型与健侧相同，即屈曲引起屈曲，伸展引起伸展，在上肢多易引起屈曲反应。

(2) 下肢的联合反应　患侧所出现的运动反应类型与健侧相反，即屈曲引起伸展，伸展引起屈曲，在下肢多易引起伸展反应。

(3) 上下肢间的联合反应　上下肢之间可能发生同侧性联合反应。

(4) 下肢外展（或内收）的联合反应　健侧下肢外展（或内收）时对肢体施加阻抗，患侧下肢也出现外展（或内收），其反应类型相同。

(5) 胸大肌联合反应　健侧上肢抗阻伸肘时胸大肌收缩，患侧胸大肌也有收缩反应。

2. 协同运动（synergic movement）　这是指高级神经中枢发生病损后对低级中枢的控制减弱，肢体伸肌与屈肌的交互抑制失去平衡，不能随意控制不同肌群而出现了异常的刻板运动模式。偏瘫患者多表现为上肢屈肌协同模式（上肢各关节共同屈曲）、下肢伸肌协同模式（下肢各关节共同伸展），均可作为联合反应引起。

三、运动功能再训练的机制与策略

（一）运动功能再训练的机制

1. 易化与抑制　两个刺激先后作用于神经时，后一刺激与前一刺激在时间上紧接，而且两者所引起的兴奋场相叠加，所诱发的兴奋大于两者分别刺激的总和，这就是易化（facilitation）。如果后一刺激虽在时间上与前一刺激紧接，但所引起的兴奋场不但不与前一兴奋场叠加，还降低前一刺激的兴奋性，这就是抑制（inhibition）。易化和抑制都是两个刺激相互作用的结果。康复治疗中的神经易化疗法就是利用易化的原理促使 α 运动神经元去极化，释放冲动而引起肌肉随意活动的易化。

2. 内部反馈与外部反馈　将来自人体关节、肌肉、肌腱、皮肤、听、视的各种感觉信息作用于人体所产生的反馈作用称为内部反馈。将来自人体外在环境中他人所给的关于运动表现的认识和运动结果的认识的信息作用于人体（常用词语的方式表达）所产生的反馈作用称为外部反馈。康复训练中充分利用这两种反馈可以取得较好的治疗效果。

3. 闭环控制与开环控制　利用输入的感觉信息反馈控制运动学习、察觉和纠正学习中的错误，利用内部的自我调节系统和记忆、知觉的痕迹来发动运动、指导肢体的位置，达到体位控制，这种方法是闭环控制的运动学习。利用有关运动动作程序的记忆、运动方案的参数、外部反馈的运动结果和内部反馈来控制快速或缓慢运动，这种方法是开环控制的运动学习。

4. 利用反馈促进运动功能再训练

(1) 按照运动再训练的任务正确利用反馈　需要利用中枢有意识控制运动学习时采用开环控制的方法。需要利用患者本身感觉时采用闭环控制的方法。

(2) 充分发挥外部反馈的作用　在运动训练中向患者充分提供有关运动表现和结果的信息，指导其学习。

(3) 运动功能再训练不同阶段的任务不同　初期阶段应加强指导，易化学习，纠正错误。中期应将外部指导与内在感觉适当联合起来，开始建立运动的内部反应机制和程序，此时所需的指导较少。以后患者能自动完成训练任务，不需有意识注意。

（二）运动功能再训练的策略

1. 功能重建的有关因素

（1）神经组织病损情况　神经组织发生病损后残留少量完整的、有功能的纤维可能建立新的突触、长芽，是功能重建的基础。

（2）年龄　一般来说，神经功能的可塑性随患者年龄的增长而减少，但60岁以上患者仍存在可塑性和功能重建的可能性。

（3）开始治疗的时间　康复治疗开始的时间越早，功能重建的效果越好。

（4）康复治疗计划　功能重建是一个较长的过程，既要做出近期的康复治疗安排，也需要制定长期、全面的康复治疗目标和计划。

（5）康复治疗的动力　患者对治疗有充分的认识和较高的主动性、积极性是康复治疗的基本动力。良好的家庭关系和医患关系、有力的社会支持、足够的经济来源都会给患者以良好的心理影响和动力。

（6）自我训练　许多治疗训练可以由患者自己进行。治疗师的指导和家属的帮助必须与患者的自我训练相结合。自我训练的内容和程序必须与治疗师在场一样严格。

（7）感觉信息的输入　将患者安置在有较多感觉信息输入的环境中，治疗效果会好些，但不宜放在嘈杂的环境中，以免给患者过强、过多的刺激，干扰治疗训练。

（8）药物治疗　适当的药物会有助于功能重建。

2. 运动功能再训练的安排

（1）训练内容的变异性　训练的内容和条件不应过于简单或恒定不变，应使患者在不同的环境、不同条件中进行训练，以便使其掌握更多、更灵活的运动技能，能更好地适应不同的环境条件。

（2）不同训练内容的组合　要使训练内容有不同的组合，重复的内容要有不同的间隔。如：将AAAAAA的训练改为ABCABC或ACBCAB，使训练不是简单的重复，可以更好提高效果。

（3）平台期的训练安排　在运动功能再学习中患者可能会出现成绩停滞的平台期，应找出原因，适时中止训练或调整治疗内容和方式，以取得平台期后的进步。

（谭维溢）

第二篇　康复医学评定

第五章　关节运动及其活动度的测量

一、关节的运动自由度

关节的运动自由度是根据关节具有的运动轴数来区分关节运动程度的指标。

1. 一个自由度　关节只有一个运动轴，仅能进行一度空间的运动。如指间关节、踝关节。

2. 两个自由度　关节有两个互相垂直的运动轴，可进行二度空间的运动。如肘关节、膝关节、腕关节。

3. 三个自由度　关节具有三个互相垂直的运动轴，可进行三度空间的运动。如髋关节、肩关节。

二、关节活动度的测定

关节活动度（range of motion，ROM）是指关节运动时所通过的弧度。关节活动度的测定是评定四肢、躯干运动功能的基本方法，它和后述的徒手肌力检查都是康复医学及骨科常用的检查评定方法。关节活动有主动和被动之分，所以关节活动度也分为主动关节活动度及被动关节活动度。

主动 ROM　作用于关节的肌肉随意收缩使关节运动所产生的关节弧度。

被动 ROM　外力作用使关节运动所产生的关节弧度。

在正常情况下被动 ROM 稍大于主动 ROM。

（一）关节活动度测定的目的

1. 确定是否有 ROM 受限及受限的程度。
2. 发现导致 ROM 受限的原因。
3. 确定合适的康复目标。
4. 观察康复进展情况。
5. 为临床及科研提供客观数据。

（二）常用测量工具

常用测量工具是关节角度尺，由塑料或金属材料制成。测量时将关节角度尺的轴心对准关节中心，关节角度尺的测量轴与受测肢体的长轴平行。

（三）测定方法

关节活动度的测定方法是中立位0°法。在人体基本姿势中关节所处的位置即为人体关节的中立位。中立位0°法是以中立位为0°，测量关节各运动的最大角度。测量时将关节角度尺的轴心对准关节中心，关节角度尺的测量轴与受测肢体的长轴平行。此时关节角度尺的读数即为关节活动度。

（四）常见关节活动度测量

1. 腰椎活动度测量

（1）腰部中立位　正常人体基本姿势时腰部所处的位置。

（2）主要活动度测量及正常值　前屈：病人直立，向前弯腰，正常值90°。后伸：病人直立，向后弯腰，正常值30°。左右侧屈：病人直立，屈肘双手置于脑后，向左右侧弯腰部，正常值30°。旋转：病人直立，屈肘双手置于脑后，向左右旋转，正常值均为30°。

2. 髋关节关节活动度测量

（1）中立位　髋关节伸展，髌骨向上。

（2）主要活动度测量及正常值　屈曲：仰卧位，屈膝，髋关节尽力屈曲，正常值130°～140°。后伸：俯卧位，被检查侧大腿后伸，正常值10°～15°。内收：仰卧位，固定骨盆，被检查侧下肢保持伸直位，向对侧下肢前面交叉内收，正常值20°～30°。外展：仰卧位，固定骨盆，被检查侧下肢伸直，外展，正常值30°～45°。内外旋：屈髋屈膝90°，做髋关节向内向外旋转运动，正常值外旋30°～40°，内旋40°～50°。图5－1为髋关节ROM测量示意图。

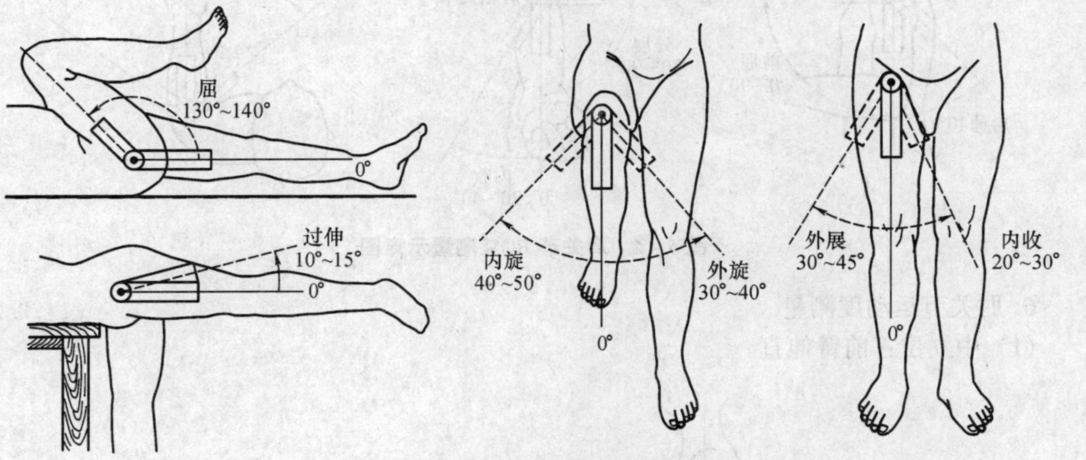

图5－1　髋关节ROM测量示意图

3. 膝关节活动度测量

（1）中立位　膝关节伸直。

（2）主要活动度测量及正常值　屈曲：仰卧位，膝关节屈曲，正常值120°～150°。过伸：仰卧位，膝关节用力过伸，正常值5°～10°。图5－2为膝关节ROM测量示意图。

4. 踝关节活动度测量

（1）中立位　足与小腿成90°，无足内外翻。

（2）主要活动度测量及正常值　背伸：正常值20°～30°。跖屈：正常值40°～50°。内翻：正常值30°。外翻：正常值30°～35°。图5－3为踝关节ROM测量示意图。

5. 肩关节活动度测定

（1）中立位　上臂下垂，屈肘90°，前臂指向前方。

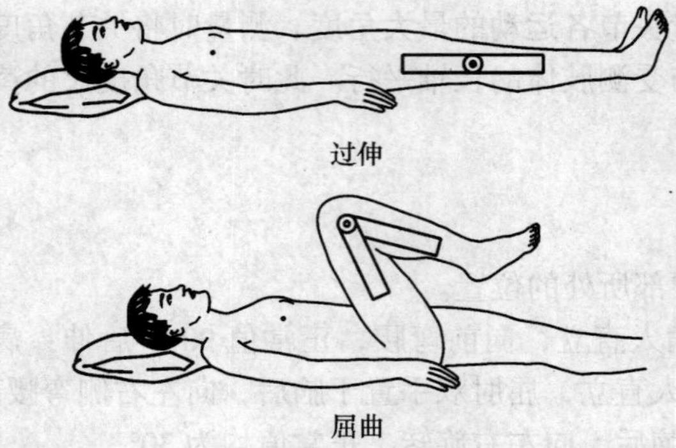

图 5-2　膝关节 ROM 测量示意图

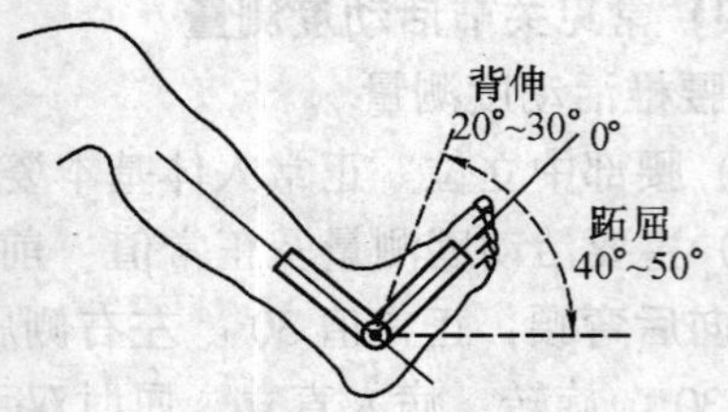

图 5-3　踝关节 ROM 测量示意图

（2）主要活动度测量及正常值　前屈：正常值 70°~90°。后伸：正常值 40°。内收：正常值 20°~40°。外展：正常值 80°~90°。内外旋：正常值内旋 70°~90°，外旋 40°~50°。上举：正常值 160°~180°。图 5-4 为肩关节 ROM 测量示意图。

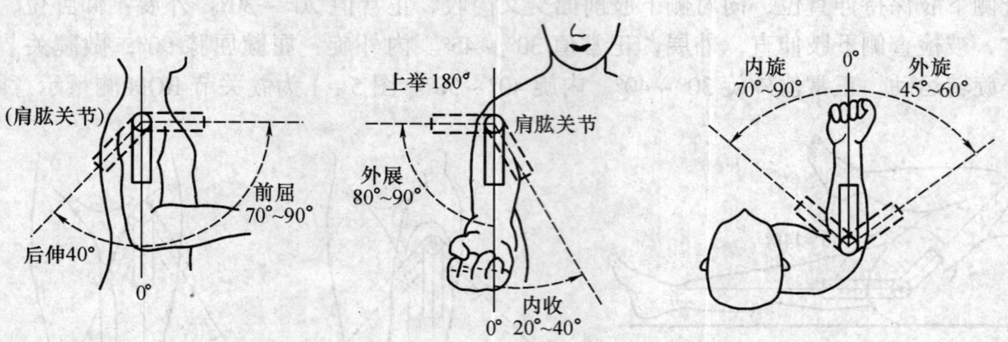

图 5-4　肩关节 ROM 测量示意图

6. 肘关节运动度测量

（1）中立位：前臂伸直。

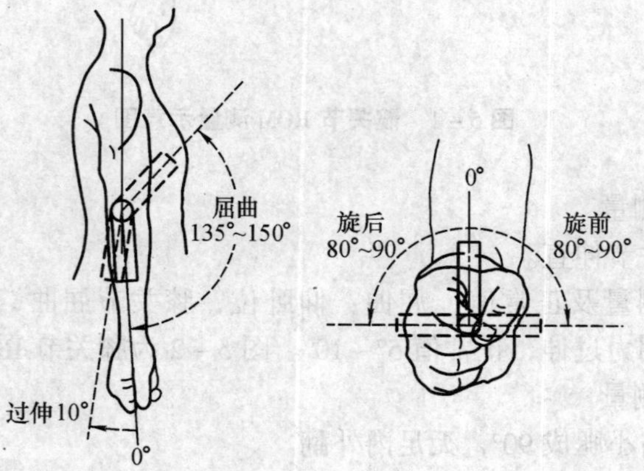

图 5-5　肘关节 ROM 测量示意图

（2）主要活动度测量及正常值　屈曲：正常值 135°~150°。过伸：正常值 10°。旋转：中立位为屈肘 90°，握拳拳心向上。正常值旋前、旋后均为 80°~90°。图 5-5 为肘关节 ROM

测量示意图。

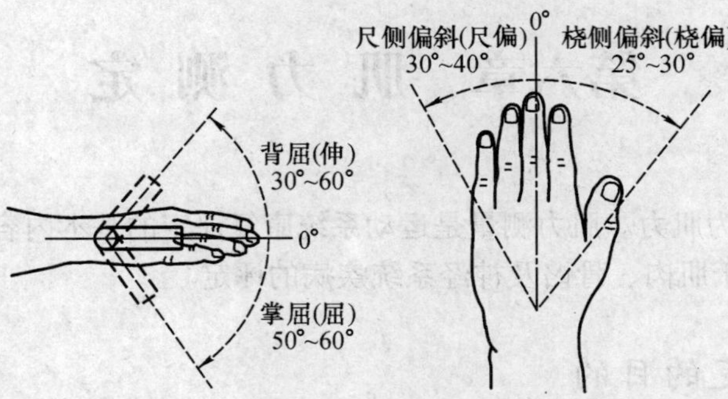

图 5-6 腕关节 ROM 测量示意图

7. 腕关节活动度测量

(1) 中立位　手与前臂成直线，手掌向下。

(2) 主要活动度测量及正常值　屈（掌屈）：正常值 50°~60°。伸（背伸）：正常值 30°~60°。尺桡偏：正常值尺偏 30°~40°，桡偏 25°~30°。图 5-6 为腕关节 ROM 测量示意图。

(五) 关节活动度测量注意事项

1. 受检部位暴露充分。

2. 熟练掌握各关节中立位，测量关节各运动的最大角度，关节角度尺测量轴与肢体长轴平行，减少误差。

3. 关节活动度可因年龄、性别、职业等因素而有差异，首次检查时应双侧测量对比。

4. 关节活动度测量一般以主动活动度为主，康复治疗后关节活动度尚不稳定，不宜治疗后立即测量。如支配关节的神经、肌肉功能异常，关节活动度测量应以被动活动度为主。

(六) 常见关节活动异常

关节的结构异常和关节活动的动力异常均可以导致关节活动度异常。常见关节活动异有 ROM 受限和 ROM 过大。

1. ROM 受限

(1) 关节强直　关节已骨性相连，关节间隙消失。常见于化脓性关节炎后期，关节融合术后。

(2) 关节僵硬　关节周围软组织疤痕形成、关节粘连。常见于骨折后关节长期固定。

(3) 关节挛缩　关节周围软组织挛缩，如皮肤挛缩、肌肉挛缩、韧带挛缩。

2. ROM 过大　见于周围神经损伤、肌肉瘫痪、肌肉断裂等，造成关节活动动力异常，这时关节主动活动不能，被动活动度大于正常。

（周谋望）

第六章　肌 力 测 定

肌肉的力量简称为肌力。肌力测量是运动系统康复评定的基本内容之一，是评定肌肉功能的重要方法，常用于肌肉、骨骼及神经系统疾病的评定。

一、肌力测定的目的

判断有无肌力低下及肌力低下的范围与程度；发现导致肌力低下的原因；为康复治疗提供依据；检验康复治疗的效果。

二、肌力测定的常用方法

（一）徒手肌力检查法（Lovett 法）

徒手肌力检查法 1912 年由 Robert W.Lovett 在美国哈佛医学院矫形外科首先开始应用。后在全世界推广，至今仍在广泛使用。

1. 原则方法　根据不同受检肌肉的解剖及功能，确定病人的受检姿势，然后检查肌肉减重，抗重力及抗阻力收缩的情况来评定肌力。

2. 特点　①不需用检查器具；②以自体肢体重量为评价标准，能表示与个人体格相对应的力量；③结果可靠、有效，得到世界公认；④有一定局限性，不能决定肌肉的耐力及协调性，不适用于上运动神经元损伤引起痉挛的病人。

3. Lovett 法测定标准（5 级六分法）　Lovett 肌力分级标准如表 6－1 所列。

表 6－1　Lovett 肌力分级标准

级别	标　准
0	肌肉完全麻痹，通过望诊及触诊，肌肉完全无收缩
1	肌肉能主动轻微收缩，但不能带动关节活动
2	在无重力状态下能作关节全范围运动
3	能抗重力作关节全范围运动，但不能抗阻力
4	能抗重力、抗一定阻力运动
5	正常肌力，能抗重力、抗充分阻力运动

4. 注意事项　为了准确检查受检肌肉的肌力，要采取正确的体位及姿势，固定关节近端。必须熟悉受检肌肉的解剖及功能，检查时触诊受检肌肉；在小儿麻痹症、进行性肌营养不良时，受累肌肉的运动可由从动肌代偿，检查时要注意排除这类假象动作；左右两侧对比，一般认为两侧相差大于 10%～15%时有意义；骨折未愈合，肌肉、肌腱、韧带及周围神经修复术后早期，不能进行肌

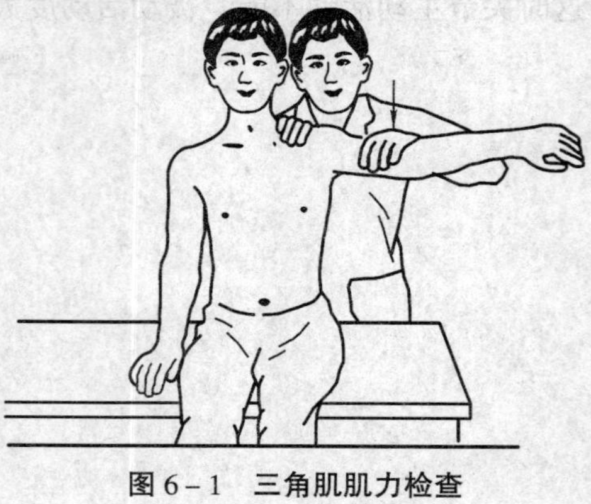

图 6－1　三角肌肌力检查

力检查。

5. 四肢常用肌力检查方法

（1）三角肌

主要功能：肩关节外展 15°~90°。

检查方法：病人坐位，肩关节外展，检查者一手触诊三角肌，一手置于上臂加阻力（图 6-1）。

（2）肱三头肌

主要功能：肘关节伸直。

检查方法：病人坐位或仰卧，曲肘，用力使肘关节伸直，检查者于前臂对抗加阻力（图 6-2）。

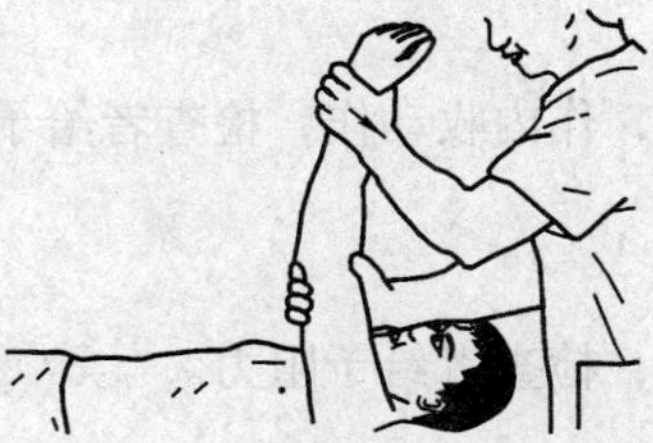

图 6-2　肱三头肌肌力检查

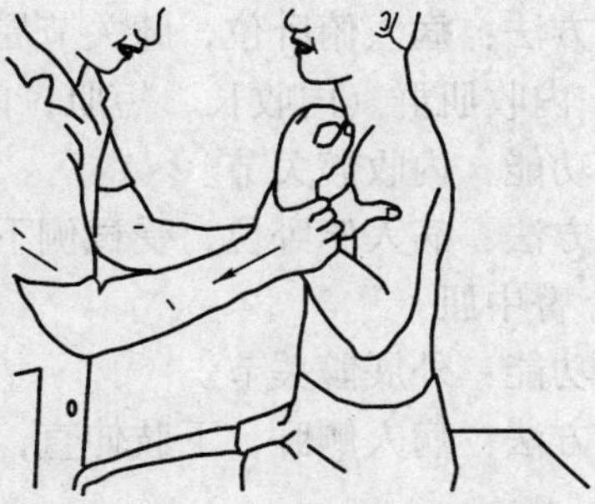

图 6-3　肱二头肌肌力检查

（3）肱二头肌

主要功能：肘关节屈曲。

检查方法：病人坐位，伸肘，用力使肘关节屈曲。检查者于前臂伸肘对抗（图 6-3）。

（4）桡侧屈腕肌，尺侧屈腕肌

主要功能：屈曲腕关节。

检查方法：病人坐位，腕关节桡偏时屈腕为桡侧屈腕肌作用，腕关节尺偏时屈腕为尺侧屈腕肌作用，检查者于手部给予对抗。

（5）桡侧伸腕长短肌，尺侧伸腕肌

主要功能：伸直腕关节。

检查方法：病人坐位，腕关节桡偏时伸腕为桡侧伸腕长短肌作用，腕关节尺偏时伸腕为尺侧伸腕肌作用，检查者于手部给予对抗。

（6）屈指浅肌肌力测定

主要功能：屈曲 2~4 指近端指间关节。

检查方法：病人坐位或仰卧位，嘱病人屈曲 2~4 指中任一指近端指间关节，检查者固定其余三指于伸直位，并对屈指动作给予阻力。

（7）屈指深肌肌力测定

主要功能：屈曲 2~4 指远端指间关节。

检查方法：病人坐位或仰卧位，伸直手指，检查者固定近端指间关节于伸直位，嘱病人屈曲受检指的末节，对此动作给予阻力。

（8）屈拇长肌

主要功能：屈曲拇指指间关节。

检查方法：病人坐位或仰卧位，检查者固定拇指近指节，嘱病人屈曲拇指末节，检查者对屈指动作给予阻力。

（9）伸拇长肌

主要功能：伸直拇指指间关节。

检查方法：病人坐位或仰卧位，嘱病人伸直拇指末节，检查者对此动作给予阻力。

（10）髂腰肌

主要功能：屈曲髋关节。

检查方法：病人坐于床边，膝关节屈曲，嘱屈髋关节，检查者给予阻力。

（11）臀大肌

主要功能：伸髋关节。

检查方法：病人俯卧位，膝关节屈曲，伸髋关节，检查者给予阻力。

（12）内收肌群（内收长、短肌，内收大肌）

主要功能：内收髋关节。

检查方法：病人俯卧位，受试侧下肢在下，对侧外展，作内收动作，检查者给予阻力。

（13）臀中肌

主要功能：外展髋关节。

检查方法：病人侧卧，下肢伸直，嘱大腿作外展动作，检查者给予阻力。

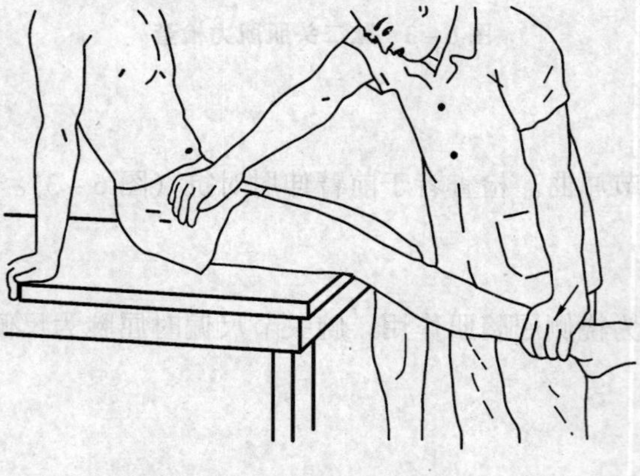

图 6－4　股四头肌肌力检查

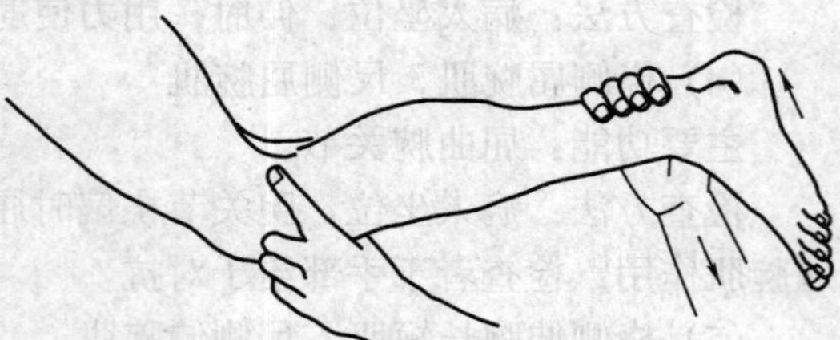

图 6－5　股二头肌、半腱肌、半膜肌肌力检查

（14）股四头肌

主要功能：伸膝关节。

检查方法：病人坐于床边，膝关节屈曲，嘱其伸直膝关节，检查者给予阻力（图 6－4）。

（15）股二头肌，半腱肌，半膜肌

主要功能：屈曲膝关节。

检查方法：病人俯卧，伸展膝髋，然后屈膝关节，检查者给予阻力（图 6－5）。

（16）胫前肌

主要功能：背伸踝关节，足内翻。

检查方法：病人坐于床边，膝关节屈曲，嘱背伸内翻足，检查者给予阻力（图 6－6）。

（17）小腿三头肌

主要功能：屈踝关节。

检查方法：病人俯卧，膝关节屈曲（测比目鱼肌），膝关节伸展（测腓肠肌），嘱屈踝关节，检查者给予阻力。

（18）胫后肌

主要功能：足内翻。

检查方法：病人卧位，踝关节屈曲，嘱内翻足，检查者给予阻力。

（19）腓骨长、短肌

主要功能：足外翻。

检查方法：病人卧位，踝关节屈曲，嘱外翻足，检查者给予阻力。

（20）踇长伸肌

主要功能：背伸踇趾。

检查方法：仰卧，膝伸直位，嘱背伸踇趾，检查者给予阻力。

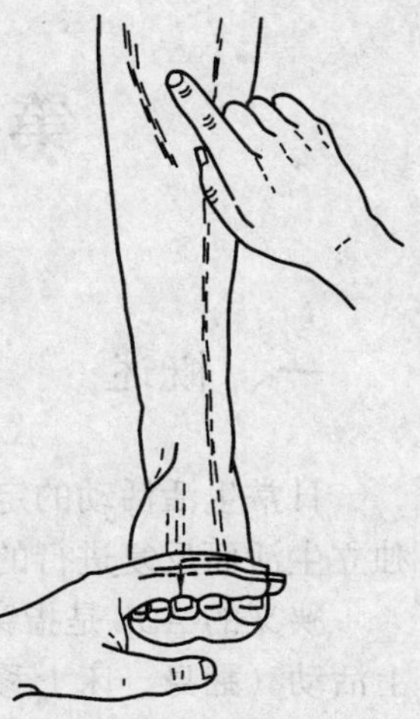

图 6－6　胫前肌肌力检查

（二）器械检查

在肌力>3 级时，为了进一步作定量评定，可用专门器械测定。器械测定有定量指标，目前使用的器械主要有握力器、捏力器、拉力器及等速测量训练仪。器械检查只能用于某些部位，只能测肌群，而不能分别测量个别肌肉，而且操作复杂，有的设备昂贵，在临床未得到广泛使用。

1．握力器　用于测量手部握力，以握力指数为标准。

$$握力指数 = \frac{握力}{体重} \times 100$$

握力指数>50 时为正常，据观察利手握力常大于非利手握力 5%～10%。

2．电脑控制拉力器　通过完成一组特定动作，电脑可绘制出受试者相应肌群的力量曲线，并计算出 1RM（1 次最大阻力）等客观指标。

3．测定等速肌力　用等速测力器（Cybex，BTE 等）进行测定。等速测试可以提供肌力、肌肉做功及功率、肌肉耐力及爆发力等多方面的客观数据，能较准确、完整地对肌肉功能进行评价，是目前研究肌肉力学特性的最佳方法。缺点是价格昂贵且操作复杂。

（周谋望）

第七章　日常生活活动能力评定

一、概述

日常生活活动的定义：日常生活活动（activities of daily living，简称 ADL）是指人类为了独立生活而反复进行的、最必要的基本活动。

狭义的 ADL 是指穿衣（包括穿鞋、袜）、进食、使用厕所、梳妆及个人卫生、洗澡、床上活动（翻身、床上移动、床-椅转移）、行走、上下楼梯及大、小便控制。广义的 ADL 则包括狭义的 ADL、贡献性活动（如工作、学习、家务劳动等）、休闲娱乐活动（如健身活动、阅读、购物、参加社交活动等）。

正常人能够轻松自如地完成广义的 ADL，而身、心功能障碍者则可能存在不同程度的困难，甚至不能独立完成狭义的 ADL。独立完成狭义的 ADL 是人类生存的最低目标，也是康复治疗所要达到的重要目标。为了制定合理、有效的康复治疗计划、评估治疗效果，必须首先了解患者的功能状态，因此 ADL 评定十分必要。而 ADL 评定与肌力评定或关节活动度评定等其他康复评定之间是存在差异的，ADL 评定是对患者综合能力、生活技能的评定，影响评定结果的因素很多，如：患者的生活环境、生活方式、文化程度、患病前工作性质、患病后的心理状态、智力水平、家人的态度等，很难保证评定结果的一致性。目前 ADL 评定方法较多，评定项目存在一些差异，但多数评定方法重视狭义 ADL 内容的评定。

二、常用 ADL 评定方法

目前我国大多数医院使用的 ADL 评定方法也是国际上公认的方法。由于篇幅所限，本书主要介绍 Barthel Index（巴氏指数分级法）、Katz Index of ADL（Katz 指数分级法）、PULSES global functional assessment instrument（PULSES 总体功能评定法）以及 FIM（functional independence measure，即功能独立性评定法）。

（一）Barthel 指数分级法

Barthel 指数分级法由 Dorothea Barthel 和 Florence Mahoney 于 1965 年制定并公开发表，被广泛应用于临床及科研工作中。本人在实际工作中使用 Barthel 指数分级法评定脑卒中病人几千人次，切身体会到该评定方法实用、简单、灵敏度高、可信度亦高。使用该方法不仅可以评定患者康复治疗前、后的功能活动能力，同时还可以估计康复治疗的效果及预后。一般来说，Barthel 指数在 40～60 分者康复效果较好。

Barthel 指数评定内容包括进食（进水）、修饰（洗脸、刷牙、梳头、剃胡须、化妆）、穿衣（包括系鞋带等）、大便控制、小便控制、使用厕所（包括便后清洁及整理衣服）、床－椅转移、平地行走、上下楼梯、洗澡共 10 项，具体评分标准见表 7-1。

表 7－1　Barthel 指数记分法

ADL 项目	自理	稍依赖	较大依赖	完全依赖
进食	10	5	0	0
洗澡	5	0		
修饰（洗脸、梳头、刷牙、刮脸）	5	0		
穿衣（包括系鞋带等）	10	5	0	
控制大便	10	5	0	
控制小便	10	5	0	
用厕所（包括清洁、穿衣、冲洗）	10	5	0	
床-椅转移	15	10	5	0
平地走 45m	15	10	5（用轮椅）	0
上下楼梯	10	5	0	

根据病人的功能活动能力及完成活动时是否需要他人帮助及需要帮助的程度分为：独立完成（自理）、需部分帮助（稍依赖）、需极大帮助（较大依赖）、完全依赖。独立完成是指病人不需要他人的帮助或监督，完全独立完成某项活动，但可以使用必要的辅助器械，如使用踝关节支具帮助行走，使用特制的盘、勺帮助进食等。需要部分帮助是指患者独立完成某项活动有困难，需要他人在适当的时候给予较小帮助或需他人监督下完成活动。需极大帮助是指患者完成某项活动过程中仅能独立完成整个活动的小部分，其他大部分活动需要他人帮助才能完成。完全依赖是指某项活动完全是在他人帮助下完成。

Barthel 指数分级法满分为 100 分，病人所得分数越高，说明其日常生活活动能力越好。此法将 ADL 能力分 3 级：大于 60 分者为良；60～41 分者为中；小于 40 分者为差。以往临床研究显示，急性脑卒中病人和其他脑脊髓病的病人，在发病 1 个月内，住院时 Barthel 指数得分为 0～20 分者，35%将死亡，16%可以返回家。Barthel 指数得分为 60～100 分者，95%可以返家，无死亡。

（二）Katz 指数分级法

Katz 指数分级法是由 Katz 等人于 1963 年在研究评定不同病种老年病人日常生活活动能力的基础上制定的。临床应用较广泛，成年病人及儿童病人均可使用，也可以应用于不同病种的病人，如骨折病人、截瘫病人、脑卒中及脑瘫病人等。

Katz 指数评定的内容共有 6 项（表 7－2）：进食、穿衣、大小便控制、用厕、床-椅转移、洗澡。每项活动的完成情况分为独立完成或需要帮助。根据每项活动完成结果将病人的 ADL 能力分为 A，B，C，D，E，F，G 7 级。

A 级　能够独立完成全部六项活动。

B 级　能够独立完成六项活动中的任何五项。

C 级　洗澡和另外任何一项活动需要帮助，其余四项独立完成。

D 级　洗澡、穿衣和另外任何一项活动需要帮助，其余三项独立完成。

E 级　洗澡、穿衣、用厕和另外任何一项活动需要帮助，其余二项独立完成。

F 级　洗澡、穿衣、用厕、转移和另外任何一项活动需要帮助，其余一项独立完成。

G级　六项活动均不能独立完成。

表 7-2　Katz 指数分级评定记录表

姓名	评定日期	评定结果	
内容	独立完成	需部分帮助	依赖
洗澡 （擦澡、盆浴、淋浴）	独立、无需帮助	仅身体一部分 需要帮助	超过一部分 需要帮助
穿衣	独立取衣穿衣 无需帮助	独立取衣穿衣 系鞋带需帮助	取衣穿衣均 需要帮助
用厕	独立用厕、排便、 清洁、整理衣裤	需部分帮助	不能用厕
大小便控制	完全独立控制	偶有失禁	完全失禁
床-椅转移	独立完成（可用辅助器）	需部分帮助	不能离床
进餐	独立完成	除切肉、涂奶油外无需帮助	部分或全部喂食或鼻饲

（三）PULSES 总体功能评定法

PULSES 总体功能评定法是由 Moskowitz 和 Maclam 制定的，它所包含的内容共分 6 项，每项又按 4 级进行评定。此方法是一种全身各种功能的综合评定，更适应老年病患者、慢性病患者的功能评定。总得分为 6 分者其功能最好，得分为 24 分者其功能最差。

PULSES 总体功能评定内容及评分标准：

P——身体状况（physical condition）：包括内脏系统疾病（心血管系统、消化系统、泌尿系统、内分泌系统）及神经系统疾病。

1 分：表示病情稳定，3 个月复查一次即可。

2 分：表示病情较稳定，需 2 周至 3 个月以内复查一次。

3 分：表示病情不稳定，至少每周复查一次。

4 分：表示病情很不稳定，需每日进行医疗监护。

U——上肢功能（upper limb function）：指上肢的功能活动能力及上肢完成 ADL 的能力（如：进食、饮水、穿衣、梳妆及个人卫生、洗澡、使用辅助器等。）

1 分：表示生活自理，上肢无残损。

2 分：表示生活自理，但上肢有一定残损。

3 分：表示生活部分自理，需他人协助或指导，上肢有残损或无残损。

4 分：表示生活完全依赖他人，上肢残损严重。

L——下肢功能（lower limb function）：指下肢的功能活动状态及由下肢完成的 ADL 能力（如：步行，上、下楼梯，床-椅转移等）。

1 分：表示独立行动，下肢无残损。

2 分：表示下肢有一定残损，行动稍受限，需使用步行辅助器，支具或假肢行走，或者使用轮椅在无障碍处行动。

3 分：表示需要他人帮助和指导行动，下肢有残损或无残损，使用轮椅需部分帮助。

4 分：表示完全依赖他人才能行动，下肢明显残损。

S——感觉器官（sensory components）：包括言语交流能力及视觉功能。

1分：能够独立进行言语交流，无视力残损。

2分：能独立进行言语交流，但存在一定功能障碍，如轻度构音障碍、轻度失语、配戴助听器等；视力有一定残损，需戴眼镜或者用药。

3分：需在他人帮助或指导下完成言语交流，视力严重障碍。

4分：完全不能进行言语交流，不能视物。

E——排泄功能（excretory function）：指大、小便控制能力。

1分：完全自己控制。

2分：基本能自主控制，但便意急；或使用导管及其他用具时，完全自理。

3分：需他人帮助才能控制或处理大、小便，偶有尿床或溢粪。

4分：大、小便失禁，经常尿床、溢粪。

S——社会活动功能（situational factors）：包括认知、智力及情感适应能力、家庭的支持、经济能力和社会关系。

1分：能胜任本职工作及家庭职责，完成日常任务。

2分：基本适应社会活动，但需对环境、工作性质及要求稍作调整。

3分：适应能力差，需在他人帮助或指导下才能完成本职工作及适应环境。

4分：完全不能适应家庭或社会环境，需长期住院。

（四）功能独立性评定法（FIM）

FIM是近年来提出的一种全面评定患者日常生活活动能力及社交能力的评定方法，最早应用于美国。其他许多国家的学者应用FIM后认为，FIM能够全面精确、敏感地反映患者的功能状态。因此，目前FIM被广泛应用于各种功能障碍的患者，包括脑卒中、脊髓损伤、冠心病、癌症、骨关节疾病等。

FIM由六方面内容组成：自我照顾、括约肌控制、功能性转移、运动能力、交流能力、认知能力。上述六方面内容又各细分为2~6项，共18项进行评分。18项中的每一项又按照7分制进行评分，因此FIM最终得分为：最低分18分，说明功能状态最差；最高积分126分，表示患者功能状态完好。

1.FIM的18项内容

- 自我照顾

（1）进食：包括将食物送进嘴里、咀嚼、咽下。

（2）梳洗：包括梳头、刷牙、洗头、洗手、洗脸、剃胡须、化妆。

（3）穿脱上衣：包括穿、脱腰部以上衣服、支具及假肢。

（4）穿脱下衣：包括穿、脱腰部以下衣服、鞋、袜、支具及假肢。

（5）洗澡：指洗颈部以下部位（背部除外），包括洗澡全过程及洗后擦干，洗澡方式可为淋浴、盆浴或擦浴。

（6）使用厕所：包括会阴部清洁及整理衣服。导尿管处理及便盆的清理则不属于此项范围。

- 括约肌的控制

（7）膀胱控制：需要从是否存在尿失禁、发生频率及能否独立排尿或需要借助辅助装置（如导尿管）、药物解决排尿。按照尿失禁发生频率划分：6~7分指无尿失禁，5分指最多每月1次尿失禁，4分指尿失禁每周少于1次，3分指经常尿失禁，但每天发生尿失禁少于1

次，2~1分指每日发生尿失禁次数超过1次，大部分病人尿失禁程度与需要帮助的程度很接近，但有时也存在差异，应按最低分计算。

(8) 直肠控制：包括随意控制排便的能力及能否使用控制排便的辅助器及药物。评分原则基本与膀胱控制评分原则一致。

● 功能性转移

(9) 床、椅及轮椅三者之间的转移：以步行为主要活动方式的患者，应包括评定患者从坐位到站立位及从站立位到坐位的体位变换能力、从床转移到坐椅及从坐椅返回床的全过程。使用轮椅活动的患者应包括转移过程及使用轮椅的其他功能，如闸、脚踏板、挟手、靠背等。

(10) 进、出厕所：包括转移至及移出厕所、能否自己坐到马桶上。

(11) 进、出浴室：包括进、出浴室及进、出浴缸的能力。

(12) 步行/轮椅使用：评定时根据病人平时的运动情况，确定其主要的运动方式是步行或使用轮椅，再进行评分。以步行为主要方式的患者，应评定其步行50m过程中需要帮助的程度及是否使用辅助器。对使用轮椅活动的病人，也要观察患者使用轮椅移动50m，评定其操作轮椅过程中需要帮助的程度及是否需要进一步改进轮椅的辅助装置。

(13) 上、下楼梯：观察患者上、下一层楼及需要帮助的程度。

● 交流

(14) 理解能力：包括听觉或视觉理解能力，即患者对口语或书面语的理解能力，对复杂、抽象内容对话的理解，对本民族的语言、文字的理解及是否需要他人提示或借助辅助器。

(15) 表达能力：包括使用口语或非口语表达，观察患者表达的流利性和易懂性，能否清楚表达复杂、抽象的意思，其用词、语法是否准确、合理，需要他人提示的程度。

● 认知能力

(16) 社会关系的适应能力：包括参与社会活动及与他人相处的能力（如：医务人员、家人、朋友、病友等），情绪的控制能力及情绪是否稳定，需要帮助的程度。

(17) 解决问题的能力：主要包括能否适时、合理、安全地解决日常生活、工作、个人理财、社会活动中遇到的问题，是否需要他人帮助及程度。

(18) 记忆力：主要是指对所完成的日常活动的记忆能力，尤其是对听到的和看到的内容的记忆，是否认识常见的人或物，记住日常生活及工作常规，执行他人的指令等。

2. FIM的评分标准

1分：完全依赖（患者完成<25%）

2分：需最大帮助（患者完成≥25%）

3分：需中等帮助（患者完成≥50%）

4分：需最小帮助（患者完成≥75%）

5分：需他人监护

6分：完全独立（需使用辅助器）

7分：完全独立（时间合理，活动规范）

三、注意事项

1. 尽可能采取直接观察评定方法　ADL的评定可采取直接观察和间接评定两种方式。

直接观察所得到的评定结果比间接评定更准确。因此有条件的单位应配备日常生活活动所需用具，便于ADL直接观察。能够进行直接观察的项目尽可能采取直接观察，如：穿、脱外衣，穿脱、鞋、袜，翻身-坐起，床-椅转移，步行、上、下楼梯等项目均可直接评定。患者处理大、小便能力、穿内衣、洗澡等项目可采取间接询问评定。

2. 评定顺序由简单到复杂　在实际工作中无论选择哪一种ADL评定方法，都应该先评定简单、容易完成的项目，逐步过渡到复杂项目的评定。

3. 选择适宜的时机进行评定　经验丰富的康复医师或治疗师应该从见到患者的那一刻就开始评定，例如，可以观察患者是如何进入房间；步行进入房间的患者其步态如何；是否使用辅助器；需要他人帮助的程度等。住院治疗患者可以在用餐时间到病房实地观察患者进食、饮水能力。每次完成的评定内容可根据病人的身体状况而定，并不要求在同一时间、同一地点将所有项目一次评完。

4. 评定标准应保持一致　尽管在我国目前尚未要求使用统一的评定方法，但在本单位或本部门的康复医师或治疗师应该遵循相同的评定标准、使用统一的评定方法，以便于大家互相交流，病人在接受不同项目治疗时避免不必要的重复评定。

（付桂敏）

第八章 步态分析

一、概述

步态分析可分析神经系统或运动系统疾病影响行走能力的患者的步态及变化，从而制定对应的康复训练计划，使病人最大限度获得独立生活能力，并可作为某些下肢矫形手术后的定量比较指标。

人的行走能力是从婴幼儿期在不断运动学习中获得的，并经过长期反复实践而达到协调、自主、有节律的复杂运动。分析其运动包括了解行走的运动学与动力学。运动学是描述运动的模式，即参与运动的关节的活动，肌肉节律的收缩与抑制，从而形成一定的步幅，步的宽度及行走的速度。动力学是描述在整个步行过程中重力的变化。由于行走时双下肢的交替支撑和摆动，下肢各关节也不断屈伸，因而人体的重心不断地上下左右移动，沿着复杂的螺旋形曲线向前运动。

二、评定方法

行走步态的分析方法分为目测法和定量法。

（一）目测分析法

此法临床常用，是通过医务人员目测观察患者行走过程中出现的各种变化。嘱受试者以自然的姿态和速度来回步行数次。医务人员从侧方、前后方观察患者行走时各关节、肌肉、骨盆运动情况以及全身姿态的协调平衡状况。检查者需熟练正常步态周期的特征和一些异常步态的特点，才能有效地做出较为正确的结论。根据病人的恢复情况，可分别了解患者在直线行进，绕圈走，上下楼梯时等不同环境下的步态异常，以全面指导病人获得其功能。

（二）定量评测法

此法为借助专门设备来观察行走步态，以得出计量资料。其中时间、距离参数简易测定法简便易行，一般医疗机构都可应用。只用卷尺、秒表、量角器以及能保留下足印的滑石粉或墨水等便可。而先进步态分析系统，包括红外线摄像机以及红外线反光标记点、测量地面支撑力的测力台、肌电遥测系统和计算机分析处理系统，可提供多方面的参数和图形，但价格昂贵，国内仅有少数医院使用。下面介绍时间，距离参数简易测定法。

嘱患者在一条10m长的直线走道上行走，并保留下至少3个连续足印的足迹。分别测量以下参数（图8－1）：

（1）跨步长度　又名跨距（stride length），同一足跟着地点至再次着地点间的距离。

（2）步幅长度（step length）　从一足跟着地点向后量至对侧足跟着地点之间的垂直距离。

（3）步幅宽度（stride width）　双足中线之间的宽度。

（4）足角（foot angle）　足跟中点到第二趾的连线与前进方向之间的夹角。

(5) 跨步频率。

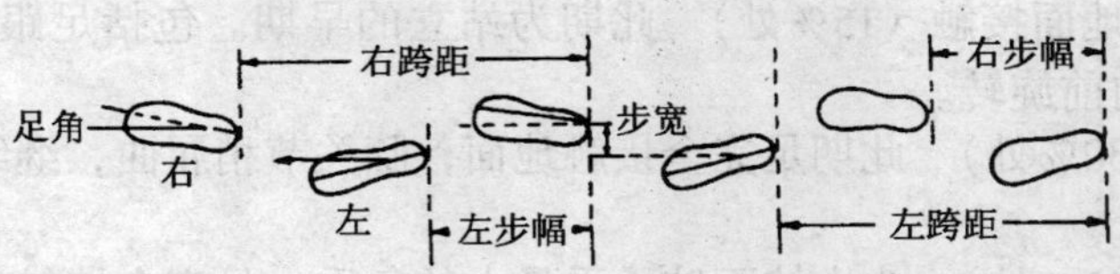

图 8-1　常用步态参数

采用先进的步态系统则可通过步态分析准确了解到时间距离参数、运动学参数、动力学参数、步行周期参数、肌电活动参数和能量代谢参数。

(三) 判定标准

1. 正常步态　正常步态具有正常的行走速度，良好的协调性、对称性、节律性和一定的平稳程度。并具有正常的参数值。

(1) 时间距离参数　跨步长度约为 156cm。步幅长度为跨步长度的一半，约 78cm。步幅宽度为 8 ± 3.5cm。足角约为 6.8°。跨步频率约为 117 次/min。

(2) 步行周期参数　人体行走以一足跟着地到同一足跟再次着地作为一个步行周期。一个步行周期分为站立期（占整个步行周期的 60%）和摆动期（占整个步行周期的 40%）（图 8-2）。

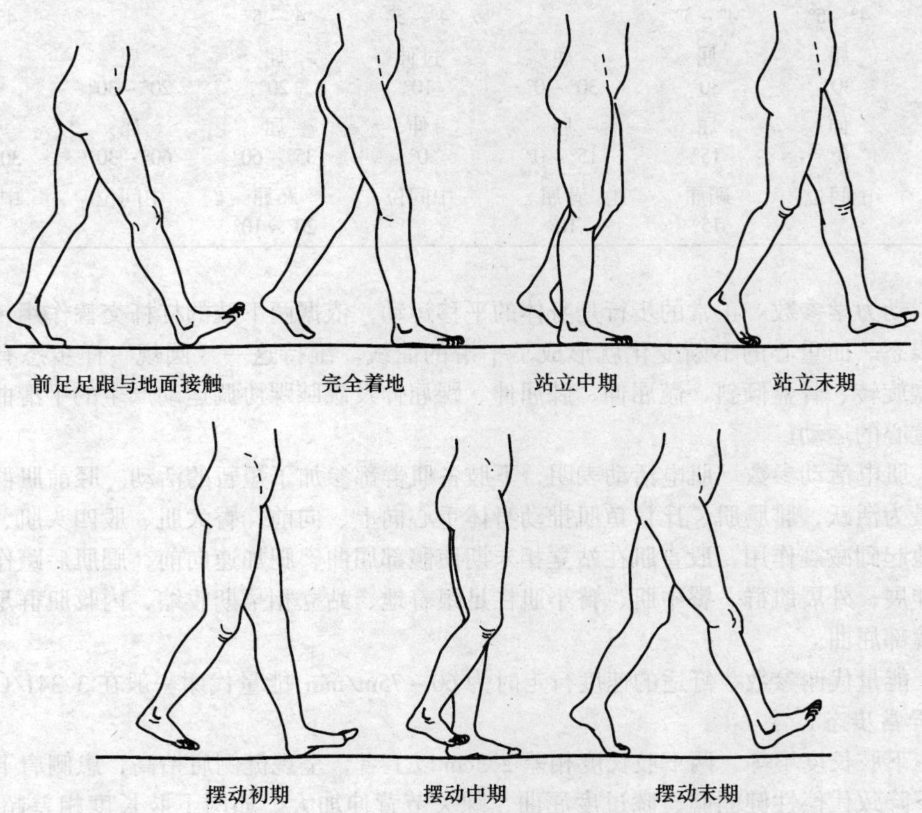

图 8-2　步态周期

站立期分为：

- 前足足跟与地面接触（15%处） 此期为站立的早期。包括足跟着地，膝关节伸展，髋关节屈曲，骨盆向前旋转。
- 完全着地（30%处） 此期足完全接触地面，膝关节稍屈曲，继续保持髋关节屈曲和骨盆向前旋转。
- 站立中期（45%处） 为人体下肢承受最大的负重，足完全接触地面，膝，髋关节均过渡到伸展位，骨盆处于中间位。
- 站立末期（60%处） 为过渡到摆动期做准备。足跟离地，膝，髋关节继续保持伸展，骨盆向后旋转。

摆动期指足完全离开地面，下肢从后向前摆动的过程。摆动期无精确的百分数比，可分为：

- 摆动初期（或摆动加速期） 膝、髋关节屈曲，骨盆处于向后旋转位。
- 摆动中期 膝、髋关节屈曲增大，骨盆处于中间位。
- 摆动末期 （或摆动减速期）：膝、髋关节屈曲减少，骨盆处于向前旋转位。

（3）运动学参数 步行周期中同侧下肢各部位运动情况见表 8－1 所列。

表 8－1 步态分析运动学参数

部位	站立期				摆动期		
	前足着地	完全着地	站立中期	站立末期	摆动初期	摆动中期	摆动末期
骨盆旋转	向前 4°～5°	向前 4°～5°	中间位	向后 4°～5°	向后 4°～5°	中间位	向前 4°～5°
髋关节	屈 30°	屈 30°	屈 30°～0°	过伸 10°	屈 20°	屈 20°～30°	屈 30°
膝关节	伸 0°	屈 15°	屈 15°～0°	伸 0°	屈 35°～60°	屈 60°～30°	屈 30°～0°
踝关节	中间位	跖屈 15°	背屈 10°	中间位	跖屈 20°～10°	中间位	中间位

（4）动力学参数 正常的步行是身体的平移运动，依据两下肢的杠杆交替作用，产生一种圆规步态。而重心的不断变化就形成了平滑的曲线。维持这一“圆规”样步态有 6 个因素：骨盆旋转、骨盆倾斜、髋屈伸、膝屈伸、踝屈伸及髋膝踝协调运动产生的平滑曲线以水平位为重心的运动。

（5）肌电活动参数 肌电活动表明，下肢各肌群都参加了短暂的活动。胫前肌群在足跟着地中最为活跃，腓肠肌、比目鱼肌推动身体重心向上、向前，臀大肌、股四头肌、腘肌在足跟着地起到减震作用，股直肌在站立相末期使髋部屈曲，腿加速向前，腘肌后蹬作用可使髋、膝伸展，外展肌群、臀中肌、臀小肌在足跟着地、站立相早期收缩，内收肌群足跟着地后控制髋部屈曲。

（6）能量代谢参数 舒适的速度行走时为 60～75m/min，能量代谢一般在 3.34J/(m·kg)。

2. 异常步态

（1）下肢长度不等 两下肢长度相差 2.5cm 以上者，呈现健侧肩抬高，患侧肩下垂。患侧骨盆下降致代偿性健侧髋、膝过度屈曲、踝关节背伸加大。如两下肢长度相差超过 4cm，患肢用足尖着地行走代偿。

（2）下肢关节挛缩强直 髋关节挛缩强直者，骨盆、躯干常出现代偿性腰椎过伸，骨盆过度前倾。膝关节屈曲挛缩强直者如挛缩小于30°，仅在快速行走时出现跛行。如挛缩超过30°，正常速度、慢速就出现跛行，表现患腿缩短的异常步态。如膝关节伸展挛缩，患腿相对变长，摆动时可见髋外展同时伴骨盆上提。踝关节跖屈挛缩和马蹄足畸形者，出现的是跨越步态，摆动时髋、膝过度屈曲。

(3) 疼痛性步态　一侧下肢因疼痛以避免患侧下肢负重出现的步态。表现为患侧站立相缩短，健侧摆动加快，出现短促步。

脊柱，尤其腰椎疼痛者，出现步态缓慢对称，采用小步行走，避免过多承受重力震荡。

髋关节疼痛者，患侧负重时患肩下沉，躯干向站立腿倾斜，小步行走，避免足跟着地。

膝关节疼痛者，膝关节呈轻度屈曲，以足尖着地行走。

(4) 上运动神经元病损步态　常出现在脑中风后，采用下肢伸肌协同作用行走的病人，出现患侧髋关节伸展，内旋，膝关节伸展，踝、足趾跖屈，足内翻。在步行周期摆动时，患侧膝关节不能自主屈曲，使患侧下肢长度相对变长，以髋外展、骨盆上提代偿而出现划圈步态。站立期，足跟不能用力蹬地，推动身体向前的运动困难。行走时，也出现患侧上肢的屈曲协同反应。

脑性瘫痪的儿童由于髋内收肌痉挛，双膝内侧常靠近，双足尖着地，呈现剪刀步态。

基底神经节病变者，如帕金森病症候群有三主症：震颤、肌张力增高和运动减少。由于这些症状使身体活动能力受到影响，站立时腰椎、髋、膝关节屈曲。行走开始时呈踌躇步态，第一步起步困难，迈步后初期行走缓慢，逐渐行走速度加快，呈慌张步态或前冲步态。

两侧小脑半球病变，站立时基底增宽，双下肢分开，上肢常向水平方向或前后摇晃。当转移体位时，不稳更为明显，患者为了保持平衡则上肢外展以免摔倒，行走时由于头及躯干摇晃明显，故不能走直线。常常向侧方倾斜，这种步态称为蹒跚步态或醉汉样步态。

(5) 下运动神经元病损步态　下运动神经元病损后，引起支配的相应的肌肉力量减弱，而出现异常步态。

臀大肌无力时，常表现患侧足跟着地后，躯干和骨盆后倾，膝关节完全伸展，出现臀伸肌步态。臀中肌无力时，出现患侧控制骨盆能力下降，而出现健侧的骨盆下垂和髋关节向外突出，表现为鸭步步态。股四头肌无力时，不能维持膝关节的稳定性，当足跟着地前和着地时，膝关节被动伸展，使躯干向前倾斜。另外，不能加速行走。腓肠肌、比目鱼肌和足背屈肌无力时，表现站立相后蹬力量减弱，常使足跟不能离地。当着地时，全脚掌着地，伴有啪嗒声。摆动相患足下垂，髋、膝过度屈曲呈垂足步态。

三、注意事项

1. 受试者尽可能着短裤进行步态评测，以更清楚地观察骨盆、髋、膝、踝关节的活动。
2. 如病人拄拐行走，可分别观察独立行走和拄拐行走时的步态。
3. 伴有严重的心肺疾病，可减少行走时间或待病情稳定再行评测。
4. 临床大多采用目测法。仪器评测因其昂贵、操作复杂，多用于科研。

（王宁华）

第九章 平衡功能测定

一、概述

在临床上，平衡是指人体所处的一种姿势或稳定状态，如坐、站，即静态平衡；以及不论处于何种位置，当自身活动或受到外力作用时，能自动地调整并维持姿势的能力，即动态平衡。自身活动后重新达到姿势稳定状态称为自动态平衡；由外力，如推、拉使人体失去稳定后重新达到姿势稳定状态称为他动态平衡。

人体进行正常生活功能活动，需要良好的姿势控制，即保持体位的平衡能力。平衡能力的维持需要正常的肌张力、适当的感觉输入（视觉、前庭、本体感觉等）、大脑的整合作用、交互神经支配或抑制以及良好的骨骼肌肉系统。维持这一正常运动模式，重要的前提是具有自身的翻正反应和平衡反应。平衡能力在康复评价及训练中成为不可缺少的重要部分。

二、评定方法

临床常见的评定方法包括临床平衡功能评测和平衡姿势图。临床平衡功能评测是评测病人的静态状态下坐、跪、站（睁、闭眼）等平衡能力和维持姿势的能力以及活动转移时，如坐起，站起，转身等平衡能力，并应用评分的方法将病人的平衡能力定量化。常用的评测方法有上田平衡反应试验，Fugl-Meyer 评测法和静态姿势图。其他还有佐直平衡反应试验，MAS 法，“站－走计时测试”，动态姿势图等。

（一）上田平衡反应试验

此评测方法是日本学者上田敏提出，并应用至今。评测时不需特殊器械和场地，评定全面，结果较为准确。检查者应用此法时，了解正常的运动模式和正常运动范围，当受试者不能完全独立活动时，也可采取辅助检查，在此基础上观察平衡反应。患者使用或不使用支具均可。评定内容见表 9－1。

表 9－1　上田平衡反应试验

试验项目	分数/1 分	只供参考不判分	
翻身	能	抓住某固定物，能	不能
坐起	能	抓住某固定物，能	不能
保持坐位	安稳	一推即不稳	不能
保持手膝位	安稳	一推即不稳	
手膝位	能		不能
举起患侧手	3s 以上能	3s 以下能	不能
抬起患侧脚	3s 以上能	3s 以下能	不能
举起健侧手	3s 以上能	3s 以下能	不能
抬起健侧脚	3s 以上能	3s 以下能	不能
抬起患侧手及患侧脚	3s 以上能	3s 以下能	不能

续表

试验项目	分数/1分	只供参考不判分	
抬起患侧手及健侧脚	3s 以上能	3s 以下能	不能
抬起健侧手及患侧脚	3s 以上能	3s 以下能	不能
抬起患侧手及健侧脚	3s 以上能	3s 以下能	不能
由椅坐位起立	能	抓住某固定物，能	不能
跪立位	能	抓住某固定物，能	不能
保持跪立位	稳定	一推即不稳	不能
膝行	能	抓住某固定物，不稳	不能
跪立位，将一侧膝立位	能	抓住某固定物	不能
保持一侧跪立	稳定	抓住某固定物	不能
由一侧跪立位起立	能	不可	不能
保持立位	能	不可	
单腿站立	可	不可	
单腿跳	可	不可	

（二）Fugl-Meyer 评测法

Fugl-Meyer 评测法是对偏瘫患者身体功能状态的定量化评测手段之一。它包括 50 项，每项均为 0～2 三级评分。0 分表示不能完成，1 分表示部分完成，2 分表示充分完成。平衡功能评测是 50 项评测项目之一。具体评分如表 9－2 所列。

表 9－2　平衡功能评测（Fugl-Meyer 评测法）

试验项目	判定标准	评分
无支撑坐位	不能保持坐位	0
	能坐，不少于 5min	1
	能坐，多于 5min	2
健侧“展翅”反应	肩关节无外展，肘关节无伸直	0
	肩关节部分外展，肘关节部分伸直	1
	肩关节完全外展，肘关节完全伸直	2
患侧“展翅”反应	肩关节无外展，肘关节无伸直	0
	肩关节部分外展，肘关节部分伸直	1
	肩关节完全外展，肘关节完全伸直	2
支撑站位	不能站立	0
	最大支撑时可站立	1
	一人支撑时可站立 1min	2
无支撑站位	不能站立	0
	不能站立 1min，或身体摇晃	1
	能保持平衡站立 1min 以上	2
健侧站立	不能维持 1～2s	0
	平衡站稳 4～9s	1
	平衡站立多于 10s	2
患侧站立	不能维持 1～2s	0
	平衡站稳 4～9s	1
	平衡站立多于 10s	2

（三）**静态姿势图**（static posturography）

静态姿势图是近年发展起来的一种定量评测平衡能力的方法。它采用计算机控制的重心平衡仪。该仪器由压力传感器，计算机和姿势图处理软件组成。压力传感器具有机械的和电动的换能器，能感受人体重心的移动情况。传感信号经计算机处理得到与平衡相关的姿势图的5种参数：轨迹长度（path length）、轨迹总面积（covered area）、平均摆速（mean speed）、前后摆速（anterior-posterior speed）和左右摆速（left-right speed）。

平衡静态姿势图不仅能定量评测在姿势控制方面的功能缺损，还能定量监测引起平衡障碍的疾病的发展，如脑卒中、多发性硬化、帕金森综合征、小脑病变、前庭功能缺损；内科系统疾病，如高血压引起的头晕不适、糖尿病合并末梢神经炎；骨科系统疾病，如颈椎病椎动脉型、腰椎间盘突出症、膝骨关节病，并证明药物等治疗引起的稳定性丧失等。

静态平衡测试时，受试者按特定的位置站立在传感器平台上，平视3m远目标，双手自然下垂于身体两侧。于并足（重心距70mm）和分足（重心距140mm）时分别测定睁眼和闭眼4种状态下的5种参数。检查者告诉受试者尽可能控制自身。每项测定为30～60s，间隔10s。

目前关于静态姿势图5种参数的正常值全国尚未统一，北京大学第一医院物理医学与康复科于1994年对307例正常人检查所得的正常参考值见表9－3。年龄、体型、疲劳对正常值有影响。如果高于正常值，视为平衡功能障碍。

表9－3　平衡静态姿势图年龄组的均数和标准差（$X \pm S$　$n = 307$）

参数	足距	视觉	年龄10～19岁 $X \pm S$	年龄20～59岁 $X \pm S$	年龄＞60岁 $X \pm S$
轨迹长度（mm）	并足	睁眼	223.68±57.76	242.08±75.19	303.3±1 91.03
	并足	闭眼	421.22±690.80	416.60±154.64	613.33±368.55
	分足	睁眼	173.33±44.71	187.69±54.23	243.79±61.46
	分足	闭眼	233.76±71.58	267.02±94.11	379.18±128.95
总面积（cm^2）	并足	睁眼	0.12±0.07	0.14±0.07	0.20±0.13
	并足	闭眼	0.22±0.14	0.36±0.33	0.66±0.63
	分足	睁眼	0.07±0.04	0.09±0.06	0.14±0.06
	分足	闭眼	0.10±0.06	0.15±0.10	0.31±0.21
平均摆速（mm/s）	并足	睁眼	7.50±2.17	8.24±2.34	10.03±2.99
	并足	闭眼	11.82±3.86	14.15±4.95	20.31±12.30
	分足	睁眼	5.74±1.50	6.34±1.72	8.15±2.11
	分足	闭眼	7.82±2.46	9.03±3.09	12.67±4.33
前后摆速（mm/s）	并足	睁眼	5.30±1.75	5.74±1.85	7.03±2.57
	并足	闭眼	8.36±3.00	9.99±3.76	14.21±11.01
	分足	睁眼	3.84±1.23	4.04±1.32	4.79±1.69
	分足	闭眼	4.73±1.77	5.30±1.97	7.03±2.66
左右摆速（mm/s）	并足	睁眼	4.17±1.22	4.91±2.77	5.95±1.70
	并足	闭眼	6.68±2.21	7.85±2.92	10.95±5.34
	分足	睁眼	3.41±0.96	3.98±1.21	5.41±1.39
	分足	闭眼	5.06±1.59	6.06±2.39	8.79±3.24

三、注意事项

1. 测试时保持室内安静。

2. 测试者耐心向受试者解释测试过程，以便获得良好的配合。

3. 下肢禁忌负重，或严重的心血管疾病不宜进行站立平衡评测。

4. 本文介绍的平衡姿势图，只能检测静态平衡。而目前国外已发展动、静态结合的姿势图，全面监测病人的动、静态平衡变化。

5. 姿势图目前尚无明显疾病特异诊断性，只能作为康复评定的手段之一。

6. 计算机控制的软件程序应定期检查，维修，以排除病毒影响等仪器设备造成的误差。

（王宁华）

第十章 电 诊 断

一、概述

电诊断是应用电学检查对机体进行诊断的方法。狭义的电诊断是指应用不同物理参数的电刺激来判明神经或肌肉的功能状态，辅助临床对神经系统某些疾患作出诊断。电诊断检查的目的在于了解下运动神经元和肌肉的功能状态，判断下运动神经元疾病的程度与范围以及恢复情况，从而预测神经功能的恢复程度；对神经肌肉疾病进行相对性定位，帮助确定相应的康复治疗方案。

二、测定方法

电诊断可分为直流－感应电检查，时值检查，强度－时间曲线检查，适应比值检查，强度－频率曲线检查和中频脉冲电诊断。介绍测定方法之前，先了解电诊断的特殊名词与概念。

刺激强度：是定量表明神经发生冲动使肌肉产生收缩的一项指标。而刚好引起反应的最低值称为阈值，也称基强度。刺激的阈值可表示神经肌肉的兴奋性。阈值低表示组织兴奋性高，反之为低。一般低于阈值强度的刺激为无效刺激。

刺激持续时间：引起神经肌肉的兴奋，除了需要一定的阈上刺激外，还要一定的电流持续时间。使用阈值强度的刺激引起组织兴奋所需的最短有效时间，称为利用时。如使用的刺激强度为二倍阈强度时，所需的最短时间称为时值。

刺激强度与刺激时间的关系：将各种不同的刺激强度引起肌肉收缩所需最短时间测出，绘于直角坐标纸上，其连线即成为一条近似等边双曲线的曲线，称为强度－时间曲线。而曲线显示出的三项基本指标基强度、时值和利用时都可视为兴奋性指标。

杜布瓦－雷蒙（Dubois-Reymond）法则：以直流电刺激运动神经时，如果缓慢地增加强度或在通电过程中电流恒定无波动，都不能引起支配的肌肉收缩，而当刺激强度突变时，才能引起兴奋，即神经兴奋性与电流强度变化程度成正比。

Erbs 极性法则：当直流电刺激时，无论阳极还是阴极，无论是通电刺激还是断电刺激，都可引起兴奋。然而，刺激阈是不同的，按刺激作用的大小列出以下公式：阴极通电 > 阳极通电 > 阳极断电 > 阴极断电（CCC > ACC > AOC > COC)。以上方式的排列顺序，是刺激正常神经的重要标准。如有顺序变化，则推测可能为神经变性。

运动点：运动点是指刺激神经肌肉时刺激阈值最低的一点。在人体表浅部位都有运动神经和肌肉接受最小电流刺激而达到组织兴奋的对应点，故掌握运动点是最基本要求。

（一）直流－感应电检查

使用断续直流电和感应电刺激神经和肌肉，根据肌肉反应以判断神经肌肉功能状态称为直流－感应电检查法。

1. 设备与方法　一台能输出直流、感应电流的仪器。电流的脉宽 100～1000ms，电压 0～80V，单相方波脉冲。感应电为波宽 1ms 左右的峰形波。手动断续刺激主电极一个，面积 $1cm^2$ 左右，阴电极采用普通直流电治疗用电极，面积 $100cm^2$ 以上。此法可从感应电检查开始，也可以从断续直流电检查开始。先找到检查的运动点，然后获得刺激阈值。直流电分别获取阴极通电刺激和阳极通电刺激的阈值。阈值的确定可根据肉眼所见的最小肌肉收缩。检查常取双侧，先健侧，后患侧。

2. 判定标准

（1）正常反应　以感应电刺激神经和肌肉时均引起肌肉强直性收缩。以直流电刺激神经肌肉时在通电和断电时的瞬间各引起一次闪光样收缩。

极性公式无改变，阴极通电 > 阳极通电。阈值差 1～2mA 或大致相等。

（2）异常反应　刺激阈值升高或降低。当一侧改变，并与对侧比较相差 50% 以上为异常。当双侧改变，以经验值为标准。从电刺激中可以看到三种收缩：蚓状收缩，持续性收缩和收缩迅速停止。极性公式颠倒或改变。详见表 10－1。

表 10－1　电反应的分类和特性

反应	正常反应	部分变性反应	完全变性反应
直流电	单次闪光样收缩 CCC > ACC	收缩延迟或 减弱，阈值增高 CCC≤ACC	蚓状样收缩或 反应消失 CCC < ACC
感应电	持续强直收缩	反应减弱	反应消失

（二）时值检查法

二倍基强度刺激时引起肌肉收缩所需的最短时间称为时值。时值检查法是衡量神经肌肉兴奋性的定量检查方法。

1. 设备与方法　需有恒流或恒压式输出的方波仪器。恒流的输出阻抗在 $10^5\Omega$ 以上。恒压的输出阻抗在 500Ω 以下。用中等强度的电流寻找运动点，然后在运动点上以 100～1000ms 的方波刺激获得基强度，再以二倍基强度刺激，求出引起肌肉最小收缩的最短时间为时值（图 10－1）。

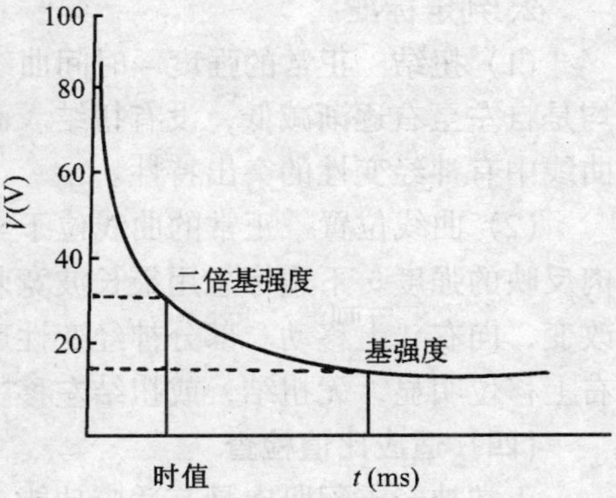

图 10－1　正常强度－时间曲线图

2. 判断标准

（1）正常时值 < 1ms。

（2）部分神经变性反应的时值 1～10ms。

（3）完全神经变性反应的时值 > 10ms，有时高达 500～1000ms。

（三）强度－时间曲线检查法

用刺激强度和作用时间的依从关系所绘成的曲线来检查神经肌肉兴奋性以诊断神经肌肉疾病的方法。

1. 设备与方法　需有恒流或恒压式输出的方波仪器，能在 0.01～1000ms 的范围内很准确地调节波宽。刺激频率可以手控或自控。自控频率以 0.5～2Hz 为宜。首先确定运动点，用方波从最长波宽开始并依次为 1000，500，100，50，10，5，1，0.5，0.1，0.05，0.03，

0.01ms 刺激，并求取相应的基强度。将作用时间和相应基强度定点在直角坐标图上，并连成曲线（图 10－2）。根据曲线形态和位置、基强度及肌肉收缩的特点对外周神经功能进行分析。

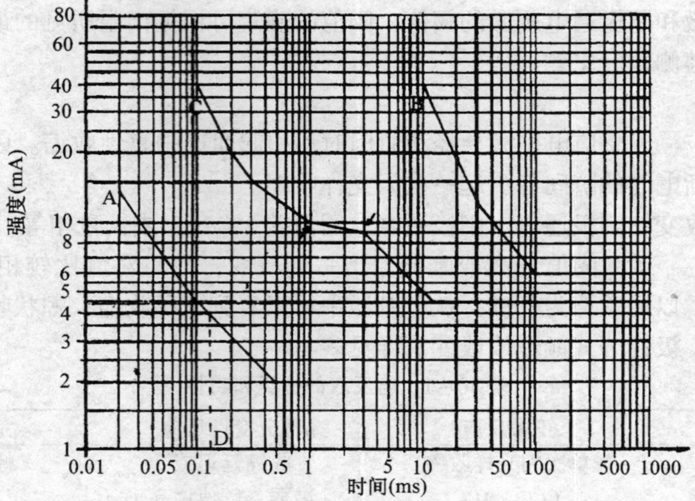

图 10－2　强度－时间曲线图

A. 正常神经肌肉；B. 完全失神经支配；C. 部分失神经支配；D. 时值；↑表示扭结

2. 判定标准

（1）扭结　正常的强度－时间曲线是一平滑连续的近似于等边双曲线，各点切线的斜率均是自左至右逐渐减低，没有扭结。而当有神经变性时，斜率突然增加，出现扭结。扭结是曲线中有神经变性的突出特性。

（2）曲线位置　正常的曲线位于坐标上的左下边。左边标志为机器输出最短时间引起肌肉反映的强度。下边标志用最长波宽刺激引起肌肉收缩的强度。而当神经变性时，曲线位置改变，向右、上移动。部分神经变性反应曲线有移动并伴有扭结。而完全神经变性反应曲线右上移位明显，无扭结，或扭结左移。

（四）适应比值检查

正常神经支配肌肉具有适应功能。对强度变化率快的方波和强度变化率慢的三角波刺激的阈值不同，而它们之比为适应比值，即

$$\frac{1000\text{ms}\quad 三角波阈值}{1000\text{ms}\quad 方形波阈值}=3\sim 6$$

1. 方法　分别做出脉宽为 1000ms 的方形波阈值和脉宽为 1000ms 的三角波阈值。把频率调为 0.5Hz 即为周期 2000ms。具体操作视不同的仪器而调节各参数。

2. 判定标准

（1）正常神经支配　比值为 3～6。

（2）部分神经变性　适应功能减弱，比值为 1.5～2.5。

（3）完全神经变性　适应功能减弱或消失，比值＜1.5。

（五）强度－频率曲线检查

测绘出刺激电流频率与刺激强度关系曲线，以辅助周围神经系统疾病的诊断方法称为强

度－频率曲线检查法。

1. 设备和方法　具备 0.5～1000Hz 分档调节的电脉冲方波或三角波输出。脉宽可采用固定脉宽如 0.5Hz，1Hz 取 300～100ms，4～8Hz 取 50～10ms，12～20Hz 取 10～1ms 和可调脉宽。输出强度可在 0～200V 选取。首先寻找运动点，然后用各种频率脉冲方波电流刺激如用 0.5，1，4，8，12，20，30，40，50，60，80，100，150，200，400，500，1000Hz，求取相应的阈值，并绘制在对数坐标纸上，连成曲线。所形成的下凹的抛物线图形为强度－频率曲线（图 10－3）。

2. 判定标准

（1）正常神经支配肌的适宜频率为 30～100Hz。

（2）失神经支配的适宜频率为5～30Hz。

（3）肌肉获得再生神经的支配适宜频率升至 30Hz 以上。

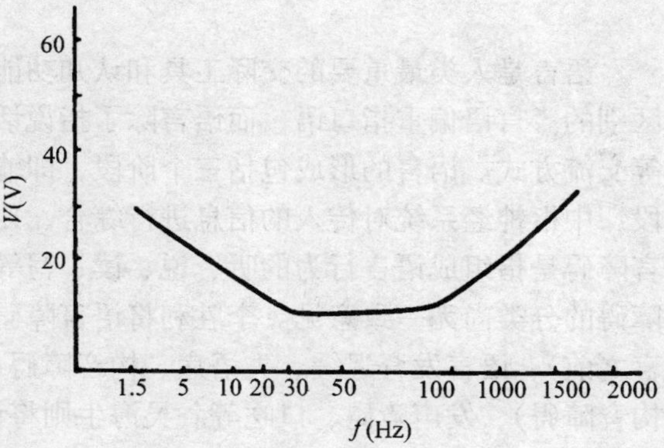

图 10－3　强度－频率曲线

（六）中频脉冲电诊断

为目前较先进的电诊断方法。应用 2000Hz 或 4000Hz 等幅中频正弦电流刺激瘫痪肌肉，观察其收缩反应，以进一步协助神经肌肉病变的诊断和判断的预后方法，称为中频脉冲电诊断。

1. 设备和方法　采用等幅中频电疗仪或干扰电疗仪。使用变交双相电流，中频正弦频率在 2～4kHz。使用双极刺激电极，直径为 1cm，并置于瘫痪肌肉的肌腹部或并置于运动点等距离的两端。操作程度和注意事项与低频脉冲电诊断相同。

2. 判定标准　完全失神经肌肉预后好者，中频正弦电流刺激后产生强直收缩。完全失神经肌肉预后差者，刺激后无收缩。

三、注意事项

1. 运动点要选取准确。

2. 肉眼观察时尽量保证在每次刺激后产生肌肉最小收缩求取的基强度。

3. 操作完成后，电流输出回零。避免再次开机电击病人。

4. 由于时值的灵敏度不高，且受检查条件影响大，故很少能用单一指标进行临床诊断。

5. 适应比值和强度－时间曲线同时进行分析，才能得出正确结果。

6. 如有神经变性，一般在伤后 7～10 天曲线出现典型失神经表现。

7. 如测出完全失神经支配的曲线，表明肌肉和神经有严重变性和完全断离，但不能判断解剖上断裂。

8. 当神经出现再生时，曲线可从右上向左下移动，完全失神经支配的平滑曲线可出现扭结，而部分失神经支配的不平滑曲线扭结消失。

（王宁华）

第十一章 失语症评定

一、概述

语言是人类最重要的交际工具和认知功能之一。言语（speech）和语言（language）是有区别的。言语偏重指口语，而语言除了指说话之外，还包括用书面语、手势和表情表达意思等交流方式。语言的形成包括三个阶段，即输入，为语言的感觉阶段；综合，为脑内语言阶段，中枢神经系统对传入的信息进行综合、比较和整合处理；输出，为语言的表达阶段。语言障碍是指组成语言行为的听、说、读、写等四个主要方面遭受病损的各种病理现象。语言障碍的分类尚无一致意见。李胜利将语言障碍分为六类：听觉障碍（获得语言之后、获得语言之前）、语言发育迟缓、失语症、构音障碍（运动性构音障碍、器质性构音障碍、功能性构音障碍）、发声障碍、口吃等。吴海生则将语言障碍分为15类。由于篇幅有限，本节主要讨论大脑损伤引起的性质最复杂的失语症的评定。在对失语症进行治疗前，要进行语言功能评定，以明确语言障碍表现、失语症的类型和程度，才能采取有针对性的治疗，以取得较好的效果。

二、失语症的定义及分类

（一）定义

失语症（aphasia）是由于脑损害引起的语言能力丧失或受损，即对交流符号的认识和运用发生障碍；它不仅对语言的理解和表达能力丧失或受损，常合并阅读和书写障碍，还包括其他高级信号活动的障碍，如计算困难（失算），乐谱阅读、音乐欣赏和乐器演奏困难（失歌）等。失语症是获得性障碍，即后天性，但无意识障碍，无感觉缺损（如听觉、视觉），无口咽部肌肉瘫痪、共济失调或不自主运动等。

（二）分类

目前尚无统一意见。Benson（1979年）失语分类为近代失语症分类代表，此分类兼顾了临床特征和病灶定位，为临床常用。Benson（1979年）分类法如下：

（1）外侧裂周失语综合征　此类失语共同特点是均有复述困难，病灶均在外侧裂周区。包括：①Broca失语　又称表达性失语、运动性失语；②Wernicke失语　又称接受性失语、感觉性失语；③传导性失语。

（2）分水岭（边缘带）失语综合征　此类失语的共同特点是复述相对保留，病变在分水岭区。包括：①经皮质运动性失语（TCMA）；②经皮质感觉性失语（TCSA）；③经皮质混合性失语（MTCA）。

（3）完全性失语。

（4）命名性失语。

（5）皮质下失语综合征　包括：①丘脑性失语；②底节性失语。

(6) 失读症伴失写。
(7) 失读症不伴失写。
(8) 纯词聋。
(9) 言语不能。

我国的失语症主要类型基本与 Benson 分类相符，见表 11-1。

表 11-1 汉语失语症主要类型

Broca 失语	Broca aphasia，BA
Wernicke 失语	Wernicke aphasia，WA
传导性失语	conduction aphasia，CA
完全性失语	global aphasia，GA
纯词聋	pure word deafness
纯词哑	pure word dumbness
经皮质运动性失语	transcortical motor aphasia，TCMA
经皮质感觉性失语	transcortical sensory aphasia，TCSA
混合性经皮质失语	mixed transcortical aphasia，MTCA
命名性失语	anomic aphasia，AA
皮质下失语	subcortical aphasia，SCA
失读症	alexia
失写症	agraphia

三、失语症的评定

(一) 西方失语症评定法

目前，国外对成人失语症评定的方法有 10 多种，以波士顿失语诊断测验（Boston Diagnostic Aphasia Examination，BDAE）及西方失语成套测验（Western Aphasia Battery，WAB）较为常用。

1. 波士顿失语诊断测验　是目前英语国家应用较为普遍的一种检查方法。它由 Goodglass 和 Kaplan 提出，包括 5 个大项 26 个分测验。每个大项各针对言语行为的一个主要功能侧面。包括：①会话性交谈和阐述性言语，以检查综合性的言语交往能力；②听理解，是检查口语的听接收功能；③口语表达，是检查口语的表达功能；④书面语言理解，是检查书面语言的接收功能；⑤书写，是检查书面语言的表达功能。测验结果按照所属测验的记分排列在言语特征测验图上，该图对失语症分型特别有用。

2. 西方失语成套测验　包括 BDAE 的大部分项目，在失语症商数的基础上有四个口头语言项目（自发言语、理解、复述和命名）。另外有阅读、书写、运用、绘图、拼积木、计算和部分 Racven 颜色渐进模型测验产生一个行为商数（performance quotient）、失语症商数加上行为商数构成认知功能的皮质商数（cortical quotient）。

(二) 我国的失语症评定法

我国的文化、生活习惯、语言习惯等与国外有许多差异。因此，在测验中选用的具体内容要充分考虑到上述因素和汉语语言特点。目前国内也有几种参考国外评测方法修订的汉语失语症检查法，如我国汉语失语症检查法（草案）、河北省医院失语症汉语评测法、中国康复研究中心失语症检查方法以及北京医科大学第一临床医学院汉语失语症检查法（Aphasia Battery of Chinese，ABC）等。后者已通过标准化的研究，并在我国10多个省市的有关医院推广应用，客观有效，便于交流。现简单介绍如下，供参考。

汉语失语症检查法（ABC）共分五大项：

（1）口语表达　包括谈话、复述和命名。

（2）听理解　包括是/否题，听辨认和执行口头指令。

（3）阅读　包括视读、听字辨认、朗读词并配画、朗读指令并执行、选词填空。

（4）书写　包括写姓名、地址、抄写、系列写数、听写、看图写、写病史。

（5）其他神经心理学检查　包括意识、视空间功能、运用、计算等。

最后在检查总结中，对前4项按百分比算分，绘出曲线图以对常见失语症分型及病情轻重做出初步判断。表11－2为各型失语症的病灶和特点，图11－3为汉语失语症类型鉴别流程可供参考。

表11－2　各型失语症的病灶和特点

失语症类型	病灶部位	口语		听理解	复述	命名	阅读		书写
		流利性	信息量				朗读	理解	
Broca失语（BA）	左额下回后部	＜13，非	1～2	+～++	+++	+++	+++	+～++	+++
Wernicke失语（WA）	左颞上回后部	＞21，流	1～2	+++	+++	+++	+++	+++	+++
传导性失语（CA）	左弓状束及缘上回	20±，流	3～4	+	++～+++	++	++	+	++
经皮质运动性失语（TCMA）	左Broca区前上部	14±，非或中间	4±	+	－～+	+	+	－～+	++
经皮质感觉性失语（TCSA）	左颞顶分水岭区	＞21，非	3±	++	+	++	+～++	+～++	++～+++
混合性经皮质失语（MTCA）	左分水岭区大灶	＜13，非	1～2	+++	+	+++	+++	+++	+++
完全性失语（GA）	左额顶颞叶大灶	0～13，非	0～1	+++	+++	+++	+++	+++	+++
命名性失语（AA）	左颞顶枕结合区	＞21，流	3～4	+	+	++～+++	－～+	－～+	+
皮质下失语（SCA）	丘脑或基底核、内囊	14～16，中间	4±	+～++	+	++	+	+	++

注：非——非流畅型；中间——中间型；流——流畅型；－——正常；+——轻度障碍；++——中度障碍；+++——重度障碍

进行 ABC 或其他方法的评定后，亦可按图 11－1 的方法进行鉴别。

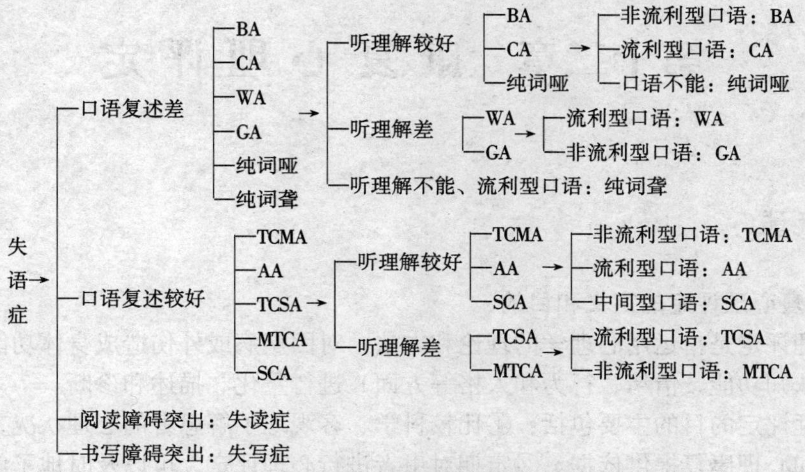

图 11－1　汉语失语症类型鉴别流程

注：表 11－1，表 11－2，图 11－1 参照中华人民共和国卫生部医政司主编：《中国康复医学诊疗规范》。

（黄永禧）

第十二章　康复心理评定

一、概述

（一）康复心理评定的定义和目的

康复心理评定是指运用心理学的理论和方法，对因疾病或外伤造成身体功能障碍患者心理状况（即认知功能、情绪、行为和人格等方面）进行量化、描述和诊断。

康复心理评定的目的主要包括：①比较科学、客观地了解患者的心理状况，可以为临床护理、治疗和心理康复提供依据。②定期对患者进行心理评定，可以及时地了解患者的心理变化情况及患者致残后的心理变化阶段。③准确地对患者进行心理评定，可以更有针对性地对患者进行职业康复和回归指导。④对患者进行有效的心理评定，也是司法和科研的需要。

（二）康复心理评定阶段

患者因疾病或外伤导致躯体功能的障碍，其心理将经过一系列变化过程。根据患者残障后所表现出来的认知、情绪和行为等方面的特点，患者致残后一般要经历无知、震惊、否认、抑郁、承认、适应六个不同的心理阶段。康复心理评定的一项重要任务，就是要根据心理学检查和心理测验，确定患者所处的心理阶段。

1. 无知期（ignorance stage）　无知期是指一个人患病和受伤后，对自己的真实病情不了解、没有意识到自己面临的残障，不关注治疗的细节。心理方面主要表现为，认为自己的病情不重，住院一段时间就可以回家，没有真正地意识到自己病情的严重性。此时患者表现出来的异常情绪和行为与具体病情的严重程度关系不大。无知期持续时间一般从伤（或病）后至3个月不等。

2. 震惊期（shock stage）　震惊期是指患者听到或意识到自己病情的严重程度后，心理上出现的情感上的麻木或休克状态。由于此前患者对病情的严重性毫无准备，当突然面对巨大打击时，心理上出现原始的应激反应，以回避具体的现实问题。患者心理上表现为，感到脑子里一片空白，思维反应迟钝，表情惊讶、发呆，行为上不知所措、沉默，对周围的人和事无感觉、无反应。震惊期一般出现在无知期之后，但对于具有一定的医学知识的患者来说，受伤后心理上可能即刻就可进入震惊期。震惊阶段一般持续几秒到数天的时间。

3. 否认期（denial stage）　否认期是指患者在经过震惊期打击之后，为避免出现更大的精神痛苦，心理上对已经发生的事实，很快采取一种否认的态度。主要表现为，患者不相信自己的病是真的，不相信自己可能会残疾，坚信自己的病一定能好，对别人提及他的真实病情很反感。并且到处打听病情，不加分析地收集对自己有利的信息。此时患者心理上虽有一定的焦虑和紧张情绪，但不感到十分痛苦。行为上可能会出现对人攻击，不友好、不合作。此阶段一般要持续数周或数月的时间。

4. 抑郁期（depressive reaction stage）　抑郁期是指患者完全意识到自己病情的严重性和后果后，心理防线彻底瓦解，心理上出现比较剧烈的负性情绪反应阶段。患者表现为情绪低落、不稳定，心境压抑、忧伤，经常哭泣。对外界事件不感兴趣，说话很少，不与人交往，拒绝治疗，而且总想睡觉。此时患者常出现自杀的想法和行为。此阶段可持续数月或更长时间。

5. 承认期（acknowledgement stage） 承认期是指患者的抑郁情绪基本得到缓解，情绪已趋于稳定，日常行为开始恢复正常，心理上基本默认和接受自己的残疾。主要表现为，患者对自己的病情比较了解，认识到自己的病情的严重性，被动接受自己的疾病和残疾，情绪的稳定性与抑郁期相比有明显改善。但此时患者心理比较自卑，缺乏自信，生活较依赖，行为被动，并有社交恐惧。此期持续时间从数月到1年不等。

6. 适应期（adaptation stage） 适应期是指患者经过上述几个阶段后，心理上不仅能接受残疾，而且能适应残疾后家庭和社会生活。主要表现为，患者对自己的疾病和残疾有比较清楚的认识，能客观、合理地评价各种治疗效果，完全接受疾病和残疾，真正意识到自己的生存价值，希望进一步发挥自己潜能，并伴有积极的情绪体验。此时患者治疗配合，与人交往主动，愿意参与家庭和社会活动。

上述六个阶段的划分不是绝对的，实际上患者常常具有相连的两个阶段的心理特点，这是很正常的，因为患者伤后的心理状态，往往是一个连续的变化过程，而不是突然从某一阶段过渡到下一个阶段。

二、康复心理评定的主要方法

（一）观察法

观察法是指在自然条件下，对患者表现出来的心理现象的外部活动进行有系统、有目的和有计划地观察，以了解患者的心理状况、情绪和行为等方面的现状和问题。观察可分随机应变的观察（非正式观察）和定式方法（系统观察）。前者是凭观察目的、观察者的经验来组织观察内容和程序；后者是按目的采用一套定型的程序进行观察。

观察内容有：仪表（穿戴、举止、表情）；人际沟通风格（主动或被动，可接触或不可接触）；言语和动作（言语方面：表达能力、流畅性、中肯、简洁、赘述；动作方面：过少、适度、过度、怪异动作、刻板动作）；在交往中表现出的兴趣、爱好、对人对己的态度；对困难情境的应付方式（主动或被动，冲动或冷静）等。

（二）主观心理标尺法

主观心理标尺法是指由患者主观报告自己心理状况和情绪的严重程度的方法。评定时将患者的情绪或心理状况从0到10进行分级，0分表示患者心理状况最不好，10分表示患者心理状况最好，要求患者根据自己的主观情绪体验，确定自己的情绪分数。进行主观心理评定时，不仅可以评定当前的心理状况，而且让患者根据创伤或患病后的主要时间阶段进行评定。在临床医疗工作中，心理医生或医护人员可根据患者的心理和疾病的情况，每日或每周定期进行评定，以及时了解患者的心理状况的变化。此法简单易学，操作方便，比较适合于护理工作者对患者进行心理评定。

（三）访谈法

访谈法是指心理医生或医护人员运用词语或非词语语言与患者进行的一种有目的的沟通和交流，以更深入地了解患者心理状况的评定方法。在临床康复工作中，可利用访谈法收集患者需要帮助的问题，了解问题产生的原因，倾听患者对问题的看法，以及与问题相关的家庭和社会情况等。医护人员与患者进行访谈时，要尊重、理解他们，重视与患者建立一种良好的医患关系。另外，在进行词语性沟通时，还应该配合非词语的沟通，例如，会谈中有意的手势、运动、姿势、面部表情等，说话的音调和语速变化，都传送了与词语相同或词语以外的信息。这些信息为会谈双方所用，并提供了心理评估的线索。

（四）心理测验法

心理测验法是运用一套预先经过标准化的问题（量表）来测量患者的某些心理品质的方法。心理测验按内容可分为智力测验、成就测验、态度测验和人格测验等。在进行心理测验评定时，原则上必须由经过专门训练的人员进行施测，测验时要减少环境因素对受测者的干扰，测验一定要按照手册的要求和指导语进行，测验结果要结合临床表现进行分析解释。

在对因疾病和外伤致残的患者进行心理评定时，常用的心理测验工具主要有：H-R 成套神经心理测验（Halstead-Reitan Battery，HRB）、韦氏智力量表、韦氏记忆量表、艾森克人格（个性）问卷（EPQ）、焦虑自评量表（SAS）、抑郁自评量表（SDS）、简易精神状态检查（MMSE）等。下面简单介绍其中的几种量表。

1. 韦氏智力量表　韦氏智力测验包括三套不同年龄的测验，即韦氏成人智力量表（WAIS）、韦氏儿童智力量表（WISC）、韦氏幼儿智力测验量表（WPPSI），每套测验包括言语智力和操作智力两个部分，测验的项目和内容各不相同。在此只以 WAIS 为例作介绍。

韦氏成人智力量表（WAIS）中国修订本称为中国修订韦氏成人智力量表（WAIS-RC）。该量表的结构含有 11 个分测验，其中知识、领悟、算术、相似性、背数和词汇 6 个分测验组成言语量表（verbal scale，VS）；数字－符号、填图、积木图案、图片排列和拼物 5 个分测验组成操作量表（performance scale，PS）。11 个分测验所得粗分可从记录单上的“粗分和等值量表分”表分别查得其量表分，然后根据全量表分、言语量表分和操作量表分按常模换算出三个智商，即全量表智商（FIQ）、言语智商（VIQ）和操作智商（PIQ）。韦氏量表的智力分等见表 12－1。

表 12－1　韦氏智力量表得分及智力分等

智商	占人口比例（%）	智力等级	智商	占人口比例（%）	智力等级
>130	2.2	极超常	80～89	16.1	低于平常
120～129	6.7	超常	70～79	6.7	边界
110～119	16.1	高于平常	<69	2.2	智力缺损
90～109	50.0	平常			

韦氏智力测验多用于脑损伤患者的心理评定，一些脑损伤患者由于言语和上肢功能障碍，不能正常进行言语或操作的某些项目的测验，测验结果可单独计算言语智商和操作智商，如无法根据要求计算三个智商，可根据测验项目的量表分评定患者的测验结果。

2. 艾森克人格问卷（EPQ）　EPQ 是康复心理评定中常用的人格评定量表之一，分成人版和儿童版两种，成人版适用于 16 岁以上成人测试，儿童版适用于 7～15 岁儿童测试。测试的内容包括 88 个问题，分成 4 个分量表：E 量表（内向－外向），高分说明性格外向，爱交际、易兴奋、喜欢活动和冒险等；低分表示内向性格，安静离群、不喜欢冒险、很少进攻等。N 量表（神经质），高分表示焦虑、紧张，常有抑郁情绪和强烈的情绪反应；低分表示稳重、性情温和、情绪反应缓慢且轻微、很容易恢复平静、善于自我控制。P 量表（精神质），高分表示倾向于独身，不关心他人，难以适应环境，对人敌意；低分表示易于接近、善于与他人相处、适应性较强。L 量表（测试分），高分表示有掩饰或较老练成熟；低分表示反应较为诚实可信。要求受试者看到问题后按照最初的想法回答“是”或“否”。评分方法是用套板或计算机计算各量表的粗分，查表将粗分换算成量表分，最后根据量表分和手册中的剖面图，诊断出受试者的人格特征。

3. 焦虑自评量表（SAS） 焦虑自评量表（SAS）共有20个项目，每个项目的回答分成四种水平，A表示没有或很少时间，B表示小部分时间，C表示相当多时间，D表示绝大部分或全部时间都有。要求受试者根据最近一星期的实际感觉，在每项问题后适当的位置画勾。评定方法是将20项的得分相加得粗分，然后乘以1.25计算出量表的标准分。诊断标准参考范围为，标准分小于30无焦虑；标准分在30～45为轻度焦虑；标准分在46～59为中度焦虑；标准分在60～72为重度焦虑；标准分在73以上为极重度焦虑。

4. 抑郁自评量表（SDS） 抑郁自评量表（SDS）共有20个项目，每个项目的回答分成四种水平，即“偶无”表示没有或很少时间，“有时”表示小部分时间，“经常”表示相当多的时间，“持续”表示绝大部分或全部时间都有。要求受试者根据最近一星期的实际感觉，在每题后适当的位置画勾。评定方法是20项的得分相加计算出粗分，然后除以80，计算出抑郁系数。参考的诊断为：系数小于0.50为无明显抑郁；系数在0.50～0.59为轻度抑郁；系数在0.60～0.69为中度抑郁；系数在0.70以上为重度抑郁。

5. 简易精神状态检查（MMSE） MMSE为Folstein等所编（1975），名为精神状态检查，实作老年认知评定，是一种常用于老年智力功能有无衰退的筛查工具。全量表分为五个认知方面的内容：定向（1题和2题）、铭记（3题）、注意和计算（4题）、回忆（5题）、语言（6～11题），总共30分。划分精神状态正常与异常的标准为：文盲≤17，小学程度≤20，中学（包括中专）程度≤22，大学（包括大专）程度≤23。

三、康复心理评定的注意事项

（一）直接评定与间接评定相结合

直接心理评定主要是指心理医生或有经验的临床医生，通过与患者的谈话和观察，依据自己的经验和评价标准对患者的情绪和行为进行评定。由于这种评价方法收集信息来得直接，因而能比较准确地反映患者的心理状态。但缺点是评价结果易受评定者主观因素和训练程度等因素的影响，且对结果只能作定性评定，不能定量评定。间接心理评定是指由经过专业训练的人员，借助于标准化的心理测试工具，对患者进行心理测试，或按照一定的格式和要求，向熟悉患者的家人或其他人员，了解患者的认知、情绪和行为等心理情况。由于测试结果受患者对测验的态度及对测试内容理解、第三方观察和判断的影响，因此有时结果不能真正反映患者的心理状况，因而它是一种间接心理评定。由于有些患者有认知和意识水平的障碍，因此，使用一些心理测试量表时比较局限，甚至有时测试的结果常常是不准确的。为此，医生必须直接对患者进行观察和沟通，并向其身边的人了解情况，才能更准确和客观地反映患者的心理问题。

（二）心理量表的选择与治疗计划、目标要一致

心理测试的量表比较多，每一种量表都可以从不同的侧面反映患者的心理情况。我们在心理评定时，不能随意收集一个心理测试的表格，而没有目的地对患者进行评定，否则不仅不能准确地反映患者的心理问题，而且可能会给患者的心理带来负面的影响。因此，在正式进行心理评定时，一定要考虑到患者的意识和认知水平，根据治疗和评定的要求，有目的地

选择适用和可行的心理测验项目。

（三）评定要尽可能减少对患者的负面影响

对患者进行情绪和行为评定时，要考虑到患者对一些谈话和测试内容的心理承受程度，对一些敏感性的问题在评定过程中有时需要采取灵活的办法，对患者多作一些解释，如自杀问题，对生活和疾病的态度问题等，这些问题患者往往采取否认的心理，压抑在心中，一旦触及这些问题，患者心理很痛苦，并引起强烈的情绪波动，有的甚至拒绝下面的和以后的心理检查。所以，在对患者进行心理评定时，检查者一定要认真、细心，掌握一些会谈和测试的技巧，以减轻患者的痛苦，保证测试工作的顺利进行。在检查和测试过程中，遇到患者不配合，可暂停测试。

（四）评定的内容要尽可能全面

在临床和康复工作中，医生往往比较重视有明显心理异常的病人，而容易忽视那些心理状态较好的患者。在我们的工作中发现，即使是一些认为心理状态比较好的患者，在进行专业检查和测试后，也会发现一些心理方面的问题。因此，对患者进行心理评定时，不仅要了解有消极、负性情绪的患者，而且要了解有正性情绪和行为的患者，遵循全面的原则。

四、康复心理评定在护理工作中的运用

康复心理评定在护理工作的运用可以从如下几个方面进行：

（1）掌握残疾人心理变化的规律，可以根据他们各个阶段的心理特点，采取内容不同的护理工作。如在抑郁反应阶段，当病人了解自已将会终生残疾这一残酷现实后，往往表现抑郁、悲观失望，甚至出现自杀的想法和行为。这时护理工作者要细致观察病人，给病人以温暖，尽快解除病人的抑郁；同时加强防范措施，防止自杀的出现。

（2）通过对脑损伤病人的智力、神经心理和记忆方面的评定，可以根据他们的认知能力制定更合理的护理计划和护理措施。如对于有记忆障碍的患者，护士应及时提醒他们服药，及护送到有关科室进行治疗。

（3）了解病人的情绪、行为和人格方面的问题，有利于做好心理护理工作，配合心理医生促进患者的心理康复。如病人焦虑、紧张，可能会出现一些不礼貌的行为，这时护士应给予理解，及时与他们沟通，了解有关原因，并有针对性地做好心理护理工作。

（4）掌握心理评定的技术和方法，可以及时观察和了解病人的心理变化和出现的心理问题，以便尽早报告主管医生采取措施。如通过有目的地与患者进行会谈，可以了解患者对疾病的态度和对治疗的要求。通过观察病人的面部表情和身体动作，可以推测和分析他们的心理状态。通过定期对患者进行主观心理评定，可以了解患者某一阶段的心理变化。

（刘松怀）

第十三章 疼痛评定

一、概述

疼痛的测定是康复医学的一个重要课题，确定疼痛性质与程度是制定康复措施与方案的依据，判明康复治疗效果的指标，但疼痛是人体对致痛因素（伤害性刺激）的反应，是一种复杂的人体现象，涉及生理心理问题。除主诉疼痛外还出现一系列痛反应，机体出现各种生理功能的变化，包括局部的、反射的和行为的反应。行为反应有中枢神经系统特别是脑的高级部位参与，由一系列躯体和内脏反射反应组合而成，带有强烈的情绪色彩，表现出躲避、逃跑、反抗、攻击等整体性反应，在持续而强烈的疼痛存在时，表现尤为突出，甚至构成社会学问题。

疼痛的测定也是一个复杂问题。由于疼痛感觉是一种主观体验，不仅与刺激的强度有关，也与当时心理状态（情绪、动机）的影响有关，因此测定结果的解释和应用，必须慎重。医学上常用的疼痛评定方法包括主观疼痛评定方法和客观疼痛评定方法。对于确定疼痛，只具有参考价值，康复医学中多采用主观疼痛评定的方法。

二、测量方法

（一）主观疼痛评定方法

1. 视觉模拟评分法（visual analogue scale，VAS） VAS 是信度、效度及灵敏度较高的疼痛评定方法之一。它简便易行，临床使用较为广泛。基本的方法是使用一条长约 10cm 的游动标尺，一面标有 10 个刻度，两端分别为“0”分端和“10”分端，“0”分表示“无痛”，“10”分代表“难以忍受的最剧烈的疼痛”。临床使用时将有刻度的一面背向病人，让病人在直尺上标出能代表自己疼痛程度的相应位置，医师根据病人标出的位置读出患者的疼痛评分。临床治疗前后使用同样的方法即可较为客观地做出评分，并对疼痛治疗的效果进行较为客观的评价。

此方法简单且易行，相对比较客观而且敏感，目前临床常用的 VAS 尺正面为“0”端和“10”端之间有一游动标，背面有“0～10”的刻度，实用而方便。

有人将 10cm 的横线改为竖线，对于一些文化水平较低的受试者也可以较快地掌握，竖线下方为无痛，上方为剧烈疼痛。受试者可从一般温度计中得到体会，易于掌握。此种画线法，受试者无法准确记忆线段的长度，从而减少数字定级的记忆性伪差。

2. 数字定级法（numerical rating scales，NRS） 此法使用顺序数字表，由受试者根据自己现有疼痛情况，选定某一数字，代表其疼痛程度。有人使用 0～10（0，1，2，3，4，5，6，7，8，9，10）分级，0 表示无痛，10 表示剧痛，1～9 表示由轻至重的程度，在 0～10 数字系列中常被选用的为 3，5，7，往往造成对比困难，而且只 11 个数字，灵敏度也受到了限制。为此有人提出用 0～100 分级，由受试者选定，灵敏度较 0～10 分级为高。

3. 麦－吉疼痛问卷（McGill pain questionaire，MPQ） 此为一种多因素疼痛调查评分方法，它的设计较为精密，重点观察疼痛及其性质、特点、强度和伴随状态、疼痛治疗后病人所经历的各种复合因素及其相互关系。MPQ采用的是调查表形式，表内附有78个用来描述各种疼痛的形容词汇，以强度递增的方式排列，分别为感觉类、情感类、评价类和非特异性类四类。

MPQ在临床使用中可测定有关疼痛的多种信息和因素，实用于临床科研工作或较为详细的疼痛调查工作，但对病人的要求较高，表中的词类比较抽象，相对复杂，所以有时病人难以理解，并且花费时间较多，所以临床应用中具有一定的局限性。

4. 情绪评分（emotional scale，ES） 不论急慢性疼痛都会伴有程度不同的情绪变化，使用VAS游动标尺进行评定，"0"分端为"最佳情绪"，"10"分端为"最差情绪"。临床以"0～2"分为"优"，病人情绪良好，面容安静，应答自如；"3～5"分为"良"，情绪一般，安静，面容淡漠，指令回答；"5～8"分为"可"，情绪焦虑或抑郁，轻度痛苦面容，勉强应答；＞"8"分为"差"，痛苦面容，呻吟不止，强迫体位，无法应答。

（二）客观疼痛评定方法

客观疼痛评定方法是以刺激量的变化来确定反应阈值的方法。

热辐射法（thermal radiation，TR）：为温度测痛方法，它使用凸透镜聚焦，将热源发出的光线均匀地投射到受测试皮肤表面区域，随着热辐射能的增强，受测试皮区产生疼痛并逐渐增强，当热辐射疼痛与病人原有疼痛程度相等时，可用此时的单位面积皮肤每秒钟所受到的热量表示疼痛的强度。从测试开始的热刺激量逐渐增加至刚刚引起疼痛时的仪器所显示的热辐射量值即为"强度痛阈"［一般健康成年人约为836mJ/（s·cm^2）］；而达到"强度痛阈"后继续增加刺激强度直至病人无法忍受时仪器所显示的热辐射量值即为"耐痛阈"；而在固定刺激强度不变的情况下，连续给予辐射热刺激直至刚刚引起疼痛的时间即为"时间痛阈"。

热辐射法在测量过程中能精确控制热辐射刺激的强度，时间和测试部位的面积，引起的痛觉明显而固定，一般不受其他因素的影响，可用于较为精确的实验检测，但操作不慎可能引起皮肤损伤。

此外，还有电刺激法、机械刺激法、冷或热刺激法等。

（三）儿童疼痛评定

由于儿童正处于生长发育阶段，其生理结构和器官、系统的功能均处于不平衡状态，但儿童能够以不同方式表达他们的疼痛，他们也和成人一样对疼痛的感觉以及痛阈存在个体差异。所以目前应该在临床上建立一种系统而可靠的儿童疼痛评估方法，但事实上要想建立适合于不同年龄组儿童的疼痛评估方法比较困难。目前，常用的方法有：

1. VAS VAS在临床上用于儿童的资料报道较少，因为至少要让儿童理解疼痛程度及其差异与VAS尺的关联性，有人认为学龄前以下的儿童组不能完整地理解疼痛程度与VAS尺的思维联系，只有学龄儿童以上方能达到此要求，而临床上当儿童处于疼痛刺激状况下，很难完全配合医护人员。

2. 面部表情分级评分（face rating scale，FRS） FRS较为客观并用方便，它是在模拟评分方法的基础上发展起来的，使用从快乐到悲伤及哭泣的6个不同表现的面容，简单易懂，适用面相对较广，即使不能完全用语言表达清楚的幼儿也可供临床参考。

三、注意事项

在临床工作中应用疼痛评定时，应考虑到患者情绪变化等因素对评定结果的影响；同时主观评定中往往涉及患者对评定方法的理解问题；应考虑患者文化程度和理解能力对疼痛评定所产生的影响，选择恰当的评定方法提高临床应用效果。

（李雪迎　王宁华）

第三篇　康复治疗技术

第十四章　物 理 疗 法

物理疗法（physical therapy，physiotherapy，PT）是应用自然界及人工制造的各种物理因素（如力、电、光、声、磁、热、冷等）预防和治疗伤病的一种治疗方法。广义的物理疗法包括运动疗法及其他物理因素治疗；狭义的物理疗法主要指电、光、声、磁、热、冷等治疗。物理疗法无创伤、设备不昂贵、操作简便，一般无不良反应和毒副作用，对许多伤病及其功能障碍有良好疗效，是康复治疗的一种最基本和重要的手段。

一、运动疗法

运动疗法（kinesiotherapy）是根据疾病的特点和病人功能情况，主要利用力学的因素，以运动学和神经生理学为基础，选用合适的功能活动和运动方法对病人进行训练，以防治疾病，促进身心功能恢复的一种治疗方法。它是康复医疗中的一种最基本的和重要的措施。

（一）概述

1. 运动疗法的特点　运动疗法与一般体育运动不同，和其他治疗方法相比，其特点是：

（1）积极治疗　相当多的运动疗法需要病人主动参与和坚持才能取得效果，同时它也是一种训练自我控制能力和提高乐观情绪的治疗方法。

（2）局部治疗和全身治疗结合　各种运动方法不但对局部组织起锻炼作用，对全身脏器也能产生积极的影响。

（3）防治结合　它不仅能促进一些疾病的临床治愈和功能恢复，还可改善和提高全身状态和抗病能力，预防疾病，强身延年。

（4）简便易行。

运动疗法的主要目的为功能康复，主要方法为功能锻炼。运动时骨是杠杆，关节是支点，肌肉是作用力的源泉。因此，运动的方式、方法必须符合功能解剖与力学原则，才能合理运用人体内力与外力，获得满意的效果。

2. 运动疗法在康复中的基本作用　运动疗法所进行的肌肉活动和多种功能锻炼，主要通过神经反射、神经体液因素和生物力学作用对人体的多种功能产生相应的影响和改变，特别是经过一段时间的锻炼后，常可逆转原来失调的功能状态，重新获得较好的甚至满意的能力。这一过程称为训练或调整。其基本作用如下：

（1）提高神经系统的调节能力、改善情绪　运动和体力活动是重要的生理刺激，它可保持中枢神经系统的紧张度和兴奋性，维持其正常功能，从而发挥其对全身脏器的调节作用。长期坚持锻炼，就能起到锻炼和加强大脑皮层活动能力的作用。因为所有运动都是一系列生理性条件反射的综合，当运动强度和难度增加时，便促使大脑皮层形成更多更复杂的条件反射，神经活动的兴奋性、灵活性和反应性大为提高，从而强化了中枢神经系统对全身各脏器功能的调整和协调作用。长期锻炼还能使迷走神经兴奋性增强，提高对脏器活动的自控能力。运动还可提高病人的积极情绪，扭转精神抑郁、悲观失望等负性情绪。因为运动可反射性引起下丘脑部位的兴奋性提高，而下丘脑是控制人体多种功能的中枢，其中包括“愉快中枢”，从而表现为兴奋、愉快、乐观的情绪。

（2）提高代谢能力，增强心肺功能　运动时肌肉收缩作功，大量消耗体内能源底物，使新陈代谢水平相应急剧升高，可达静息水平的几倍至十多倍；循环和呼吸系统功能活动也相应变化。表现为心跳加快，心肌收缩加强，收缩末期容量减少，每搏量增多，心排血量可增多数倍，回心血量也相应增加。同时血流发生明显的重新分布，骨骼肌的血液供应从安静时的15%～20%可增多至占总血液供应量的80%。运动时为了摄取更多的氧与及时排出二氧化碳，呼吸相应加深加快，胸廓和横膈活动幅度明显增大，潮气量增多，每分钟通气量和耗氧量均增加数倍至一二十倍。因此，长期坚持锻炼，人体代谢能力和心肺功能均会提高。

（3）维持和恢复运动器官的形态和功能　运动器官的形态和功能密切相依。形态破坏直接限制了功能，功能丧失又可促进形态的进一步破坏，合理和系统的功能训练是维持和恢复运动器官的形态和功能的必要因素。如长期固定可致骨质疏松、软骨变性退化、肌肉萎缩、关节挛缩甚至关节形态破坏造成功能受限。而运动疗法可促进血液循环，增加关节滑液分泌，改善软骨营养；可牵伸挛缩和粘连组织，改善关节活动范围；可使肌纤维增粗，增强肌力和耐力，改善主动运动能力；可维持骨代谢平衡，使骨皮质增厚，增强骨的支撑和承重能力从而使受限的功能得到恢复。

（4）发展代偿功能　伤病可严重损害身体部分器官的功能，但身体可发挥健全组织和器官的作用以代偿缺失的功能。某些代偿功能可由机体自动完成，但某些代偿功能则需专门的功能锻炼才能逐渐发展和完善。如某些脊髓灰质炎后遗症病人，虽然其脊髓前角灰质的神经细胞大部坏死，但其剩余的健全部分，可通过专门锻炼而发展其潜力，以最大限度地代偿坏死细胞的功能，在一定程度上恢复机体的活动能力。

3. 运动的基本类型　按肌肉收缩的形式、用力的方式及程度可分为以下基本类型。

（1）按肌肉收缩的形式分类　肌肉收缩产生肌力，肌力对人体作用分两种情况：静力主要维持人体的平衡，动力主要促使人体运动。肌肉作功主要有两种形式：

①等长收缩　肌肉长度不变，张力改变，不产生关节活动，适用于早期康复，如肢体被固定或关节有炎症、肿胀，活动产生剧烈疼痛时；亦常用于维持特定体位和姿势。

②等张收缩　肌肉张力不变但长度改变，产生关节活动。它又分为：a. 向心性收缩或称等张缩短：肌肉收缩时肌止点两端间距缩短、接近，关节按需要进行屈曲或伸展，是运动疗法最常用的肌肉活动，它是维持正常关节活动的主要形式，如股四头肌收缩产生伸膝，腘绳肌收缩产生屈膝。b. 离心性收缩或称等张延伸：肌肉收缩时肌止点两端逐渐延伸变长，主要用于控制肢体坠落速度，如外展臂落下时肩外展肌群收缩以使臂落下变慢。这种收缩方法有助于发展肌力。

（2）按运动时用力方式和程度分类　可分为被动运动和主动运动，后者又可分为助力运动、主动运动和抗阻运动。

①被动运动　病人完全不用力，全靠外力的帮助来完成。外力可来自人力或机械力，前者可由医务人员、家属或患者的健肢帮助进行。常用于瘫痪（肌力0～1级）；关节功能障碍，需要保持关节活动范围但又不能或不宜进行主动运动的病人。被动运动是使关节在其正

常活动范围内运动，对瘫痪肢体有增强本体感觉、刺激屈伸反射、放松痉挛肌肉、促发主动运动的作用；同时可牵伸挛缩肌腱和韧带，有助于防止或消除肢体肿胀，恢复或维持关节活动度的作用。具体方法和注意事项：a. 确定顺序　活动从远端关节至近端关节常用于改善肢体血液及淋巴循环，而活动从近端关节至远端关节时则有利于瘫痪肌的恢复。b. 病人要处于舒适自然体位，肢体充分放松，被活动的关节的远端由操作者支持，并固定其近侧端；活动过程中可对关节稍加牵拉，活动最后应对关节稍加挤压。c. 活动应缓慢柔和、有节律性，并应在无痛范围内进行和逐步加大活动范围，避免冲击性和暴力，否则易造成损伤或引起反射性痉挛。

②助力运动　在外力辅助下，病人靠主动力量进行运动。助力一般为他人、自身健肢或器械（如滑轮、各种回旋器等）。助力运动要以主动用力为主，然后给予完成动作必要的最小助力，并常加于活动的始末部分，因为此时肌力较差。这类运动常用于肌力较弱不能独立主动完成运动、或因身体虚弱或疼痛不宜进行主动运动等情况。

③主动运动　病人自己主动用力完成的运动。当肌力有相当的恢复（2～3 级以上）时应鼓励病人进行。主动运动时肌肉中开放的毛细血管数量多，对肌肉及其周围组织的血液供应大，营养作用明显，对肌肉、关节和神经系统功能恢复作用良好。在运动疗法中应用最广泛。

④抗阻运动　指须克服外来阻力才能完成的运动，也称负重运动。阻力为人力或重物与器械。此类运动能有效地增强肌力，适用于肌力超过 3 级的病人，主要用于创伤后、瘫痪后恢复肌肉力量。此方法分等张抗阻练习（或称动力性练习）、等长抗阻练习（或称静力性练习）和等速练习（或称等动练习）。

4. 运动疗法的临床应用

（1）适应证　运动疗法的适应证较广，下列疾病疗效较好：

①神经系统疾病：偏瘫、截瘫、脑性瘫痪、脊髓灰质炎、周围神经损伤或炎症，神经衰弱等。

②运动器官疾病：骨折后、颈椎病、肩关节周围炎、腰腿痛、截肢后装配假肢，人工关节术后，手外伤术后，烧伤后，类风湿性关节炎，脊柱畸形，骨质疏松等。

③内脏器官疾病：高血压，冠心病，肺结核，慢性支气管炎，肺气肿，哮喘，溃疡病，内脏下垂，习惯性便秘，子宫位置不正，心肺术后等。

④代谢障碍病：糖尿病，肥胖，高血脂等。

⑤其他：癌症控制后。

（2）禁忌证　疾病的急性期，发热，严重衰弱，有大出血倾向，运动中可能产生严重合并症（如动脉瘤、心脏室壁瘤等）。

（二）发展肌力的练习

肌力指肌肉收缩时所能产生的最大力。肌力训练在康复治疗中很重要，它不仅能尽快恢复功能，而且强有力的肌力可保护关节、支撑脊柱、防止其发生继发性损伤。肌力练习常用于各种原因引起的肌萎缩或瘫痪，或需矫治的某些疾病（如脊柱畸形、慢性腰痛等）的病人。

1. 基本原则　根据肌力水平，分别采用助力运动、主动运动或抗阻运动，使肌肉在略高于现有能力下工作，即所谓超负荷原则，促使肌肉较快产生疲劳；然后通过恢复及超量恢复使肌肉增大，肌力增强。训练至少持续 6 周，才能取得明显效果。

2. 基本方法　一般采用抗阻法（或称负重法）。在肌力尚弱时，用人力作阻力；当肌力达3级以上后可用哑铃、沙袋、重靴或器械来操练。

（1）渐进抗阻练习　这是一种较有效的抗阻练习方法。训练前，先测定受训肌群能连续作10次等张运动的最大负荷量，该值称10RM。然后每天练习1次，先后用10RM的1/2，3/4和全量各作10次动作，即共做3组练习，各组间休息1分钟。以后每周重测一次10RM值，并相应调整负荷量，照上法重复，至肌力完全恢复。

（2）短暂等长练习　此法不产生关节活动，而是使受训肌群在能耐受的最大负荷下作等长收缩，持续5～10s，重复20次，每次间隔20s，每天训练1次。其机制为：当肌肉收缩时（特别是等长收缩），肌内血流暂时被阻断，能量代谢以无氧酵解为主，因此产生较大量的酸性产物，当肌肉舒张时，由于局部酸性产物堆积的刺激，可扩张较多量的微血管，使肌肉获得更多的能源，有利于肌肉的恢复和增长。

（3）等速练习　是以恒定的速度进行肌力锻炼的方法，速度根据需要而定，且用一定阻力予以保证，用力大时阻力相应增大，使速度恒定，而只能使肌肉张力增加，肌肉收缩兼有等张与等长的特点，既能缩短，又能增加张力，使肌肉得到较有效的训练，且不易引起肌肉酸痛和损伤。这种锻炼需要专门设备，常用的有单一的训练器 Orthotron 和带电脑的 Cybex。

3. 注意事项

（1）处理好负荷量及运动持续时间的关系　增强肌力的关键在于使肌肉内产生张力，负荷量越高，肌肉内张力越大，练习效果越好。重负荷，少重复（10次左右，等长收缩则10s左右），主要用于增进肌力；轻负荷，多重复，主要用于增进肌耐力。

（2）练习频度　肌力练习后需有充分的间歇期，以消除肌肉疲劳，但下一次练习要在上一次练习的超量恢复期内进行，才能使超量恢复得以积累和巩固，成为持久疗效。间歇过长，练习无效；间歇过短则易加重肌肉疲劳，甚至劳损。抗阻练习一般每日或隔日进行。

（3）肌力练习不应引起疼痛。

（4）用力的等长收缩可使血压显著升高，故高血压、冠心病或其他心血管病人禁忌过分用力的等长收缩练习，并避免屏气动作。

（三）增进关节活动范围的练习

1. 关节活动范围（range of motion，ROM）练习用以预防和治疗关节活动受限，恢复或改善关节活动功能。ROM障碍常见于骨骼、关节和肌肉系统损伤及疾病后，各种类型的肌肉瘫痪后以及长期制动、卧床或坐轮椅的患者。关节活动障碍可分为骨性与纤维性两类。ROM的练习主要用于后者，即因关节内外纤维组织挛缩或瘢痕粘连所引起的关节活动范围障碍。

2. 关节活动范围练习的基本原则是牵伸和松解挛缩与粘连的纤维组织。这些纤维组织主要由胶原纤维构成，它在缺乏应力牵张的条件下有自行收缩的倾向而形成致密的瘢痕组织，因而形成关节挛缩，但胶原组织具有粘弹性，在牵引力作用下可延长，它又分弹性延长和塑性延长，前者在牵引力去除后又重新回缩而后者可能是相邻胶原分子间横键裂解，使胶原分子互相滑移所致，不易回缩。关节活动范围练习的目的就是利用反复多次或持续一定时间的牵引，使挛缩和粘连的纤维组织产生更多的塑性延长。

3. 常用练习方法

（1）主动运动　当病人能自动活动时应以主动锻炼为主。方法有各种徒手体操、器械练习、下垂摆动练习、悬挂练习等。用力要均匀缓慢，循序渐进，幅度从小至大，以牵伸挛缩的肌肉、肌腱和关节周围的组织。每次操作应在达到当时的最大可能范围后再稍用力使略为超出，以引起轻度痛感为度，并稍停留，然后还原再做，每天可练 2～3 次，每一动作重复 10～20 次左右。锻炼应包括该关节所有轴位的活动。尽可能逐步达到最大幅度。

（2）被动运动　当病人不能主动活动时采用，完全由外力进行，无主动肌肉收缩。外力可来自他人、自己的健肢或器械。其作用较主动运动有力，操作方法相同，要放松障碍关节周围的肌群，用一手固定关节的近端，另一手活动关节的远端，但切忌施用暴力，以免引起软组织的损伤。20 世纪 80 年代开始应用连续被动运动（continuous passive motion，CPM）于膝关节人工关节术后，以后应用范围渐扩大，其主要作用是防治制动引起的关节挛缩，改善局部血液、淋巴循环，促进关节软骨和韧带、肌腱的修复，以及肿胀、疼痛等症状的消除。

（3）助力运动　对患肢的主动运动施加辅助力量，首先要病人主动发力，外力重点加在运动的终末部分。

（4）关节功能牵引法　针对需要扩大的关节活动范围的方向作持续一定时间的重力牵引，使挛缩和粘连的纤维组织产生更多的塑性延长，以取得更好的效果。加热牵引可能效果更佳。

（黄永禧）

（四）有氧运动

机体通过有氧代谢途径提供能量的运动称为有氧运动，这种运动通常为低、中等强度且持续时间较长的耐力运动，运动形式常为肢体大肌群参与且具有节律性反复重复性质的运动，如行走、慢跑、蹬车等。有氧运动主要用于提高机体对运动的耐受能力，改善心肺功能，消除制动引起的并发症，增强体质。

1. 治疗作用

（1）提高能量储备，改善或维持体力，增强运动耐力。有氧运动训练后，最大耗氧量增加，机体利用氧的效率提高，动静脉氧差加大。表现为：经过训练后，安静时或一定运动强度下的心输出量、心率、肺通气量和自觉费力程度变小；而在相同的肺通气量和心率下，机体可以完成更高强度的运动。此作用称为外周效应，是有氧运动最为肯定的治疗作用。

（2）增加最大肺通气量、潮气量、心脏每搏量、循环血容量和总血红蛋白等。此作用称为中心效应，它与运动强度、坚持训练的时间及心肺功能受损的程度有关。有文献报道：在心肺功能障碍十分严重的患者中，此作用并不明显。

（3）改善冠状动脉血流。

（4）提高无氧阈，在运动中，减少无氧代谢系统的应用。

（5）改善血脂，尤其可以降低低密度脂蛋白。

（6）改善血压。

（7）协助治疗糖尿病。

（8）减肥，控制体重。

（9）改善或延缓骨质疏松。

（10）改善心理状况，运动可以改善抑郁和焦虑状态，提高患者的自信心和对生活的积极态度。

（11）有助于戒烟。

（12）提高免疫力，改善机体的一般状况。

2. 方法　有氧运动要通过制定运动处方来进行。下面重点介绍健身跑。

健身跑一般属中等强度，适用于中老年健康者或有较好锻炼基础的慢性病人，经心电图运动试验无异常反应者。首先决定运动量大小，即选择合适的运动强度和持续时间。一般说，年龄较轻、体质较好者，宜选强度较大、持续时间较短的方案；中老年及体弱者，宜用强度较小而持续时间较长的方案。检测心率是衡量运动强度最简便的方法，详见运动处方部分。开始练习健身跑的病人可用间歇跑。它是慢跑和行走相交替的一种过渡性练习，是年老、体弱者健身锻炼的一种方法。一般从跑 30s 行走 30～60s 开始，逐渐增加跑步时间，以提高心脏负荷。如此反复进行 10～30 次，总时间在 10～30min，以后每周据体力改善情况再增量。常用间歇跑方案见表 14－1。其他还有短程健身跑、常规健身跑、Cooper 有氧训练法等。健身跑注意事项如下：

（1）掌握好运动量。运动强度过低达不到治疗要求，过高则可能产生合并症，甚至严重心脏反应。

（2）预防下肢骨科合并症，如关节韧带扭伤，肌腱、腱鞘损伤等。

（3）跑前做适当准备活动，跑后做适当放松运动。

表 14－1　常用间歇跑方案

阶段	慢跑	行走	重复次数	总时间（min）	总距离（m）
第 1 周	30s	30s	开始 8 次，以后每天加 1 次，加至 12 次	8～12	500～800
第 2 周	1min	30s	开始 6 次，以后每天加 1 次，加至 10 次	9～15	1200～2400
第 3 周	2min	30s	开始 6 次，以后每天加 1 次，加至 10 次	15～25	2400～4000
第 4 周	4min	1min	开始 4 次，以后加至 6 次	20～30	3200～4500

（黄　真　黄永禧）

（五）易化技术

易化技术（facilitation techniques）是根据神经生理与神经发育的原理和规律，利用各种方式刺激运动通路上的神经元，调节其兴奋性，以获得正确的运动输出，改善脑病损者运动控制能力的一类康复治疗方法，又称神经生理与神经发育疗法（neurophysiological and developmental treatment approaches）。易化技术包括两方面的内容，即促进和抑制。Sherrington 从神经生理学角度对促进和抑制的概念作了明确规定，即每个影响运动神经元的刺激，最终达到阈值时都会引起靶运动神经元兴奋，而使解剖上邻近的神经元发生阈下兴奋。能够使处于阈下兴奋状态的神经元转变为兴奋状态的任何刺激称为促进刺激，它提高了神经元的兴奋性，对促进刺激发生反应的过程称为促进；若使能够产生兴奋冲动的神经元返回到阈下兴奋状态，即降低其兴奋性，这个过程称为抑制。此法主要用于偏瘫、脑瘫及神经发育迟缓者等运动功能障碍的康复。应用较多的有 Rood 方法、Bobath 方法、Brunnstrom 方法、神经肌肉本体易化法等，在国外，20 世纪五六十年代便广泛应用。它们的共同理论基础为：①脑控制运动而非肌肉。因此，脑损伤的康复要强调运动模式的改善。②应用特殊的感觉刺激，特别是本体感觉刺激可改变或易化患者的运动模式。③中枢神经系统是分等级的结构，高级中枢控制较低级中枢，因此，脑损伤的康复治疗应以重建高级中枢抑制控制为目的。④脑损伤的恢复遵循一定的顺序，即模仿婴儿正常运动发育的顺序。但它们各有特点，也存在不同观点，我们在治疗中应综合利用各家之长处，才能取得较满意的效果。

1. Rood 方法

（1）概述　此法可用于任何有运动障碍的病人。它认为运动模式是出生后由基本的各种反射发展起来的，并通过应用和感觉反馈刺激逐步完善，直至形成大脑皮层的最高级控制。因此，如果在正常发育顺序中，应用感觉来刺激相应的感受器，就有可能反射性诱发运动应答，并可通过重复而达到正确的运动模式。其理论根据是感觉刺激可通过两种反射发生作用。一是皮肤-肌梭反射，刺激肌腹、肌腱附着点上的皮肤，冲动传入脊髓，再通过 γ 传出到肌梭，它可通过刺激的性质和方式对肌肉产生促进或抑制作用。二是皮肤-肌肉反射，刺激皮肤上的毛发，经脊髓丘系通路将冲动传到运动皮质，再经皮质脊髓束传出脊髓，经 α 运动神经元到肌肉，它亦可根据刺激而对肌肉产生促进或抑制反应。

(2) 方法

①应用皮肤、本体等刺激促进和抑制肌肉的收缩。a. 促进方法　i. 快速擦刷　用刷子(或电刷)刷擦要求活动的肌群表皮(或在相应肌群的脊髓节段皮区刺激) 3～5s。如 30s 内无反应，可重复刺激 3～5 次或更多。此法兴奋高阈值的 C 感觉纤维，促进 γ 运动神经元，效应在刺激后 30～40min 达高峰。ii. 轻敲皮肤　受刺激肌表面的皮肤，可促进梭外肌的反应。轻敲病人指或趾蹼背面或掌心或足底，可引起肢体的回缩运动。iii. 冰刺激　冰刺激局部 3～5s 可促进肌肉收缩，也是兴奋 C 纤维的结果。冰刺激嘴唇可引起张口，若刺激舌或唇的内侧则可引起闭口。iv. 本体感觉器的刺激　如快而轻地牵引肌肉或轻叩肌腱或肌腹，是一种低阈值刺激，可刺激肌梭的 I_a 感觉神经末梢和 α 运动神经元而产生动作；抗阻可使肌肉中大部或全部肌梭得到促进；强力挤压关节可激活高阀值感受器，促使关节周围肌群同时收缩；轻叩外踝可促进外翻。b. 抑制方法　适用于痉挛和其他肌张力高的情况。i. 轻微关节挤压可抑制肌肉痉挛。此法可缓解偏瘫病人肩部痉挛引起的疼痛。方法是握住病人肘部，将臂外展 35°～45°，肌肉可放松，疼痛可减轻。ii. 用双手从病人头后部脊柱两侧肌群缓慢触摸并轻压脊神经区，直至骶尾部约 3～5min，可反射性抑制全身肌张力。iii. 中等温热刺激，用棉毛毯或羊毛围巾等包住要抑制部位 10～20min，可产生抑制作用。若温度高于体温，则要抑制的肌肉反而被促进。iv. 压迫肌腱止点可刺激腱的感受器而抑制该肌。如在手的整个长屈肌腱上持续加压，可抑制屈肌群。v. 扶住病人肩与髋部慢慢由仰卧转至侧卧，一般起抑制作用，如转动速度快，则会通过前庭刺激而起促进作用。vi. 持续牵伸，使肌梭呈较长状态可减轻痉挛。

②负重 (weight bearing)　负重时在关节两端沿肢体长轴给关节深压迫，促进深部姿势肌和抑制痉挛的肌肉。如对手和前臂背面加以推摩，再在手根部和肘部对腕关节施加压力使腕关节负重，可促进腕指的伸展。在负重后，肢体的远端可练习一些简单的活动。

③按发育顺序进行运动控制训练　正常的种族和个体发育规律一般是屈曲先于伸展，内收先于外展，尺侧偏早于桡侧偏，最后才是旋转。从运动控制发育顺序可分四期：a. 肌肉的全范围收缩。最初出现的动作是肌肉的反复屈伸活动。如新生儿自由地挥舞上或下肢。b. 大关节周围肌群的协同收缩。表现为肢体近端关节固定，而允许远端部分活动。c. 远端肌群协同收缩作近端肌群的活动，即远端固定，近端关节活动。如婴儿处于四肢爬位，但还未学会如何爬时，会把双手、双膝紧紧按在地板上，身体作前后的晃动。d. 肢体的近端关节起固定作用，远端部位进行活动以学习技能。如走路，手的活动等。

2. Bobath 方法

(1) 概述　此法是由英国的物理治疗师 Berta Bobath 及其丈夫神经学家 Karel Bobath 在 20 世纪 40 年代共同创立以治疗小儿脑瘫和成人脑卒中偏瘫的。Bobath 被认为是治疗脑瘫和偏瘫的先驱。其基本原理是：运动是人类固有的特性，而运动的感觉是通过学习获得的，基本姿势和运动通过学习最后才能成为功能性技能。当大脑受损后，由于失去高级中枢的调控，低级中枢所控制的反射和运动模式被释放，主要为紧张性反射，联合反应，共同运动，肌张力增高等，即形成异常的姿势和运动而影响对日常生活活动的控制，而异常活动的感觉又强化了异常的活动，因此通过合适的刺激，特别是强调控制关键点，用反射性抑制模式来抑制异常的活动，降低肌张力，诱发正常的反应，改善运动控制，按运动发育程序促进正常运动功能的恢复。近年来，Bobath 方法有所发展，鼓励病人参与主动积极的运动。

(2) 常用技术

①控制关键点：关键点（key point）指人体的一些关键部位，它是抑制身体的其他部位或肢体的异常运动模式、降低肌张力，引导病人进行正常活动的操纵部位。它分中心、近端、远端关键点。中心关键点（CKP）如头部、躯干、胸骨中下段；近端关键点（PKP）如肩胛带、骨盆；远端关键点（DKP）如上肢的拇指，下肢的拇趾。控制关键点常与反射性抑制模式结合应用。

②反射性抑制模式（reflex inhibiting pattern，RIP） 是抑制异常肌张力和姿势的一种有效方法。如为对抗偏瘫上肢的内收、内旋、屈肘、前臂旋前、腕屈尺偏、指屈，可使之被动地处于外展、外旋、伸肘、前臂旋前、伸腕桡偏、伸指的 RIP 模式；为对抗躯干肌痉挛的 RIP，可让病人侧卧，治疗者一手扶病人上方的肩后，另一手抵住病人的髋前，一手推肩，一手拉髋，使肩髋作反方向运动，躯干也随之旋转。

③利用翻正反射、平衡反应引出运动 翻正反射（righting reflex）是一种自动的平衡运动性反射，用以维持和恢复头在空间（处于垂直位）的正常位置以及头与躯干和肢体的关系，在围绕体轴的旋转运动中起重要作用。可在不同体位下进行刺激，它常可帮助小孩从仰卧位转至俯卧位、肘支撑位、四肢着地位、跪位及站位。它分迷路、视觉、颈、躯体翻正反射。如在仰卧位时，将头部转向一侧，由于颈部受刺激而出现胸、腰、下肢转动，为利用颈翻正反射诱发侧卧。平衡反应（equilibrium reation）也是一种自动反射，使身体在各种活动，特别是在有摔倒危险时维护和恢复平衡，它可通过破坏患者的重心位置来引出。平衡反应与翻正反射相交叠，包括了翻正反射的模式，如控制头部、旋转躯干与骨盆，上肢伸展的保护性反应。它可用训练平衡反应方法引出。如轻推患者作倾倒状，以后过渡到突然快推，此时患者很快伸出上肢，以防头部着地。

④感觉刺激 主要用于肌张力低、无力或有感觉障碍者。可用轻拍、肢体负重和关节压缩、肢体定位放置与控住等方法。

(3) 治疗方法和步骤 见图 14－1 所示。

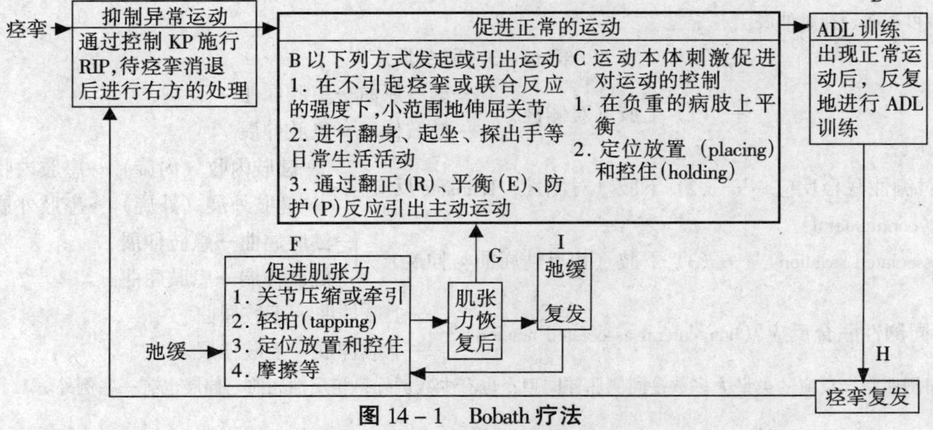

图 14－1 Bobath 疗法

（引自缪鸿石：康复医学理论与实践）

3. Brunnstrom 方法

(1) 概述　Signe Brunnstrom 是瑞典物理治疗师，后移居美国。他 1970 年出版了《偏瘫的运动疗法》(Movement Therapy in Hemiplegia)，它详细介绍了成人偏瘫的运动表现、恢复的评价以及训练方法，因此称为 Brunnstrom 方法，主要用于治疗偏瘫，其偏瘫恢复的六阶段理论被广泛作为偏瘫评价的理论基础。Brunnstrom 认为脑损伤后由于高级神经中枢失去对正常运动的控制而出现低级中枢所控制的原始的、低级的运动模式和姿势反射，如共同运动、联合反应、紧张性反射等是脑卒中后功能恢复的正常顺序的一个阶段，因此主张在恢复早期可通过本体和外感觉器的刺激诱发这些异常活动或动作，利用这些异常的模式以获得一些运动反应，然后再训练病人从这些共同运动模式中分离出来，逐渐向正常、复杂的运动模式发展，最终达到中枢神经系统重新组合的正常运动模式。关于偏瘫恢复的过程请参阅有关章节，关于共同运动、联合反应、紧张性反射分别见表 14－2，表 14－3，表 14－4。

表 14－2　共同运动

		屈肌共同运动	伸肌共同运动
上肢	肩胛骨	上提　后缩	前伸　下推
	肩关节	外展　外旋	内旋　内收
	肘关节	屈曲	伸展
	前臂	旋后（旋前）	旋前
	腕关节	屈曲	稍伸展
	指关节	屈曲　内收	屈曲　内收
	拇指	屈曲　内收	屈曲　内收
下肢	骨盆	上提　后缩	
	髋关节	屈曲外展　外旋	伸展　内收　内旋
	膝关节	屈曲	伸展
	踝关节	背屈　内翻	跖屈　内翻
	趾关节	背屈	跖屈

注：上肢共同运动在举起手臂或将手触摸口角时最易见到。下肢共同运动在站立和行走时最易见到。在上肢屈肌共同运动时，由于肌张力过高，常肩关节内旋、前臂旋前。上肢伸肌共同运动时，腕关节也可呈屈曲状。下肢屈曲共同运动时，足趾可屈曲、拇趾伸展。

表 14－3　联合反应

联合反应
- 1. 对侧性联合反应（contralateral associated reaction）
  - (1) 上肢（对侧性）
    - 健肢屈曲→患肢屈曲
    - 健肢伸展→患肢伸展
  - (2) 下肢（对侧性，Raimiste 反应）
    - 健肢内收（内旋）→患肢内收（内旋）
    - 健肢外展（外旋）→患肢外展（外旋）
  - (3) 下肢（相反性屈曲与伸展）
    - 健肢屈曲→患肢伸展
    - 健肢伸展→患肢屈曲
- 2. 同侧性联合反应（homolateral associated reacion）
  - 上肢屈曲→下肢屈曲
  - 下肢伸展→上肢伸展

注：同侧性联合反应的类型大多数是同侧屈伸同型，也有少数例外；相反性屈曲与伸展也有一些例外。

表 14-4　重要的紧张性反射

- 重要的紧张性反射
  - 1. 紧张性颈反射（TNR）
    - 非对称性紧张性颈反射（ATNR）
      - 颈部扭转——面向侧上下肢伸肌优势，对侧屈肌优势
    - 对称性紧张性颈反射（STNR）
      - 颈屈曲——上肢屈肌优势，下肢伸肌优势
      - 颈伸展——上肢伸肌优势，下肢屈肌优势
  - 2. 紧张性迷路反射（TLR）
    - 仰卧位——上下肢伸肌优势
    - 俯卧位——上下肢屈肌优势
  - 3. 紧张性腰反射（以上半身向右扭转为例）
    - 右上肢屈肌优势，右下肢伸肌优势
    - 左上肢伸肌优势，左下肢屈肌优势
  - 4. 其他
    - 侧卧位——上侧上下肢屈肌优势，下侧上下肢伸肌优势
    - 站立位——上肢屈肌优势，下肢伸肌优势

关于 Raimiste 现象和 Souque 现象：前者是一组特殊的联合反应。在仰卧位下，健侧下肢抗阻外展或内收髋关节可诱发患侧相同动作。后者是将患上肢抬高超过 90°，即肩屈曲或外展超过 90°时，患侧手指自动伸展。

（2）训练方法举例

①躯干训练　对躯干平衡差的病人需要训练，以获得躯干运动控制。训练顺序可由促进躯干平衡与肌肉收缩的活动开始。先使坐位病人偏离平衡位（即向前、向后、向侧方轻推病人），以引出平衡反应，重点是推向患侧以促使健侧躯干肌收缩而纠正侧倾倾向；然后促进躯干屈曲、伸展、旋转等活动。训练前屈时要予以帮助。

②上肢训练　a. Ⅰ～Ⅲ阶段的治疗主要是促进共同运动的随意控制及应用于目的性活动。方法是应用紧张性反射、联合反应、本体与外周刺激来增强准备随意运动肌肉的张力和诱发共同运动。在促进屈肌共同运动中，屈肘最易被引出。但许多病人难以完成肩部运动，故要达到屈肌共同运动的随意控制，要首先使肩胛骨抬高，然后促进其他屈肌的共同运动。方法是颈向患侧侧屈可启动肩胛骨抬高；用联合反应促进斜方肌收缩而使患侧肩胛骨抬高，叩击或敲打斜方肌上部可促其收缩。肩胛骨主动抬高可诱发其他屈肌成分。在伸肌共同运动中肘伸肌相对无力，常难以伸肘，可用以下方法帮助：i. 利用紧张性迷路反射，仰卧位促进伸肌群的收缩；ii. 非对称性紧张性颈反射——头向患侧旋转促进肱三头肌的张力。iii. 紧张性腰反射——躯干旋转至健侧，健肘屈曲以促其患臂伸展；iv. 试图伸肘时，在肱三头肌皮肤上有力地敲击；v. 前臂旋前促进伸肘；vi. 治疗者与病人相对而坐，双手交叉相握作划船动作，让病人推肘时前臂旋前，拉肘前臂旋后。当共同运动建立时，应将其用于功能活动。如屈肌共同运动有助于传送衣服、物品，伸肌共同运动有助于保持物体稳定及将臂推入衣袖。b. 在Ⅳ～Ⅴ阶段主要为促进脱离共同运动的随意运动。例如为帮助手达到身体后面，可摆动臂与旋转躯干，抚摸手背与臂。为使肩前屈至水平位，治疗人员指引运动方向让病人进行屈曲运动；也可先将病人的臂移到前屈水平位，要其保持此位置并用手轻拍其三角肌前部与中部，如病人能保持就可开始进行小范围的主动运动并逐渐增加活动范围，直至能主动进行全范围的屈曲运动。抬臂时，为使肘伸直，可敲击与摩擦肱三头肌。以上活动可通过有意义和有兴趣的活动来进行，如训练患手放在背后，可让病人用患手将小物品投入患足后的容器内。

③手的训练　主要练习手的屈、伸、抓握、放松及功能活动。a. 病人前臂旋后，治疗者外展其拇指并保持之；b. 肩前屈 90°伸拇指，如同时刷擦背面尺侧缘则效果更好，当能反射性伸指后，可练习握拳和释拳；c. 腕屈曲常伴有最初的抓握；d. 前臂旋后并将拇指外展可使抓握放松；e. 被动使病人肩前屈 90°~180°，推动肩胛骨的脊柱缘以活动肩胛带；f. 当手能随意张开和能对指时，练习手的抓握。

4. 神经肌肉本体感觉促进法（PNF）

（1）概述　神经肌肉本体感觉促进法（proprioceptive neuromuscular facilitation，PNF）是利用牵张、关节压缩和牵引、抗阻等本体刺激和应用螺旋、对角线运动模式来促进运动功能的恢复。此法由美国神经心理学家和内科医师 Herman Kabat 于 20 世纪 40 年代提出，20 世纪 50 年代由其同事物理治疗师 Margaret Knott 和 Dorothg Voss 发展和完成了一套治疗方法。PNF 特别适用于肌肉无力或控制能力差的病人，早期主要应用于脊髓灰质炎，以后扩展到脊髓损伤、骨关节和周围神经损伤、烧伤等，也用于中风和颅脑外伤的病人。其基本神经生理学原理为：

①Beevor's 原理　大脑不认识单个肌肉的动作，只知道功能所需的运动模式。②交互抑制（reciprocal innervation）　当肌肉接受一神经冲动而收缩时，其拮抗肌亦同时接受一神经冲动而舒张。③扩散（irradiation）　对较强肌群给予最大阻力可引起较弱肌群的收缩，或者说，在某一运动范围内，较强肌群的活动可激起较弱肌群的活动。④连续性诱导　一个运动模式可通过相反模式的收缩（即拮抗肌的收缩）而进行得更容易更强。

PNF 的基本治疗原则为：①正常的运动发育是从头至足，从近端到远端。治疗时先改善头、颈、躯干功能，然后改善四肢功能，才有可能恢复精细的运动（如手的功能、步态）。②早期的运动活动是由反射活动控制的，而成熟的运动可通过姿势来维持或增强。如伸肘肌力差时可让病人的头转向患侧，通过非对称性紧张性颈反射来进强其肌力。③运动行为的发育表现为屈肌和伸肌间控制的改变。如训练病人站起的同时，也要训练由站立到坐下。④运动发育是有序的，但并非按部就班，当中可以有跳跃。⑤运动和姿势依赖于屈肌和伸肌的协调收缩，维持姿势需要不断调整平衡。肌力、反射和关节运动必需平衡地发育。如当存在痉挛时，先抑制痉挛，后促进拮抗肌收缩，最后促进反射和姿势。⑥运动能力的改善取决于运动的学习，不断的刺激和重复可促进运动学习和保持所学的技能。⑦应用促进技术进行有目的的活动可促进生活自理活动的学习。

（2）方法技术　PNF 技术由螺旋、对角线型活动模式（91 种）、手法治疗技术（15 种）和本体、皮肤等刺激（3 大类）组成。举例如下：

①对角线模式示例：上肢运动模式见表 14 – 5 所列。

表 14 – 5　上肢运动模式示例

模式	肩关节	肘关节	前臂	腕关节	手指	功能活动
D1 屈	前屈、内收、外旋	屈或伸	旋后	掌屈桡偏	屈曲内收	手伸嘴边、梳对侧头、打网球时反手扣球
D1 伸	后伸、外展 内旋	屈或伸	旋前	背伸尺偏	拇内收、余伸直、外展	从汽车内打开车门，打网球时正手抽球
D2 屈	前屈、外展、外旋	屈或伸	旋后	背伸、桡偏	拇伸、余伸外展	用手梳同侧头，仰泳时的上肢摆动
D2 伸	伸、内收、内旋	屈或伸	旋前	掌屈、尺偏	拇对掌、余屈曲、内收	用手摸对侧膝

②手法治疗技术示例　a. 节律性发动：先给病人做数次被动运动，然后让其利用病变较轻的肢体或借助滑车等工具进行数次主动辅助运动，再试做主动运动，成功后可作轻的抗阻运动。此法有改善发起运动的作用。b. 节律性稳定：交替使主动肌和拮抗肌作抗阻等长收缩是发展稳定性，刺激主动肌活动和放松拮抗肌的手法。c. 缓慢逆转：当拮抗肌的力量明显强于主动肌时，先让拮抗肌作抗阻等张收缩，然后主动肌作非抗阻等张收缩，可促进主动肌的肌力、耐力，协调对抗肌之间的运动。d. 维持 – 放松：将病人肢体被动移到关节活动范围的受限点，本着限制肢体和关节活动的原则，让病人作 2 ~ 3s 的等长收缩，然后放松。此法可增大关节活动范围。e. 收缩 – 放松：方法同上，但在受限点处不作等长收缩而作等张收缩，然后放松，也可增大关节活动范围。

③本体、皮肤和视听刺激示例　①拮抗肌上震颤、持续牵张、肌腱上加压、温度、轻触配合视觉、口令可使局部张力降低。②节律性摇动、温度、在后基支支配的皮肤上慢摸、头朝下配合视觉、口令可使全身性张力降低。

（六）运动再学习方法

1. 概述　此法是 20 世纪 80 年代由澳大利亚物理治疗副教授 Janet H. Carr 和物理治疗教授 Robert B. Shepherd 提出，用于脑卒中及运动障碍病人的运动功能恢复训练。它主要应用运动科学、生物力学、神经生理及行为科学等分析运动问题和训练过程，强调病人的主观参与，按照科学的运动学习方法对病人进行再训练以恢复其运动功能，对病人来说，是一个运动再学习的过程。其要点为：

（1）偏瘫病人功能性恢复主要依靠脑的可塑性（plasticity）——功能重组（functional reorganization）　实现重组的主要条件是需要练习特殊的活动，需要越多，重组就更自动更容易。早期练习有关的运动动作可促进大脑可塑性发展，而缺少有关练习可能产生继发性神经萎缩或形成不正常的神经突触。

（2）重获运动作业能力（如起立、行走等）是一个学习过程　具体的运动作业最好通过练习该作业来获得，并能适应各种环境进行操作。

（3）限制不必要的肌肉活动　脑卒中后肌肉活动恢复时，有发生几种错误类型的倾向，并通过用力而加重：即可能活动了不应该活动的肌肉；可能过强收缩肌肉以代偿控制不良；可能运动健侧而非受累侧；虽活动了应活动的肌肉，但肌肉间的动力学关系紊乱。因此，运动学习是由激活较多的运动单位及抑制不必要的肌肉活动两方面组成，要训练抑制，运动学习过程中用力要保持低水平，以免兴奋在中枢神经系统中扩散。Carr 等认为最好按运动发生先后顺序对完成动作的肌肉进行训练。

（4）反馈对运动控制极为重要　除了外部反馈（眼、耳、皮肤等）、内部反馈（本体感受器和迷路等）外，反馈还包括脑本身信息的发生。动机、意志等在动作技巧的形成和改善中起主导作用；并通过意向性运动输出和所制订的运动方案的比较，对运动进行监测。此法还强调在运动学习中利用视觉和语言反馈的重要性。

（5）调整重心　身体各部分处在正确对应关系时仅需要极少肌肉能量就能维持站立姿势的稳定。运动时人体姿势不断变化，重心也不断改变，这就需要体位调整才能维持身体平衡。平衡训练要有针对性，要在完成作业的动态活动中进行。

（6）合理训练　这是掌握运动技能必要的先决条件。目标应难度合理，整体训练与分解训练相结合，注意力要集中，指令要明确，训练方法要贯彻到日常生活中去。

（7）创造一个良好的恢复和学习环境十分重要，强调病人和亲属的主动参与。

2. 治疗步骤与方法　该方法由7个部分组成，包括了生活中的基本运动功能，即上肢功能、口面部功能、从仰卧到床边坐起、坐位平衡、站起与坐下、站立平衡、步行等。治疗人员可根据情况选择最适合于病人的任何一部分开始治疗。每部分均分4个步骤进行：①描述正常的活动成分并通过对作业的观察、比较来分析缺失的基本成分和异常表现。②练习丧失的运动成分，包括解释（使目的明确），指示，练习，语言和视觉反馈及手法指导。③作业的练习，包括解释，指示，练习，语言和视觉反馈及手法指导，再评定，鼓励灵活性。④训练的转移，包括安排和坚持练习，练习中要自我监督，创造良好的学习环境，亲属和有关人员的参与等。保证病人将所学的运动技能用于日常生活及各种环境，使学习能持续和深入。

（1）上肢功能训练

①上肢正常功能及脑卒中后常见问题　大多数日常活动都包含复杂的上肢活动，如从不同方位抓放移动物体，在掌中各方向活动物体，用双手使用各种工具等，这些活动包括肩、肘、腕、指关节及其周围肌群复杂的运动。因此，臂功能的基本成分为肩外展、内收、前屈、后伸、内旋、外旋及肘的屈伸，以保证手在空间操作时的位置。手功能的基本成分为腕桡、尺侧偏、屈伸，对掌，对指，指间与掌指关节的屈伸，前臂的旋前和旋后等，以使手能抓放物体和使用工具。

脑卒中后常见问题和代偿方式为：a. 臂　肩胛活动差（特别是外旋与前伸）和肩带压低，肩关节的肌肉控制不良，即肩外展、前屈差，病人常以过度的上抬肩带或用躯干侧屈来代偿；过度的屈肘、肩关节内旋和前臂旋前。b. 手　伸腕、抓握困难，指间、掌指关节微屈时的屈伸障碍，使手抓放物体困难；拇指外展、旋转障碍，难于抓、放物体；不屈腕则难于放开握持的物体或放开时过度伸拇指及其他手指；当抓或拾起物体时，前臂有过度旋前倾向，对指困难等。c. 肩痛。

②上肢功能的练习　a. 诱发肌肉活动及训练伸向物体的控制能力。取仰卧位，支持病人上肢于前屈90°，让其上抬肩带使手伸向天花板或让病人的手随治疗人员的手在一定范围内活动，让病人用手触摸自己的前额、枕头等；取坐位，练习用手向前、向上指向物体并逐渐增大范围。b. 维持肌肉长度，防止挛缩。取坐位，帮助病人将臂后伸，肘伸直，肩外旋，手平放在训练床上承受上部身体的重量；取坐位或站位，帮助病人上肢外展90°，肘伸直，将手平置于墙上，并承受身体的压力。c. 诱发手操作的肌肉活动和训练运动控制。为练习伸腕，可用腕桡侧偏移诱发伸腕的活动；可向前、向后抓起和放下杯子；可用手背移动物体。为训练拇指外展和旋转，可外展拇指以推移物体。为训练操纵物体，可练习手指拾起碗中的小物体，然后前臂旋后，放入另一碗中；可练习用手抓住塑料杯的边缘（不能变形），并向各个方向移动；练习从自己对侧肩上拾起小纸片；训练使用餐具等。

③将训练转移到日常生活中去　为使上肢功能恢复，要避免继发性软组织损伤（尤其是肩部）；要鼓励使用患肢，限制健肢不必要的代偿活动；在治疗以外的时间，病人要集中练习治疗人员留下的作业；要正确摆放肢体的位置，特别要防止上肢固定于内旋屈曲位。

（2）口面部功能训练

①口面部功能的基本成分及脑卒中后常见问题　口面部主要功能是吞咽、面部表情、通气和构成言语。其基本成分为颌唇闭合，舌后1/3抬高关闭口腔后部，舌侧缘抬高。分析口面部功能要观察唇、颌和舌的运动与运动一致性，检查舌和颊部力量，观察吃和喝。脑卒中后常见问题为：a. 吞咽困难　主要因缺乏控制口面部肌肉的能力，特别是张颌、闭唇差，

舌不能运动。b. 面部运动和表情不平衡　因患侧脸部松弛下垂和缺乏运动控制以及健侧脸部过度活动所致。c. 呼吸控制差　深呼吸、屏息及延长呼气困难，由软腭控制差或运动不持续等多种因素引起。

②练习口面部功能　a. 训练吞咽　包括训练闭颌，闭唇，舌部运动。冰可刺激口部功能。坐位是吞咽和进食最有效的姿势。b. 训练面部运动　如让病人张口，放松健侧脸部，再闭口。c. 改善呼吸控制　如让病人深吸气后立即呼出，同时加压和震颤其下 1/3 胸廓，呼气时间尽量长并与发声相结合。

③将训练转移到日常生活中去　如必要时，在病人进餐前先训练其吞咽功能，在病人进行肢体训练或其他活动时要监督其面部表情，保持闭嘴，改善其口面部的控制和外形等。上述口面部功能如能早期处理一般会很快恢复。

(3) 从仰卧到床边坐起训练

①从仰卧到床边坐起的基本成分及脑卒中后常见问题　从仰卧到床边坐起，一般先转向一侧（健侧），再从侧卧位坐到床边。以右侧为例，在转向一侧时，头应屈曲及转向右侧，左臂屈曲、肩带前伸，屈左髋及膝，利用左脚蹬床的杠杆作用使身体侧转过去。在下面的髋和膝通常取屈曲位，同时双髋后移使身体更稳定。从侧卧位坐到床边时，颈和躯干要侧屈，在下面的手臂撑床作杠杆，同时举双腿摆向床边坐起。

脑卒中后常见问题　转向健侧的困难为：a. 患侧屈髋屈膝、肩屈曲、肩带前伸困难。b. 不适当的代偿活动为用健手将自己拉起。从侧卧位坐起可能发生代偿为：a. 旋转及前屈颈部或用健手拉依靠物以代偿侧屈的颈和躯干。b. 用健腿钩拉患腿将双腿移至床边。

②训练丧失的成分　a. 帮病人转向健侧时鼓励其转头，并帮其将肩和臂向前及屈髋、屈膝；b. 练习颈侧屈。

③练习从侧卧坐起　a. 帮病人坐起时，病人侧屈头，需要时帮病人将腿移过床边，同时一手放其肩下，另一手推其骨盆，病人用健臂作杠杆撑起。b. 帮病人躺下时，让其将体重侧移于健侧前臂上；提双腿放在床上时，让其向相反方向侧移头，然后侧卧下。

④将训练转移到日常生活中　只要病情允许，尽快帮助病人坐起很重要，它对中枢神经系统是良好刺激，可预防抑郁症；有助于控制膀胱和口的功能；增加视觉输入及便于交流。a. 坐起时要坚持上述正确方法，防止代偿。b. 坐位时用枕头支持其患臂。c. 必须卧床时，要帮病人多做桥式运动。

(4) 坐位平衡训练

①坐位平衡的基本成分及脑卒中后常见问题　坐位平衡指人体于坐位时，向坐位周围所完成的多方向、多角度活动能保持平衡的能力。直立坐位平衡的基本成分为：a. 足膝并拢。b. 体重平均分配。c. 屈髋而躯干伸展。d. 头在双肩水平上平衡。分析坐位平衡要进行静态和动态观察。要注意其对线、活动时肢体、躯干、头的协调能力以及有无附加运动和代偿行为。病人坐位平衡差时常见的表现及代偿方法为：a. 扩大支撑面，双腿分开或用手支持。b. 随意运动受限，病人显得僵硬，常常屏息。c. 病人移动脚以代替对身体的调整。d. 用手或上肢进行保护性支持以维持最小范围的运动。

②练习坐位平衡　a. 训练移动重心时调整姿势：i. 取坐位，双手放大腿上，病人转头和躯干通过肩膀向后看，然后回到中位，再向另一侧重复此动作。ii. 取坐位，治疗人员从患侧辅助病人用患侧前臂支撑在 1～2 个枕头上，让其从这个体位练习坐起。iii. 取坐位，让病人伸手向前方触摸一件物品。然后再练习伸向前下方地面及向两侧伸。每次动作后都回到

直立坐位。治疗人员在必要时支持其患臂。b. 增加练习的复杂性：i. 取坐位，让病人从侧面下方地面拾起一件物品。ii. 取坐位，让病人用双手拾起地面上的一个小盒；双手向前伸，拿起桌上一件物品。再向后伸手取一件物品。

③将训练转移到日常生活中去　按照此法进行练习，大多数病人通常几天内便可达到坐位平衡。经常练习将体重在两侧臀部交替转移；如果患臂松弛无力，应用桌子支持患臂，这样，病人能够阅读和做其他活动，可以按照日程安排表来进行练习。

（5）站起与坐下训练

①站起与坐下的基本成分及脑卒中后常见问题　站起与坐下，要求用最小的能量使身体重心从一个支撑面移到另一个支撑面。站起时，首先要求双足后移，给前移的重心提供支撑面，足放置过前或过后均不利于站起。同时屈髋，躯干伸直前倾，然后双肩前移越过脚尖，双膝前移，使重心达足上，身体便可向前向上站起。坐下时，髋和膝屈曲，躯干前倾重心后移，并通过大腿伸肌群的离心收缩使身体降低而坐下。

脑卒中病人常见问题是：a. 站起时主要由健腿负重。b. 重心不能充分前移，如肩不能前移过足、膝不能前移、过早伸髋伸膝等。c. 用躯干和头的屈曲代替屈髋、躯干前倾及膝前移，并用上肢平衡代偿向后倾倒的倾向。

②练习缺失的成分　练习躯干在髋部前倾伴膝前移。取坐位，病人双足平踩地面，足距不能过大，通过屈髋伴伸展颈部和躯干来练习躯干前倾，同时膝部前移，向下向后推其双足，使其充分着地。

③练习站起与坐下　a. 练习站起。让病人肩和膝前移，练习站起。治疗人员可一手放在其患侧肩胛骨处，引导肩尽量前移，另一手放在其患膝上，当膝前移时，沿着胫骨下压膝部，使足充分着地。如果病人体弱、过重，需要两个人帮其站起，分别扶肩和扶膝，方法同上；此外，坐较高椅子练习站起，比较容易些；练习坐下时，更容易获得一些肌肉控制，可改善对站立的控制。b. 练习坐下。治疗人员帮助病人前移肩和膝，让病人向下向后移动臀部并坐下。c. 增加难度。如从不同的表面（椅子、沙发、床等）站起，从一侧站起，握物站起，交谈中站起，以适应日常生活的需要。

④将训练转移到日常生活中　a. 注意练习的连续性，即在其他时间里也要按治疗中学习到的要点去做。b. 开始练习时让病人双上肢向前放在桌面上来练习抬高臀部和前移肩部；可用较高的椅子来练习。后阶段应用接近日常生活的环境来训练病人。

（6）站立平衡训练

①站立平衡的基本成分及脑卒中病人常见问题　平衡的站立包括维持相对静止站立而无需用过度的肌肉活动，能在站立位来回移动以进行多种活动、有移出移入以及跨步等能力。站立平衡的基本成分是：a. 双足分开 5～10cm 以使双腿垂直，这是最好的支撑面（没有分力）。b. 双肩垂直双髋上，双髋在双踝之前。此对线使人能来回移动和有效工作。c. 髋膝伸展，躯干直立。d. 双肩水平位，头中立位。

对站立平衡要进行静态和动态的分析。脑卒中病人常见问题有：a. 支撑面增宽，如双足间距太大、或一侧或两侧髋关节外旋。b. 随意运动受限（病人显得僵硬、屏息）。c. 病人用移动脚以代替姿势调整。当重心移动，病人便跨步。d. 向前伸时，病人用屈髋代替踝背屈；侧伸时，用躯干移动代替髋和足的活动。e. 重心稍移动，病人即向前或侧方伸手抓支持物。

②练习站立平衡　早期练习双腿负重很重要。a. 训练髋关节对线（前伸）　i. 取仰卧

位，患侧下肢置于床边，患足踩地，病人练习小范围的髋伸展。ii. 取站立位，双足负重，髋前伸。b. 防止膝关节屈曲，可使用膝部支具。c. 引发股四头肌收缩：i. 取坐位，支持和伸展膝关节，练习收缩股四头肌，并尽可能坚持长的时间，然后放松。ii. 取坐位，治疗人员用手托住病人患膝呈伸展位，然后将手移开，嘱病人不让患腿落到地上或让其慢慢下落。d. 训练重心转移时调整姿势：i. 取站立位，双足分开 10 cm 左右，嘱病人看天花板。注意要髋、踝前移。ii. 站姿同上，嘱病人转头和躯干向后看，然后回到中立位，再从另一侧向后看。iii. 取站立位，分别伸向前方、侧方及后方，从桌子上取物品。iv. 取站立位，患侧下肢负重，嘱病人用健腿向前迈一步，然后回到中立位，再向后退一步。v. 病人背靠墙站，足跟距墙 10cm 左右，健手握住患手向前伸，嘱病人做重心前后转移的动作。重心后移时，令其双踝背屈。治疗人员站在病人前方予以一定帮助。e. 增加难度。i. 分别向前、向侧、向下伸手接抛来的球及向前迈一步去接球。ii. 用一手或双手从地上拾起大小不同的物体。iii. 用健腿或患腿向不同方向迈步（前、后、左、右），以及练习跨过物体等。

3. 将训练转移到日常生活中　如病人身体情况允许，第一次治疗便应帮其站起并进行站位训练，同时也应在其他时间练习，特别要病人注意站姿及用患腿负重。可以练习靠桌子站，可用肢体负重监测器以确保患腿负重；另外，练习站立要与站起和坐下结合起来。

(7) 行走训练

①行走的基本成分及脑卒中病人常见问题　行走的基本成分：a. 站立相：i. 髋关节伸展。ii. 躯干和骨盆水平侧移（正常大约 4～5cm）。iii. 膝关节在足跟开始着地时屈曲（大约 15°），随之伸直，然后在足趾离地前屈曲。b. 摆动相：i. 膝关节屈曲伴髋关节开始伸展。ii. 在足趾离地时骨盆在水平位向下侧移（大约 5°）。iii. 髋关节屈曲。iv. 摆动腿侧骨盆旋前（3°～4°）。v. 在足跟着地前伸膝及踝背屈。

脑卒中病人常见问题：a. 患腿站立相：i. 伸髋和踝背屈不足。ii. 膝关节在 0°～15°的屈-伸缺乏控制。iii. 骨盆过度水平侧移。iv. 骨盆过度向健侧下斜和向患侧过度侧偏。b. 患腿摆动相：i. 脚趾离地时膝屈曲不足。ii. 屈髋不足。iii. 足跟着地时膝关节伸展及踝背屈不足。此外，行走时病人缺乏各成分的顺序概念及行走的节律和时间关系。

脑卒中病人早期不能走路，通常是因为缺乏肌肉活动而不能完成走路所需的基本成分所致。此时要正确分析其存在问题和决定要集中训练的内容。

②练习丧失的成分

a. 站立期：i. 训练在整个站立相伸髋。如前述，卧位抬高患侧臀部以引出髋关节的伸肌活动；站位，髋正确对线，病人练习用健腿向前及向后迈步，并保证伸髋。ii. 训练站立期膝控制：i. 取坐位，伸膝，治疗人员从跟部向膝部加压，通过 0°～15°屈膝和伸膝练习股四头肌离心和向心收缩及保持膝关节伸展练习等长收缩，以改善股四头肌对膝部的控制。ii. 患肢负重，健腿向前、向后迈步及将重心移至健腿，伸患膝。然后在负重不多的情况下练习小范围的膝屈伸控制。iii. 用健腿在 8cm 高的台阶迈上、迈下。保证迈健腿时患髋始终伸展。iv. 患腿踏台阶上，用健腿前移重心并迈上台阶，再迈回，然后过渡到迈过台阶。v. 训练骨盆水平侧移。取站立位，髋在踝前，练习将重心从一脚移至另一脚，治疗人员用手控制其移动范围在 2.5cm。练习侧行，将重心移到健腿，再迈患腿，然后健腿合拢，再迈下一步。b. 摆动期：i. 练习摆动初期屈膝。取俯卧位，治疗人员屈病人膝 < 90°，通过小范围屈伸活动来练习屈肌群的离心和向心收缩；维持膝关节在不同的活动范围并计算时间，使在各个角度都得到良好控制。要求病人不能屈髋。取站立位，治疗人员帮病人微屈膝，让其练习

离心和向心收缩控制，但不要屈膝太多，以免缩紧股直肌而引起屈髋。用患腿向前迈步，治疗人员帮助控制最初的屈膝。前迈时确保伸髋。向后退时，治疗人员指导屈膝及足背屈。ii. 训练足跟着地时伸膝和足背屈。用健腿站立，治疗人员将病人患腿置于伸膝和足背屈位。病人前移躯体至足跟处。

③练习行走　练习行走的个别成分后接着练习行走，将这些成分按顺序组合起来。a. 行走练习。先用健腿迈步，治疗人员站在病人身后稳定其双上臂。开始用患腿迈步可能有困难，治疗人员可用自己的腿来指导病人的腿前移。可给予一定口令，让病人有节奏地行走。同时要观察分析病人的对线，找出问题，改善其行走的姿势。b. 增加难度。要到人群和物体移动的公共环境进行练习。i. 跨过不同高度的物体。ii. 行走时同时做其他活动，如和别人说话、拿着东西走等。iii. 改变行走速度。iv. 在繁忙的走廊中行走。v. 出入电梯。vi. 在活动平板上练习行走等。

④将训练转移到日常生活中　要为病人制定家庭训练计划。使用平行杠、三足杖等要适当，它们只能暂时解决病人的平衡问题，但破坏了平衡控制机制的正确反馈。应用时，只能利用它们来稳定病人，但不能依靠它们。使用夹板或短腿支具也会妨碍足的背屈到跖屈。

（七）其他运动疗法

1. 矫正体操　用以矫正身体畸形。主要是牵伸由于畸形而缩短的肌肉、韧带，同时有选择地增强肌肉力量。常用于矫正脊柱侧弯、前凸、后凸和扁平足等畸形。

2. 平衡练习　常用于因神经系统疾病、前庭功能损害、肌肉骨关节系统等疾病所造成的平衡能力减弱的患者。人体在坐、站及进行日常生活活动和其他运动时，首先要保持一定的姿势并在此基础上保持平衡。当人体的重心落在支撑面内，就能保持平衡，相反，就失去平衡。人体失去平衡的难易程度，称为稳度。影响人体稳度的主要因素为重心高低、支撑面大小、稳定角与摩擦力。人维持正常平衡能力需要良好的肌力、肌张力、视觉、躯体感觉（特别是本体感觉），前庭功能以及中枢神经系统的整合功能。维持平衡的生理基础是翻正反射和平衡反应。静态姿势的维持主要依靠牵张反射。四肢伸肌作为抗重力肌起着重要作用。运动中保持身体平衡要复杂得多，需要用快速的平衡反应来实现稳定的目的。康复治疗中训练病人的平衡能力一般要求达到三级平衡。一级平衡为静态平衡，即躯体在无倚靠下能坐稳或站稳，体重平均分配；二级平衡为自动动态平衡，即躯体能做各方向不同摆幅的摆动活动；三级平衡为他动动态平衡，即在他人一定外力推动下仍能保持平衡。平衡能力通过临床上常用的平衡能力评定量表（如上田氏法、Fugl-Meyer 法等）、静态姿势图（static posturography）和动态姿势图（dynamic posturography）来评定。

平衡练习要由易到难。其基本原则是从最稳定的体位逐步进展至最不稳定的体位，从静态平衡至动态平衡。其基本方法是逐步缩小支撑面和提高身体重心，在稳定前提下逐步增加头颈和躯干运动及从各方向推动病人的动态平衡练习以及从睁眼到闭眼练习。关于坐位平衡与站立平衡的练习可参见运动再学习方法有关章节。静态平衡也可利用平衡训练仪进行练习，动态平衡也可用可摇晃的平衡板、圆棍（上铺塑料布）及大小不同的充气球进行练习。平衡练习中要注意监护病人，避免摔伤。

3. 协调性练习　旨在恢复和发展神经肌肉的协调能力。主要用于神经系统和运动系统伤病者。协调性包括运动中原动肌与拮抗肌、协同肌之间的协调，上下肢的运动协调，四肢和躯干、两侧肢体对称或不对称的协调，眼和手的协调等。训练的原则是：

（1）从简到繁，由单个肢体到多个肢体的联合协调，重症者应从个别原动肌或肌群的控制开始，逐步进展到多肌群的协调训练；从对称性协调到不对称性协调训练；从慢速协调到快速协调、从睁眼练习到闭眼练习等。上肢与手的协调运动应从动作的精确性、反应速度、动作的节律性等方面练习；如单双侧同时、两侧同时但做互不相关的动作；下肢的协调运动主要练习正确的步态。

(2) 强调动作正确，以免形成错误的动作模式，并要反复练习，达到动作的自动化。

(3) 练习时切忌过分用力，以免兴奋扩散而加重不协调。

（黄永禧）

4. 呼吸运动　呼吸运动（又称呼吸操）是通过各种控制性呼吸技术来纠正患者的异常呼吸模式，降低呼吸做功，以最经济省力的呼吸方式获得最有效的肺泡通气，从而改善呼吸功能的治疗方法。

常用的呼吸运动有以下几种：

(1) 膈肌（腹式）呼吸　是利用膈肌的上下移动来获得最大通气的呼吸方式。通常胸腔底部的通气较好，膈肌上下移动1cm，可以增加250～350ml的通气量，所以，膈肌呼吸是一种高效的呼吸方式。操作时，患者采取放松体位，常用半卧位或前倾位。治疗师将自己的手或患者的手置于患者剑突下方，嘱咐患者用鼻缓慢吸气，然后用嘴呼气。吸气时，患者应放松，让吸入的气体达到肺底部，并感受气体将治疗师的手推起。呼气时，治疗师的手轻轻按压，帮助膈肌上移，这样也有利于激发下一次吸气时膈肌更好的收缩。

注意事项：①吸气时，避免背部过伸体位。②避免单纯活动腹部。③患者应放松上胸部。④避免过度换气。⑤鼓励患者将膈肌呼吸方式作为常用呼吸模式，在卧位、坐位、站位、行走及上下楼时练习使用，使之成为习惯。⑥指导患者在任何呼吸困难时，应用膈肌呼吸进行自我调整。⑦对于极度严重的阻塞性肺病患者，膈肌呼吸方式应慎用，因为有可能干扰胸壁的协调运动，使呼吸困难进一步加重。

(2) 缩唇呼气　是一种自我控制的呼气末端正压呼吸方式，它可以延长气体流出的时间，提高气道内压力，从而防止远端气道的过早闭合，使气体充分排出，减少残气量。方法：患者在呼气时，将嘴唇缩小并向前撅出，使气体缓慢呼出。可以用吹蜡烛方式进行练习，将火苗吹斜，注意不要吹灭，以免过度用力呼气。也可以将手置于嘴前约20cm处，通过手感觉气流进行练习。缩唇呼气常与膈肌呼吸配合使用，此时，吸气、呼气时间比例为1∶2。吸气时，让患者默数1，2；呼气时，默数1，2，3，4。

注意事项：缩唇呼气容易导致患者用力呼气，使胸腔内压力增高，反而可能会导致气道的过早闭合。所以，缩唇呼气时，应避免用力呼气。

膈肌－缩唇呼吸是最常用的呼吸控制训练，大量研究证明它可以增加膈肌的移动度，加大跨膈压；增加潮气量，减少残气量，提高有效肺通气；改善肺功能。

(3) 深呼吸　通常是指胸式呼吸，目的是增加肺容量，使胸腔充分扩张。操作时，患者处于放松体位，然后经鼻腔深吸一口气，在吸气末，憋住气保持几秒钟，以便有足够的时间进行气体交换，并使部分塌陷的肺泡有机会重新扩张。然后经口腔将气体缓慢呼出，可以配合缩唇呼气技术，使气体充分排出。训练时应避免过度耸肩。此技术常用于肺容量较低、胸肺扩张不满意的患者。对于肺高度膨胀的患者，此技术应慎用，甚至禁忌。呼吸运动还可以配合躯干活动，如吸气时扩胸，上肢外展、上举；呼气时含胸，上肢下垂、内收。躯干活动有助于提高胸壁的柔韧性，同时强化呼吸运动的作用。

(4) 局部扩张呼吸　此技术用于扩张肺的局部，并增加这部分肺的通气量。操作时，患者处于放松体位，如果采用侧卧位，需扩张的部位应在上。治疗师将手置于需扩张部位，让患者深吸一口气，同时感觉吸入的气体进入治疗师的手下，并将手推起。治疗师可用这样的指导语："让所有吸入的气体进入我的手下"。为加强效果，治疗师可以在患者吸气时，于胸壁局部稍施阻力。呼气时，气体经嘴呼出，治疗师可以轻轻挤压胸壁，帮助气体排出。当患者掌握此呼吸方式后，应教其用自己的手进行练习。此技术常见的应用部位有：肺的后基底部和侧肋部。

（黄 真）

5. 按摩疗法

(1) 概述　按摩疗法（massage therapy）又称推拿疗法，是祖国医学的一个组成部分，它是以力的作用为基础的一种物理疗法，通过运用各种手法或器械刺激患者体表的特定部位（或穴位、经络或神经敏感点、神经干线）、运动肢体以改变疾病的病理生理过程，达到防治疾病的目的。远在2000多年前，我国就有《按摩经》十卷，说明中国的按摩有悠久的历史和丰富的经验。到了隋唐和明代已成立按摩专科，并分有伤科推拿、正骨推拿、内科推拿、儿科推拿和妇科推拿等。新中国成立后，按摩又有很大的发展。由于按摩设备简单，经济方便，治疗范围广，疗效显著，安全稳妥，所以深受广大群众的欢迎。

(2) 治疗作用　按摩疗法以力的作用为基础。力的大小，方向和作用点称为力的三要素，力的作用效果是由这三要素决定的，它与按摩的手法密切相关。按摩常用的力为压力、摩擦力、振动力和弹力，按摩的各种手法是综合各种力的作用，如揉法既有压力又有摩擦力，拿法中既有弹力，也有压力。按摩的治疗作用原理为：①中医按摩是依据阴阳五行，营卫气血、脏腑经络学说等基础理论为指导，并以辨证论治的原则进行各种手法治疗，以达到疏通经络、行气活血，滑利关节的作用来治疗疾病的。②现代医学的研究证明按摩有调节神经系统和器官的功能；促进血液和淋巴循环；止痛；正骨、复位；消肿、散淤、松解粘连、防止关节僵硬；修复创伤组织和增强身体抗病能力等作用。

按摩治疗的一般原则：一是治病必求其本；二是根据经络学说循经取穴，随证取穴与局部取穴相结合；三是充分利用神经生理机制，通过神经节段或反射区按摩，疗效较好，四是根据解剖力学原理，采取轻巧的稳妥的手法，刺激量大小要据体质、部位、病变深浅及疾病而定。

(3) 治疗技术　按摩疗法全靠力量和技巧（手法）。按摩手法种类颇多，现将各种不同主要手法归纳为推、拿、按、摩、揉、拔、捶、摇等八法介绍如下。①推法　术者肩肘放松，以指、掌、拳、肘、足着力，作单方向式弧线移动。特点是一种有节奏的点或面上压力，易深透到皮下组织及肌层，使较深部组织血管扩张，循环加速。此法适用于全身各部位。滚法与推法基本相似。②拿法　用单手或双手拇指与其余手指做相对的钳形用力作节律性提捏，可以挤压组织使暂时变形隆起，用力由轻而重，不可突然用力，提拿肌肉，筋腱可稍待片刻（30～1s），也可一拿一放，但不可用指尖掐。此法属强刺激兴奋手法。捏法、扯法为相似手法。③按法　用指腹、掌、肘贴在治疗部位或穴位上徐徐用力施压并持续一定时间，然后放松或移位。由于此手法对局部组织一紧一松，使组织较深部充血，局部组织温度升高有温热感，属强刺激手法。如用掌心按，则面积大，又称压法；如屈曲中指第二节，用指背关节尖端挤压或用肘部鹰嘴突尖按压又称点法，刺激更强。压法、点法，掐法与按法基本相似，均是对组织施加垂直的压力，只是压力的面积大小和轻重不同而已。④摩法　用指腹，掌面或掌根在治疗部位或穴位上作来回直线或环形而有节律的摩动。频率一般每分钟

40次以下。此法主要是掌擦力的作用。轻摩、缓摩起安抚、镇静及止痛作用；速摩、重摩能生热，甚至引起烧灼感。摩法常在按摩疗法的开始、结束及变换手法时应用，有时也作为主要手法。它可止痛，也可用强擦法治疗知觉障碍。擦法、搓法、分法、合法和抹法与摩法基本相似。均为摩擦力作用。搓法还有挤压的力量；其余三者是作用力方向不同，摩擦力均较轻。⑤揉法　用指腹、掌根或掌心贴紧治疗部位皮肤作揉动，不移开接触的皮肤。使其皮下组织或肌肉随揉动而滑动。此法较缓和，多作为强手法后的一种缓冲手法应用，以缓和或防止强手法引起的不适。⑥拨法　用指端按住治疗部位，适当用力下压，作与肌纤维垂直方向的来回拨动。根据压痛点或局部“筋结感”来应用。用力由轻渐重、直达组织深处。手指运动幅度要小。此法刺激性很强，具有松解粘连、缓解痉挛、散瘀止痛，舒筋活血之效。术中常有酸、麻、胀或痛感，以能忍为度。术后配以放松手法。⑦捶法　双手握空拳或五指自然伸直并拢，肩肘放松，主要腕部用力，使掌缘或掌缘与指根部起落于治疗部位，手法要灵活，有节奏和弹性，快慢轻重交替。此法不仅有捶击的压力，且有振动力。对神经末梢是良性兴奋刺激，可活跃局部体液，促进血液、淋巴循环和代谢。拍法、叩法、扣哑法及棒捶法与此法基本相似。⑧摇法　一手握患者关节近端肢体，另一手握关节运端肢体，做旋转、屈伸、内收、外展等各轴向的运动，以促进关节功能运动。摇动的范围和速度，据病情而定。常在其他手法或热疗后，待关节周围肌肉韧带放松后进行，用力要适当。伸法、屈法、搬法、抖法与摇法基本相似，均为“滑利关节”的手法。抖法尚有振动力，常与摇法协同应用。

(4) 临床应用　①适应证　按摩疗法的应用范围很广，适用于骨伤科、内外科、妇儿科的许多疾病，特别是常用于颈、肩、腰、腿痛疾病，偏瘫、截瘫、高血压、失眠、慢性肺疾患，老年性便秘，小儿消化不良，小儿麻痹后遗症，痛经等疾患。②禁忌证　急性传染病，溃疡性皮炎，各种感染性疾患，骨折、脱位在固定期间者，恶性肿瘤，孕妇或推拿后可能引起出血者，严重心脏病及其他不宜按摩的病症。

（黄永禧）

6. 关节松动术　关节松动术（joint mobilization）是用于治疗骨关节疾患的手法治疗（manual therapy），学派颇多，各具特色。常见的有 McKenzie 法、Williams 法、Maitland 法、Mulligan 法等等。其中，在20世纪60年代初，由澳大利亚物理治疗师 G. D. Maitland 创立的关节松动术，以它安全高效的特点，已成为许多西方国家物理治疗师的必修课程。现将 Maitland 关节松动术简介如下。

关节松动术是指术者利用双手作用于患者的某一关节，对其进行推动、牵拉、旋转等被动活动，从而减轻疼痛，松解粘连，改善功能。这种被动活动是可以被患者控制或抵抗的，与此相反，另一种称为 manipulation 的关节被动活动手法，是在病人完全放松时，术者突然快速地扳动关节，类似于中医的扳法。该手法不属于关节松动术，将不在此介绍。

(1) 作用机理　①使关节和椎间盘在解剖结构及生理功能上正常化。②使软组织最大限度地易于功能活动。③治疗时产生的机械性刺激传入脊髓，通过“闸门控制”理论而起到镇痛作用。④引起内啡肽释放，使痛阈提高，从而镇痛。⑤安慰作用。

(2) 方法　关节松动术分为两大类，即周围关节松动术和脊柱关节松动术。关节的活动又被分为生理性运动和附属性运动（accessory movement）。所谓生理性活动是指病人可以主动完成的关节活动，如屈、伸、内收、外展、旋转等；而附属性活动则是本人无法主动完成，需他人操作的关节活动，如两个椎体间的前后滑动等。Maitland 关节松动术是一套系统且全面的骨关节疾患手法治疗技术，它包括检查方法和治疗技术。强调治疗技术的选择应根据检查过程中的阳性发现，且针对问题的性质，比如，是疼痛还是僵硬；症状持续存在还是有波动；什么因素可以加重或减轻症状；是活动还是持续体位可以诱发或加重症状，等等。根据这些临床表现，从解剖学、生理学、生物力学、病理学等分析疾病的特性，在临床诊断的基础之上做出更为细致的判断，从而选择最恰当的技术进行治疗。同时还强调治疗中应随时观察病人的反应，每次治疗后复查阳性表现，准确评估疗效，及时调整治疗技术。

①检查方法　a. 问诊（subjective examination）包括：i. 现病史，如发生原因、进展情况、症状的部位和性质等等；ii. 既往史，如有无类似病史和其他病史及其治疗情况；iii. 个人嗜好、职业、一般社会经济情况等；iv. 其他检查：X-ray，CT，MRI，电生理等。b. 体格检查（objective examination）主要包括：i. 望诊，如动静态姿势、局部情况等；ii. 演示受影响的功能运动；iii. 主动运动，如屈、伸、侧屈、旋转等，必要时检查复合运动（两种以上的关节活动，如后伸同时旋转）、重复运动、持续体位以及在某一体位被动加压等；iv. 被动活动，包括生理性和附属性活动；v. 肌肉的静态抗阻收缩；vi. 局部触诊；vii. 神经系统检查，如皮肤感觉、肌力、反射等；viii. 特殊检查，如椎动脉试验、被动屈颈试验、上肢紧张试验、直腿抬高试验、被动屈膝试验、Slump 试验等；ix. 邻近关节检查。

对于重要的症状和阳性体征应特别标注，以便作为评价疗效的指标。

②治疗技术　a. 强度分级：关节松动术分为Ⅰ～Ⅳ度，如图 14－2 所示。Ⅰ度：于关节活动范围的起始位进行小幅度的节律性被动活动；Ⅱ度：于关节活动全范围的前中部进行大幅度的节律性活动；Ⅲ度：于关节活动全范围的末端或受限处进行大幅度的节律性活动；Ⅳ度：于关节活动全范围的末端或受限处进行小幅度的节律性活动。b. 技术种类：包括生理性关节松动术和附属性关节松动术。由于篇幅有限，仅介绍几种常用技术。

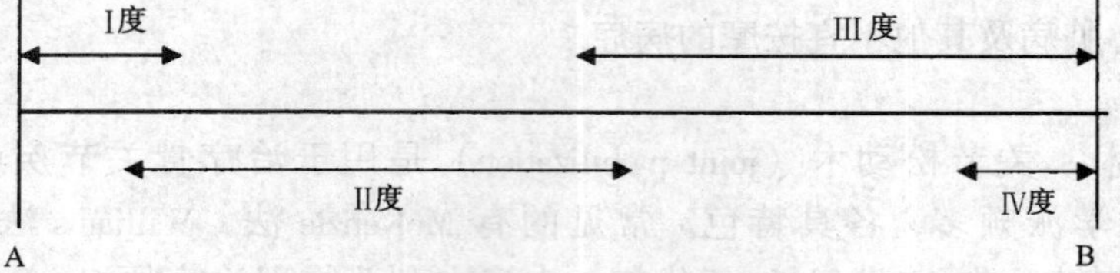

图 14－2　Maitland 关节松动术强度分级

AB：关节活动全范围；A：起始位；B：终止位或受限位

生理性关节松动术:即术者按不同的强度被动地活动患者的关节。包括屈曲、伸展、内收、外展、侧屈、旋转及复合运动等,还有一些神经松动技术,如直腿抬高、Slump 技术等。

附属性关节松动术：i. 自后向前节律性推动关节骨端或椎体中央，简称中央 PA，符号为↓。ii. 自前向后节律性推动关节骨端或椎体中央，简称中央 AP，符号为↑。iii. 自后向前节律性推动椎体一侧，常于患侧横突，简称单侧 PA，符号为⤵，注明左右。iv. 将关节或椎体的棘突向肢体或躯干的侧方推动，对于脊柱关节，常将棘突推向患侧。符号为→，注明向左或右侧。v. 沿躯干或肢体纵轴节律性推动或牵拉关节，符号为↔，注明向头侧或尾侧。

c. 操作节律和时间　一般轻手法或大幅度活动时，为每秒 1 次，甚至每 2s 1 次；强手法时，可以每秒 2 次。每次治疗 1～2min 后，间歇数分钟，重复 2～3 次。然后进行重要阳性症状和体征的复查，评价疗效，通常再重复一遍上述治疗，若治疗后病情明显加重，则需调整治疗技术。次日治疗前复查主要临床表现，评价效果，以此为依据进行治疗技术选择。关节松动术一般见效较快，若数天内治疗无效，则应考虑改用其他治疗手段。

③选择治疗技术的原则　a. 急性疼痛，激惹性强，则选择无痛性体位及无痛性手法强度。b. 慢性疼痛，关节僵硬，则选择引起疼痛的体位及治疗技术。c. 疼痛与僵硬同时存在时，则先治痛后治僵。d. 关节和神经均受累时，则先治关节后治神经。e. Ⅰ度或Ⅱ度手法常用于治疗疼痛；而Ⅲ度或Ⅳ度手法常用于松解粘连，缓解僵硬。f. 当关节绞锁时，选择痛性体位和附属性技术，先Ⅳ度再Ⅲ度。g. 初次治疗，一般只选一种手法，以便判断手法选择的正确性。

（3）禁忌证　①绝对禁忌证：骨关节恶性肿瘤；感染性炎症，如骨髓炎，TB；脊髓受压；马尾受压；近期骨折；严重骨质疏松，尤其是肋骨。②相对禁忌证：椎动脉供血不全；强直性脊柱炎、风湿性关节炎等疾病的急性期；脊椎前移，滑脱；稳定性差；心理性疼痛，体征与症状不符；未诊断的疼痛；怀孕早期和后期（除非关节绞锁）；近期的挥鞭综合征（whiplash）；服抗凝药期间。③需要慎重的指征：严重性疼痛；易激惹状态；急性神经根痛；出现神经根压迫症状及体征加重；神经根易激惹；关节活动可引起远端症状；一般状况差。

（黄　真）

7. 牵引治疗

（1）概述　牵引治疗主要是通过手法、自身体重、器械，使关节和软组织得到牵伸而达到治疗目的。它常结合按摩、医疗体操、热疗进行。常用的有颈椎牵引、腰椎牵引及四肢关节牵引。颈、腰椎牵引的主要生理作用是使紧张的或痉挛的肌肉放松，拉开相邻椎体，使相应的椎间隙和椎间孔增大，从而减轻神经根受压或促使椎间盘突出物还纳或移动，使疼痛缓解。四肢关节牵引主要是使肌肉松弛，集中牵拉粘连和挛缩的组织，克服纤维组织内部的粘滞阻力而起到牵伸作用。

(2)方法　①牵引方式有手法牵引、滑轮牵引、电动牵引、自身重量牵引、自动牵引等。最常用为电动牵引,它分持续牵引法和间断牵引法或称脉冲式牵引法。②牵引体位:颈椎牵引分坐位或卧位牵引。牵引产生的应力位置与牵引角度有关,角度越小,应力位置越靠近颈椎上段。一般上颈椎用10°~15°,下颈椎用15°~25°。有学者认为卧位牵引可充分放松;可使颈4~7椎间隙的后部增大更明显,可避免枕颌部束缚不适感。腰椎牵引一般采用仰卧位。③牵引重量和时间:目前看法不一。颈椎牵引一般从4~6kg开始,每次增加1kg至12~15kg,时间15~20min,如采用间歇牵引法,时间可稍延长。Colachis等认为,9.3~11.2kg基本可使颈椎椎间隙拉大。牵引的机械效应发生在最初几分钟。腰椎牵引的力量大于25%体重才可克服牵引时的摩擦力,一般认为牵引重量约需22.7~45.4kg,时间以20~30 min为宜。

（3）适应证和禁忌证　颈椎牵引主要适用于神经根型颈椎病、颈性痉挛。椎动脉型和脊髓型颈椎病应慎重，可小重量，短时间试用。腰椎牵引主要用于腰椎间盘突出症、神经根性痛、慢性腰肌劳损等。以下情况禁忌牵引：各种骨性肿瘤、特异性炎症（如结核）、急性颈、腰椎损伤或环枢关节半脱位、重症骨质疏松、类风湿性病变破坏韧带等组织、急性软组织损伤、椎间盘突出明显压迫脊髓者。

8. 传统的运动疗法　我国古代很重视应用运动和体操来健身治病。当时的导引就是集中的代表，公元前168年西汉“马王堆出土帛书”中的“导引图”，描绘了44个各种运动的图像。导引的含义是“导气令和，引体令柔”，它是一种肢体运动与呼吸吐纳、自我按摩相结合的防治疾病的方法。经过历代的演变，导引术发展成华佗的“五禽戏”，唐宋时代的“八段锦”，明代的“太极拳”以及现代的“练功十八法”等等，其中许多方法应用于现代康复治疗，现简述如下：

（1）太极拳

①概述　太极拳是我国民族形式的体育项目之一，很早就在我国民间流传。几个世纪以来，经过实践，证明它是一种重要的健身和防治疾病的手段，已成为我国康复运动的方法之一。新中国成立后，我国不少学者对太极拳的生理和治疗作用进行了研究，其主要结果为：a. 对神经系统的影响　练太极拳要求心静神凝、专心一致，以意识引导动作，动作连贯均匀，而且太极拳是一种很有兴趣的运动，可提高人的情绪，因此，对中枢神经系统是一种很好的训练，可提高其调控能力和紧张度，从而加强对其他系统和器官的作用。b. 可增强心肺功能　对照研究表明，经常练太极拳组中老年人的各项人体测量指标较一般中老年人好。如收缩压比对照组低 20mmHg，动脉硬化发生率低，程度轻，能较好完成运动试验，心血管反应好。横膈活动度、最大通气量等肺功能水平较对照组高。c. 对骨骼、肌肉及关节活动的影响　经常练太极拳组中老年人的脊柱畸形、驼背发生率较低，脊柱活动幅度较好，骨质疏松发生率低，因此练太极拳有一定防老作用。d. 对内分泌系统影响　人到老年后，内分泌功能减退，而练太极拳者的甲状腺素和血清睾酮浓度以及垂体分泌的促激素浓度都高于对照组，这对保持人体正常代谢水平，延缓衰老有重要意义。

练太极拳对人体免疫功能、精神心理、消化系统等都有良好的作用，不一一列举。总之，练太极拳除增强体质外，还是预防和辅助治疗高血压、溃疡病、神经衰弱、心脏病、肺结核等的好方法。

②方法　太极拳的流派很多，如陈式、杨式、武式、孙式、吴式等发展成五大流派，七种架式，如陈式老架、新架、小架，杨式大架、武氏小架、吴式中架、孙式小架。但其基本精神和要领是一致的，其特点为轻松柔和，连贯均匀，圆活自然，协调完整；动作要领为意识引导动作，注意放松，不用拙力，上下相随，周身协调，虚实分清，重心稳定，呼吸自然。至于运动强度各式太极拳有所不同，如老式杨式太极拳的平均能量代谢率不超过 4.1Mets，生理强度不超过 50%最大摄氧量，属中等偏低强度，对中老年人较合适；陈式太极拳强度较大，但时间较短，运动量与杨式相近；而简化太极拳运动量较小，能量消耗只达 2.9Mets，生理强度不超过 40%最大摄氧量，属轻度运动，但比较容易掌握和推广，如需增加运动量，可重复练习。总之，练习何种太极拳，要根据病人的体力、病情和条件来选择。

（2）八段锦

①概述　八段锦是我国民间流传已久的由八节动作组成的保健操，在宋代已相当普及。练八段锦时要求思想集中，通过肢体的屈伸、肌肉的收缩放松，疏通经络，促进脏腑气血的运动，扶助正气的强壮，对一些疾病有预防和康复作用。八段锦运动老少皆宜。尤其适于体质较弱的中老年人和慢性病者。

②方法：练习时精神安定，每个动作一般做八次，缓慢呼吸，闭口，舌舐上颚，练完后散步几分钟再休息。动作名称和作用如下：a. 两手托天理三焦（图 14－3a）作用为调三焦、和脾胃、宣肺气、可治胸闷、腹胀、食欲不振等。b. 左右开弓似射雕（图 14－3b）作用为通过扩张胸廓，对慢性肺疾患和肩关节病有一定帮助。c. 调理脾胃单举手（图 14－3c）作用为调理脾胃，消食去积，减轻肩背疼痛。d. 五劳七伤往后瞧（图 14－3d）作用为锻炼颈部肌肉，清肺气，宁精神。e. 摇头摆尾去心火（图 14－3e）作用为强壮肩、臂、腰、背筋

络。f. 两手攀足固肾腰（图 14－3f）作用为固肾养精，壮腰膝。g. 攥拳怒目增力气（图 14－3g）作用为增强手臂力量，防治肢体麻痹，并扩张胸廓，强壮胸、肩、腰、背等处肌肉。h. 背后七颠百病消（图 14－3h）作用为强壮颈、项、腰、膝肌肉筋络。

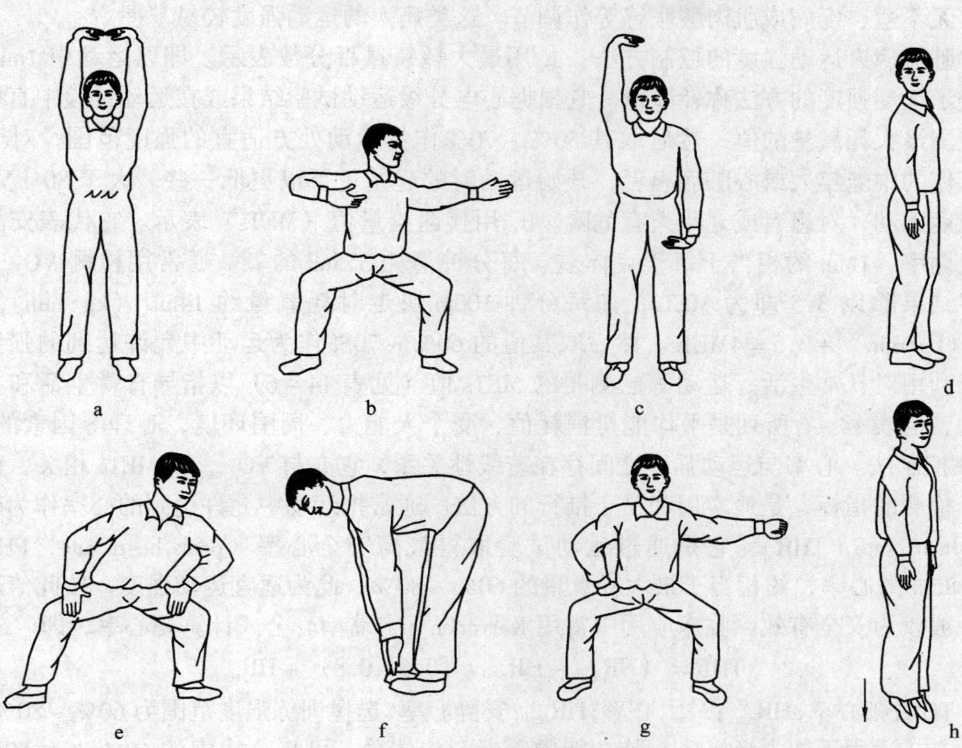

图 14－3 八段锦图解

（八）运动处方

在运动疗法中，根据病人或健身者的医学检查资料（包括运动试验及体力测验），按其健康、体力、心血管和运动器官的功能状况、年龄、性别、运动史及疾病特点，用处方的形式规定适当的运动种类，方法和运动量，并提出运动中的注意事项，以便有计划地经常性锻炼、达到健身或治病的目的，即为运动处方。运动处方主要包括运动的类型（type，T）运动的强度（intensity，I）、运动的持续时间（duration，D）和运动的频率（frequency，F）四个要素。

1. 运动种类　根据治疗目的选择。如为了健身或改善心、肺及代谢功能，可选择全身性耐力性项目，如步行、健身跑、骑自行车、游泳、上下楼梯、跳绳、原地跑等；如为训练肌肉力量、关节功能和消除局部脂肪积聚，可进行力量性训练；如为放松精神和躯体，可作放松性练习，如太极拳、放松体操、散步、气功等，如为治疗某些疾病，还可选择针对性的医疗体操。在考虑运动项目时，应以一种方法为主，辅以其他，以丰富治疗内容，提高兴趣和效果。如冠心病病人以耐力性练习为主，还可配合练习太极拳、气功等。

2. 运动量　运动种类决定后，关键是决定运动量。运动量是指锻炼中的总负荷量，主要由运动强度、持续时间和频度三因素构成，三者又可相互调节。肌力锻炼宜采用强度大，时间短的形式；内脏疾病适于用强度小，时间长的形式。

(1) 运动强度（Ⅰ）是运动量中最重要的因素，它直接影响运动效果和安全性。控制运动强度的方法大体分两类。

①骨关节或神经肌肉疾病为主的病人，常以要求达到活动范围或肌力程度来控制，并以肢体有无不适、疼痛或肌肉酸胀感等作调节。这类病人的运动强度较易掌握。

②脏器病人运动强度的控制方法：a. 用最大耗氧量百分数表示。即以运动中 1min 消耗的氧表示运动强度的方法称耗氧量。它根据心电分级运动试验结果或在运动试验中直接或间接法检测最大耗氧量的值，然后取其 50% ~ 70% 作为运动处方适宜的强度范围，对于经常静坐工作的中老年人或心脏病患者，开始运动时的起始量可以更低一些。大于 80% $VO_{2\ max}$，属大强度运动，对患者或老年人有危险。b. 用代谢当量值（METs）表示。它代表安静状态下的代谢率，1Met 约相当于每千克体重、每分钟消耗 3.5ml 的氧。通常用检测 $VO_{2\ max}$的方法，将结果除以 3.5 即为 METs，如每分钟 100m 快走时耗氧量约 14ml/（kg·min)，则用 14ml/（kg·min）÷3.5 = 4METs。然后取其值的 60% ~ 70% 作为运动中允许达到的强度。此法便于利用对日常生活、运动等已测得的 METs 值（见表 14 – 6）以指导日常生活和各种家务劳动，但表 14 – 6 所列是平均能量消耗值，受个人能力、周围环境、心理等因素的影响。c. 心率控制法。心率与运动强度之间存在着线性关系，它亦与 $VO_{2\ max}$和 METs 相关，而且是最便于检测的指标，是最实用和易于推行的方法。通常把运动中允许达到的心率作为靶心率（target heart rate，THR)，它是通过运动试验取得最高安全心率（peak heart rate，PHR）的 70% ~ 85% 的心率，约相当于最大耗氧量的 60% ~ 80%。此为适宜运动强度，按此值进行运动，一般较为安全有效。临床应用中常用 Karvonen（卡翁南）公式计算靶心率，即

$$THR = (HR_{max} - HR_{rest})(0.6 \sim 0.8) + HR_{rest}$$

式中　THR：靶心率；HR_{max}：最大心率；HR_{rest}：安静心率，选择训练强度范围为 60% ~ 80%。

此方式适用于体力尚好，心肺功能中等者，如体弱，可将公式中的 60% 改为 50%，甚至 40%。关于按年龄预计最高心率，国际上通用为 220 减去年龄（岁）后的余数。有条件时最好通过运动试验来取得。即当出现以下一种情况时，其心率即为最高心率。如运动中出现不适症状；心电图出现 ST 段缺血性下降；随着负荷增大，血压不上升反而下降（10mmHg)；虽不出现上述情况，但心率达到按年龄允许达到的最高心率。d. 其他：如自觉运动强度分级（rate of perceived exertion，RPE)，它是利用运动中自我感觉来评价，需用博格（Berg）设计的自觉运动强度分级表（参见心脏病康复章)。此法方便实用，但易受个体耐受程度的影响，可与靶心率共同使用，相互参考。

表 14 – 6　各种运动项目近似能量需要值

运动强度	运动训练	娱乐活动
极轻		
相当于 < 3METs 或 < 10ml/（kg·min）或 16.72kJ（4kcal)	平地散步 2km/h 固定脚踏车（阻力极小） 轻松的体操	打　牌 弹子球 门　球 射　箭
轻		
相当于 3 ~ 5METs 或 11 ~ 16ml/（kg·min）或 25.08 ~ 33.44kJ（6 ~ 8kcal)	步行 3 ~ 4km/h 平地自行车（6 ~ 8km/h) 轻松体操	跳舞（社交舞、四步舞） 帆船 排球（不比赛） 网球（双打）

续表

运动强度	运动训练	娱乐活动
中等 相当于 3～5METs 或 18～25ml/（kg·min）或 25.08～33.44kJ（6～8kcal）	步行 4.5～5km/h 自行车（9～10km/h） 游泳（蛙泳）	羽毛球（可竞赛） 网球（单打） 滑雪（下坡） 篮球
重 相当于 7～9METs 或 25～32ml/（kg·min）或 33.44～41.80kJ（8～10kcal）	健身跑 5km/h 游泳（自由泳） 自行车（12km/h） 各种体操	划艇 登山 击剑
极重 相当于 >9METs 或 >32ml/（kg·min）或 >41.80kJ（10kcal）	跑步≥6km/h 自行车（≥13km/h） 或上坡 跳绳	手球 网球（比赛） 篮球比赛 滑雪过小山

（2）持续时间(D)　除去预备活动和整理活动外，一般为 20～30min。但运动时间长短可与运动强度相互调节。在规定的运动量下，强度越低，则时间越长，才可产生相同效应。其相关关系见表 14－7。

表 14－7　运动强度与持续时间配合

运动量	运动时间（min）				
	5	10	15	30	60
小	70	65	60	50	40
中	80	75	70	60	50
大	90	85	80	70	60

注：表中数字为运动时耗氧量与最大耗氧量的百分比

如为提高耐力，则持续时间应达到出汗，轻度疲劳和气短。可持续 15～60min，其中达到靶心率时间在 15～30min 以上。采用同样运动量时，年轻、体质好者，宜选用强度较大，时间较短的方案。中老年人及体质差者，宜选用强度偏小而时间较长的方案。功能容量低（<5METs）及有用力性心绞痛患者应短至 5～10min，肥胖患者应至少持续 45～60min。

（3）运动频度(F)　即每周运动的次数。足够强度的运动练习后，一次训练效应可维持 2～3 天左右。运动量小时，一般每日或隔日 1 次；运动量大时，可适当延长间隔时间，以使机体得到充分恢复。但如间隔超过 3～4 天，运动效果的蓄积作用会消失而降低疗效。

3．运动程序　由于运动和内脏调节适应能力之间存在一定的时间间隔，所以每次运动的内容通常分准备运动、训练运动和整理运动三个部分，其中所占比例，不同的运动训练也有区别。如疾病恢复的早期阶段，准备部分时间要长些，大约 15min 左右，目的是使身体逐渐适应，以免在突然强度大的运动后，发生内脏器官不适应和关节损伤等；训练部分是运动训练的主要部分，其中达到靶心率的运动时间不应少于 10～15min。具体方法有持续训练法、间断训练法、循环训练法和循环-间断训练法。结束部分 5～10min 是训练中的整理放松，逐渐安静下来，不要突然停止运动，以保持良好的静脉回流，维持一定的心排血量，以预防出现直立性低血压或心血管意外。在疾病恢复的中、后期，则准备活动 10min 左右，训练部分控制在半小时或稍长些，结束部分 5～10min。时间划分要因人而异。

4. 注意事项

（1）检查身体　参加锻炼前，特别是有氧运动，要注意心血管功能和运动器官的检查，如有病变，要在医师的指导监督下进行活动。

（2）循序渐进　运动强度要逐步适应，一般要求 3～5 天内达到预计强度。

（3）训练中如出现不适，应中止活动，并立即和医生取得联系；如出现其他疾病，如感冒等，应暂停运动。

（4）运动后勿立即进行热水浴，休息 20min 后再用温水淋浴。

（5）运动后除测量脉搏外，还应观察睡眠、食欲、精神状态等。

（黄永禧）

二、电疗法

利用电能作用人体，以防治疾病的方法称为电疗法（electrotherapy）。在电生理学和临床医学的基础上，常用的电能有直流电，交流电和静电三类。

医用电疗方法很多，有直流电疗法，低频脉冲电疗法，中频电疗法，高频电疗法及静电疗法。

人体内除有 60% 的大量水分，还有很多能导电的电解质和非导电的电解质，因此人体实际上是一个既有电容性质又有电阻的复杂导体，这是电疗的物质基础。电流作用于人体引起一系列的理化反应，并通过神经－体液作用影响组织和器官功能，从而达到治疗疾病的目的。

（一）直流电疗法

1. 概述　直流电是一种方向不随时间变化的电流，应用直流电作用于人体以治疗疾病的方法称为直流电疗法（direct current electrotherapy）。其治疗作用是基于人体组织的导电性。在直流电作用下，机体内不同电荷的离子朝向与自己电荷相反的方向移动产生电解、电泳和电渗现象，导致离子浓度比的变化，从而引起组织内的生理化学反应。

2. 治疗原理

（1）电解：电解质溶液在直流电外电场作用下，溶液中的正负离子分别向与自己电性相反的电极移动，并在电极上失去或获得电子而成为中性原子或原子团，此过程称为电解。由于电解作用在阳极下产生强碱，易发生化学烧伤。

（2）电泳和电渗：胶体由胶体粒子（分散质）和分散胶体粒子的液体（分散剂）组成。在外加直流电场作用下，胶体粒子向电荷符号相反的电极移动称为电泳；分散剂向另一电极移动称为电渗。机体组织内蛋白质是分散质，多带负电，由于电泳向阳极移动致细胞膜通透性降低；而水是分散剂，由于电渗向阴极移动致细胞膜通透性增加。

（3）组织兴奋性变化：神经肌肉兴奋性与体液中多种电解质离子浓度的关系为 $E \propto \frac{[K^+][Na^+]}{[Ca^{2+}][Mg^{2+}]}$，由于 Ca^{2+}、Mg^{2+} 向阴极移动的速度比 Na^+、K^+ 慢得多，因此在阴极下 Na^+、K^+ 的浓度相对升高，神经肌肉兴奋升高；而阳极下 Ca^{2+}、Ma^{2+} 浓度相对升高，神经肌肉兴奋性降低。

3. 治疗作用

(1) 促进局部小血管扩张，改善局部营养和代谢。

(2) 对神经系统功能的影响表现为阳极下组织兴奋性降低，阴极下组织兴奋性升高。

(3) 促进骨折愈合；10～20μA 直流电阴极有促进骨折愈合的作用。

(4) 对静脉血栓的作用：电流强度较大的直流电对静脉血栓有促进溶解退缩的作用。

(5) 治癌作用：由于直流电的电解、电泳、电渗结果，造成高酸性、高碱性等不利于肿瘤生存的条件，最终导致肿瘤组织变性、坏死。此疗法称之为肿瘤的化学疗法。

4. 诊疗技术　直流电疗机是将 220V，50Hz 的正弦交流电经过整流，滤波处理转变为稳恒直流电的装置输出电压不超过 100V，电流强度不超过 100mA，连续可调。最常用的治疗方法是体表电极衬垫法，包括全身和局部直流电疗法，可采用电极对置法或并置法。

5. 适应证及禁忌证

(1) 适应证：深浅静脉血栓，营养不良性溃疡，冠心病、癌症、骨折不连接或延迟连接等。

(2) 禁忌证：湿疹，对直流电过敏，心衰，有出血倾向等。

(二) 直流电药物离子导入疗法

1. 概述　用直流电将药物离子通过皮肤、黏膜或伤口导入体内进行治疗的方法，称为直流电药物离子导入疗法（iontophoresis）

2. 原理及导入特点　由于电学上“同性相斥，异性相吸”的原理，直流电可使电解质溶液中的阳离子从阳极，阴离子从阴极导入体内。药物离子主要经皮肤汗腺管口，毛孔进入皮内或经皮肤黏膜上皮细胞间隙进入黏膜组织。

药物离子一般只能导入皮肤内 1～1.5cm，导入的离子量也很少，约为衬垫上该药总量的 1%～10%，经直流电导入的离子主要堆积在表皮内形成“离子堆”，以后通过渗透逐渐进入淋巴和血液，对血管感受器和远处的组织器官发生作用；一部分药物离子进入皮肤后还原为原子或分子，保持其原来的药物性能，并与局部组织发生直接化学反应；有些药物离子能够选择性积蓄于某些组织或器官，如碘离子存留于甲状腺中。

离子导入的特点：

(1) 兼有反射作用及直流电和药物的综合作用。

(2) 药物直接导入治疗部位，并在局部保持较高的浓度，因此对浅表病灶治疗较好。

(3) 导入体内的药物在局部形成“离子堆”，作用持续时间长，疗效持久。

(4) 导入体内的是发挥治疗作用的药物成分。

(5) 此疗法不破坏皮肤的完整性，安全无痛苦。缺点是导入药量少，进入浅，对全身影响小，作用较缓慢等。

3. 治疗技术　与直流电疗法基本相同。治疗方法有衬垫法、电水浴法、体腔法及创面、穴位导入法等。

4. 临床应用

(1) 适应证：很广泛，主要有神经炎、神经损伤、慢性溃疡、伤口和窦道、瘢痕粘连、角膜混浊、虹膜睫状体炎、高血压、冠心病等。

(2) 禁忌证：同直流电疗法。

(三) 低频脉冲电疗法

1. 概述　应用频率 1000Hz 以下的脉冲电流治疗疾病的方法称为低频脉冲电疗法（low frequency pulse electrotherapy）。

脉冲电流是一种按一定规律从零电位或某一电位水平上瞬间出现或消失的电流，作用于人体能引起组织内的离子呈冲击式移动，离子浓度发生急剧变化，因而对神经肌肉有强烈的刺激作用。单相脉冲电流时间短，但电流方向不变，故有电解作用。双相脉冲电流的一个脉冲周期具有正、负两个电流方向，故不具电解作用。

2. 物理特性　脉冲电流形态多样，常用的有方波、三角波、正弦波、双相脉冲波、指数波、梯形波等。主要参数有脉冲宽度、脉冲间歇期、脉冲周期、脉冲频率。

3. 治疗作用

(1) 对神经肌肉系统的刺激作用　由于低频电流能产生细胞膜内外极性的变化，使膜电位由极化变为去极化，形成动作电位，因而刺激神经肌肉产生收缩。

(2) 止痛作用　低频脉冲电流的镇痛作用机制，目前多认为是由于强刺激引起遮盖效应，皮层干扰，脉冲电流对周围神经的直接抑制以及电流作用于粗纤维通过“闸门”控制止痛。同时，低频电流可以扩张血管，促进血液循环，加速局部致痛物质的排除；电刺激可使人体释放具有镇痛作用的吗啡样物质。

(3) 促进血液循环和代谢　低频电流对血管舒缩神经的刺激和某种频率对交感神经的抑制，引起局部血管扩张，改善治疗部位的血液循环。电流对运动神经的刺激引起的肌肉收缩和舒张形成“泵”的作用，促进血液和淋巴液的回流，从而减轻组织间水肿及改善局部循环和代谢。

康复治疗中，常用的低频脉冲电疗法有神经肌肉电刺激疗法、功能性电刺激、经皮神经电刺激疗法等。

4. 神经肌肉电刺激疗法　以低频脉冲电流刺激神经肌肉以恢复其功能的方法称神经肌肉电刺激疗法（nerve muscle stimulating current therapy）或称电体操疗法（electrogymnastics)。

(1) 失神经肌肉的电刺激　在进行失神经肌肉电刺激时，通常选用三角波，它能选择性刺激患肌，而不引起或少引起对正常运动神经、感觉神经及肌肉的刺激，同时又尽可能不引起皮肤疼痛及肌肉疲劳。可根据电诊断结果确定上升时间、波幅、频率等参数，发挥其特有的刺激效应。一般部分失神经支配的治疗持续时间 10~150ms，间歇时间 1000~2000ms。完全失神经支配的治疗持续时间 150~600ms，间歇时间 3000~6000ms。

(2) 治疗技术　根据神经变性程度选择不同的上升，一般采用运动点刺激法，用点状电极阴极刺激病肌。用双极法时，阴极置于被刺激肌的远端，电流强度以能引起病肌的明显收缩为准。治疗时间，部分失神经肌肉为 5~15min；完全失神经肌以每次引出 3~5 次收缩为度，连续 3~5 遍。每天 1~3 次，随病情好转，逐渐减少治疗次数。

(3) 临床应用

①适应证：各种类型的周围神经麻痹，废用性肌萎缩。

②禁忌证：急性化脓性炎症，肿瘤，出血性疾病。

5. 功能性电刺激

(1) 定义　功能性电刺激（functional electrical stimulation，FES）是用电刺激作用于丧失功能的器官或肢体，以其产生的即时效应来代替或纠正器官和肢体的功能的一种方法。

所用电流主要是方形脉冲波，正向、负向或双向脉冲。脉冲宽度不超过 1ms，常用 0.3~0.6ms，频率 30~100Hz。对于完全失神经肌肉的刺激，由于肌肉的应激性远低于神经组织，故需用脉冲宽度大于 1~5ms，频率小于 10~20Hz 的脉冲电流，才能引起肌肉收缩。

(2) 治疗作用　功能性电刺激广泛应用于临床各个领域，如人工心脏起搏器，刺激膈神经，刺激膀胱有关肌肉以改善相应的功能活动等。在康复领域中应用最多的是神经肌肉的功能性电刺激，以纠正偏瘫患者的垂足应用最多。当脑血管意外或其他原因导致上运动神经元损害时，下运动神经元是完好的。这时若给予恰当形式、适量、适时的电刺激，就可产生相应的肌肉收缩如足背屈和伸趾以补偿所丧失的肢体收缩。同时，电刺激也刺激传入神经，经脊髓投射到高级中枢，促进功能重建。运动功能的重建，对患者的心理、生理及社会活动均产生积极的影响。

（3）治疗技术　常用的功能性电刺激主要有两种，一类是大型的综合医院使用的刺激器，有 1～8 个通道的多通道输出，各通道的脉冲宽度，刺激强度各自可调；另一类是便携机，开关可放在鞋跟内或肘部、前臂，通过活动使电流通断。还有植入式电极免除了皮肤抗阻的影响，其所需电流强度只有表面电极的 1/10 甚至 1/100，且可对所需肌肉选择性刺激，所以当脑卒中、脑外伤后影响到上下肢有关肌群时，就需要多通道刺激器采用植入的方法来获得完美的步态。

（4）临床应用

①适应证：偏瘫、脑瘫、截肢所致下肢运动障碍，脑瘤摘除术后，多发性硬化，脊柱侧弯，马尾或其他脊髓损伤引起的排尿功能障碍。

②禁忌证：带有心脏起搏器者。

6. 经皮神经电刺激疗法

（1）概述　通过皮肤将特定的低频脉冲电流输入人体以治疗疼痛的方法称经皮神经电刺激疗法（transcutaneous electrical nerve stimulation，TENS）。本疗法是一种应用电池供电的微型电子仪器，以治疗疼痛为主的无损伤性治疗方法。常用 TENS 的电流参数为频率 100Hz，波宽 100μs，波形为方波脉冲，三角波或低频调制的中频电流等。

（2）治疗作用　主要用于止痛。其机制多以闸门控制学说及内源性吗啡样物质释放学说解释。较高频率的电流对外周神经和急性疼痛效果较好，而较低频率电流对中枢神经和慢性疼痛效果较好。近年证明 3～10Hz 的高强度刺激可加强镇痛效果。

（3）治疗技术　TENS 仪器种类繁多，可根据病情选择不同型号的刺激器。治疗时电极放在痛区及其附近或沿经络穴位，运动点或相应神经节段上，两极相距最少 2～3cm，电流强度用感觉阈上，以明显的震颤、麻刺感为度。每次半小时，也可长达 1 或数小时，每天 1 次或数次。

（4）临床应用

①适应证　各种急慢性疼痛（偏头痛、神经痛、肩痛、关节痛、术后切口痛、产痛、癌痛等）。

②禁忌证　带有心脏起搏器者、妊娠、颈动脉窦部位。

（四）中频电疗法

1. 应用频率为 1～100kHz 的电流治疗疾病的方法称为中频电疗法（medium frequency electrotherapy）。

2. 中频电流的特点

（1）双相无电解作用：中频电流使用的是正负交替变化的交流电，故对组织无电解作用。

（2）组织电阻明显下降，作用较深：随着电流频率的上升，组织电阻逐渐下降，因而可应用较大的电流强度使电流达到人体较深的组织。

(3) 对神经肌肉组织有兴奋作用：中频电流的单个脉冲刺激不能引起神经肌肉一次兴奋，而综合多个脉冲刺激则可引起一次兴奋，即所谓中频电流的综合效应。中频电可作用到组织深处，而在引起组织强烈收缩的同时皮肤无明显疼痛。实验证明 6000～8000Hz 范围内肌肉收缩的阈值和痛阈有明显分离现象，故目前认为刺激病变肌肉的最合适电流是低频调制的中频电流。

(4) 对感觉神经刺激小。

(5) 促进局部血液循环。

常用的中频电疗有音频电疗法，干扰电疗法及调制中频电疗法。

3. 音频电疗法　应用频率 1000～5000Hz 的等幅正弦电流治疗疾病的方法称为等幅中频正弦电疗法。由于频率在声波范围内，故又称音频电疗法（audiofrequency current therapy）。目前常用的音频电疗机的频率多为 2000Hz。

(1) 生理和治疗作用

①镇痛作用：治疗神经痛、带状疱疹及扭挫伤等都有良好的镇痛效果。

②对运动神经肌肉有兴奋作用，对感觉神经的刺激较小。

③促进局部血液循环及消炎，消肿。

④软化瘢痕及松解粘连。

⑤调节血管功能，改善局部和全身微循环。

(2) 操作技术　电极由板状或条状金属薄片和绒布套组成。治疗时可采用并置法或对置法，每次治疗 20～30min，每天 1 次，10～20 次为一疗程。

(3) 临床应用

①适应证：术后粘连、瘢痕、关节僵硬、肠粘连、术后尿潴留、扭挫伤及各种神经痛。

②禁忌证：急性化脓性炎症，带有心脏起搏器，局部金属异物。

4. 干扰电疗法　治疗时用四个电极将两路频率相差 0～100Hz 的中频正弦电流交叉地输入人体，在交叉处发生干扰，产生由 0～100Hz 低频调制的中频电流，利用这种具有内生性质的干扰电流治疗疾病的方法称为干扰电疗法（interference electrotherapy）。这种内生的低频调制中频电流含有中频成分，克服了低频电流不能深入组织内部的缺陷，而且可应用较大的电流强度，所以它兼有低频和中频电疗的特点。由于干扰方式的不同，又可分为静态干扰电疗法，动态干扰电疗法和立体动态干扰电疗法。

(1) 治疗作用

①镇痛作用：比较明显和持久。临床上常用 0～100Hz 或 50～100Hz 差频电流治疗疼痛。

②促进局部血液循环。

③对运动神经和骨骼肌有刺激作用。

④对自主神经有调节作用。

(2) 治疗技术　采用四个电极或四联电极，另外还有供特殊治疗用的专用电极，如手套电极、抽吸电极和星状电极，尽量使两路电极在病灶处交叉，用固定法、移动法或吸附固定法。电流强度一般以病人耐受量计，每次 20～30min，每日 1 次，10 次为一疗程。

(3) 临床应用

①适应证：关节和软组织损伤，颈椎病，腰椎间盘突出症，肩周炎，周围神经损伤，肌肉萎缩，内脏平滑肌张力低下。

②禁忌证：急性炎症，出血倾向，局部有金属异物，严重心脏病，结核等。

5. 调制中频电疗法　正弦调制中频电疗法使用的是一种低频调制的中频电流。其中频率为2000～5000Hz，调制频率为10～150Hz，通常有连调、断调、间调、变调四种波形。

（1）治疗作用

①除兼有低、中频电流的特点外，由于有四种波形和不同的调制频率、调制幅度且可交替出现，因而人体不易产生适应性。

②止痛作用。

③改善局部血液、淋巴循环。

④对神经肌肉的作用：断调波作用于肌肉可引起正常肌肉和失神经肌肉的收缩。

⑤调整自主神经功能。

⑥提高平滑肌张力。

（2）治疗技术　电极与衬垫和音频电基本相同。采用正弦调制中频电疗机，每次选用2～3种波形，每种作用3～8min，10次为一疗程，强度以明显振颤感为宜。

（3）临床应用

①适应证：基本同干扰电疗法，更适用于神经肌肉电刺激和药物离子导入。

②禁忌证：同干扰电疗法。

（五）高频电疗法

应用频率100kHz的电磁振荡电流治疗疾病的方法称为高频电疗法（high frequency electrotherapy）。高频电流分为长波、中波、短波、超短波、微波5个波段。近年来，长波、中波疗法的应用逐渐减少，短波、超短波、微波疗法得到广泛研究和应用。

高频电流的特性：①对神经肌肉无兴奋作用；②产生热作用明显；③治疗时电极可以离开皮肤；④无电解作用；⑤高频电流不能引起神经肌肉的极化作用，故不会引起神经肌肉组织兴奋性的变化。

高频电作用于人体时主要产生热和非热的效应。

温热效应的治疗作用包括：

（1）改善血液循环：中等剂量高频电可使局部血管扩张，血流加速，血液循环改善，而大剂量高频电则使血管麻痹，出现淤血，血管周围出血，毛细血管内栓塞等。

（2）镇痛：通过降低感觉神经的兴奋性，改善血液循环，缓解肌肉痉挛而起到镇痛作用。

（3）消炎：中小剂量高频电可使血管扩张，血液循环改善，减轻肿胀，加快炎性产物的排除，以及提高网状内皮系统的功能而起到消炎功效。

（4）降低肌肉张力。

（5）加速组织生长修复。

（6）提高免疫力。

（7）治癌作用：大剂量高频电所产生的高热有治癌作用。

非热效应的治疗作用包括：

（1）消散急性炎症。

（2）使神经、肉芽组织再生加速。

（3）使神经系统兴奋性增高。

小剂量高频电作用于人体时，组织内离子，偶极子的振动和转动在未达到引起温度变化的情况下，仍可引起一系列物理、化学和生物特性的改变。基于这些改变产生的生物学效应即非热效应。频率越高非热效应越明显。

1. 超短波疗法　应用频率为 30～300MHz，波长 10～1m 的交变电磁场治疗疾病的方法，称为超短波疗法（ultrashort wave therapy）。常用电场法治疗，故亦称超高频电场疗法。其常用频率为 50MHz，40.68MHz，38.96MHz，震荡电流有连续和脉冲两种形式。超短波主要以电容场法进行治疗，治疗时人体位于电容场中，人体内电解质产生位移电流，电解质损耗，能量转化为热能。电解质产生传导电流，欧姆损耗。基于这两种效应产生的热效应和非热效应即为超短波的治疗基础。

超短波的频率高于短波，非热效应比短波明显，脉冲超短波主要产生非热效应。

(1) 治疗作用　具有高频电疗法共有的生物学效应和治疗作用。其明显的非热效应具有提高免疫力、镇痛、消炎等突出作用。

(2) 治疗技术　超短波治疗机有 50W，200～300W，1～2kW（治癌用）三类。电极与皮肤平行，并保持一定间隙，电极间隙小时作用表浅，间隙大时作用较深。无热量治疗时，电极间隙较大，温热量治疗时电极间隙较小。

常用电极放置方法有并置法、对置法和单极法。

超短波的治疗剂量按患者的温热感觉程度分为四级：Ⅰ级剂量：为无热量，在温热感觉阈下，无温热感，适用于急性疾病。Ⅱ级剂量：为微热量，有刚能感觉的温热感，适用于亚急性疾病。Ⅲ级剂量：为温热量，有明显而舒适的温热感，适用于慢性疾病。Ⅳ级剂量：为热量，有刚能接受的温热感，适用于恶性肿瘤。

治疗时应该调谐，以减少震荡电路上的电能损耗，达到最佳治疗效果。调谐就是调节电容或电感，使输出电路的振荡频率与治疗机的振荡电路的振荡频率一致，此时振幅最大。若此时患者的感觉超过治疗剂量的要求，可加大电极与皮肤的间隙。一般每次治疗 20～30min，急性炎症 10～15min，急性肾功能衰竭 30～60min，每天 1 次，10～15 次为一疗程。

(3) 临床应用

①适应证：皮肤软组织、关节、胸腔、腹腔及内脏器官的急慢性炎症。

②禁忌证：妊娠，出血倾向，心肺功能衰竭，带有心脏起搏器、恶性肿瘤、带金属异物者。

2. 微波疗法　应用频率为 300～300 000MHz，波长 1m～1mm 的电流治疗疾病的方法称微波疗法（microwave therapy）。微波用于疾病的治疗始于 20 世纪 50 年代，开始时主要使用厘米波和分米波，近年来毫米波的应用越来越广。

(1) 治疗作用

①对心血管系统的作用：可使微血管扩张，血流加速，促进血液循环。

②对血液系统的影响：能增加血凝速度，使红细胞脆性增加，降低血磷的含量。

③对神经系统的作用：小剂量微波短时间能增强兴奋性，大剂量则产生抑制作用。

④对内分泌系统的影响：能增强肾上腺皮质激素的合成，促进激素进入血液。

⑤对眼睛的影响：大剂量微波可使晶体发生混浊，阴囊大剂量辐射可使曲精细管退变、坏死。

⑥抗炎作用。

(2) 治疗技术　临床上应用较多的有分米波、厘米波治疗机，近年来毫米波治疗机的应用越来越多。

不同类型辐射器的操作要求不同。非接触式辐射器（半球形、圆柱形、长形、马鞍形）

用于体表，与体表保持10cm左右的距离，适用于面积较大的病灶治疗。接触式辐射器直接接触治疗部位进行治疗。此外还有聚焦式辐射器以及用于外耳道、阴道、直肠等部位的专用辐射器。

微波疗法的治疗剂量同超短波疗法。非接触式辐射器治疗时，无温量<50W，微温量50~100W，温热量100~150W，眼耳聚焦辐射器<10W，体腔辐射器10~20W，每次治疗10~20min，每日或隔日1次，10~15次为一疗程。

(3) 临床应用

①适应证：主要适用于慢性伤病的治疗。亦可用于急性、亚急性疾病的治疗（小剂量）和恶性肿瘤的治疗（大剂量）。如肌炎、肩周炎、慢性肺炎、中耳炎等。

②禁忌证：同超短波疗法。

（谢斌　徐本华）

三、光疗法

应用人工光源或日光辐射能量防治疾病的方法称为光疗法（light therapy）。

光是一种频率很高的电磁波，光谱占电磁波一小部分，位于无线电波和X线之间，光波的频率比无线电波频率更高，光的实质是一种带能量的粒子流，这种粒子流既具有波动性又具有微粒性，分为可见光谱和不可见光谱。可见光谱由红、橙、黄、绿、青、蓝、紫七种颜色组成，不可见光谱由红外线和紫外线组成（表14-8）。

光疗法因所用的光线波长不同分为红外线疗法、可见光疗法和紫外线疗法；从光的相干性又分为非相干光和相干光疗法（见激光疗法）；按所用光线来源可分为自然光（见日光疗法）和人工光源疗法。自20世纪70年代以来出现了光化学疗法、光敏诊治癌症的方法和用蓝紫光治疗新生儿黄疸的新方法，还有学者用紫外线进行穴位照射治疗。因此，光疗法对治疗疾病和预防保健都有其重要的医疗价值。

表14-8　电磁辐射光谱

X线	紫外线				可见光线							红外线		无线电波
	真空	短波	中波	长波	紫	蓝	青	绿	黄	橙	红	短波	长波	微波
10	180	280	320	400	450	490	530	560	600	650	760	1500	15000	(nm)

(一) 红外线疗法

应用红外线治疗疾病的方法，称为红外线疗法（infrared therapy）。其波长为760nm~15μm，根据其生物学作用又将红外线分为短波红外线（波长为760nm~1.5μm）、长波红外线（波长1．5μm以上）。红外线量子能较小，被组织吸收后一般不产生电子激发过程，因此不引起光化学效应和光电效应，红外线辐射主要引起分子转动能级的跃进、产生热效应致使组织温度升高。因人体热辐射在远红外线为好；远红外线的生理和治疗作用比近红外线强，故近20年来医用红外线已发展到远红外区，波长达15μm。

红外线主要生物学作用是热作用，不同组织吸收红外线的能力不同，其产生的热效应也不同。红外线穿透能力小，约为5mm，大部分被表皮吸收，短波红外线穿透比较深，可穿透50~80mm。一般红外线波长愈短，对组织穿透能力愈强。

1. 治疗原理

(1) 热可以加速化学反应，使血管扩张，血流加速，有明显改善局部血液循环的作用。

(2) 热可加快代谢产物和病理产物的消除，促进局部渗出物的吸收，有消肿、使炎症消退作用。

(3) 红外线热作用能改善免疫功能，增强吞噬细胞功能和血管壁的通透性，使细胞活动旺盛，代谢加强，细胞的再生和修复过程加快。

(4) 热可降低感觉神经的兴奋性，肌张力下降，肌肉松弛，故有镇痛作用；热可使内脏平滑肌松弛、胃肠蠕动减弱。

2. 治疗方法　目前医疗用的红外线器械有：

(1) 红外线灯：这种灯采用电阻丝绕在或嵌入由碳化硅等物质制成的棒或板内，功率50～500W，辐射红外线波长760nm～15μm，以2～3μm为主的长波红外线。

(2) 太阳灯：系白炽灯泡制成，有立地式或台式，功率200～500W，此灯发出的光95%为红外线，另有4.8%的可见光及0.1%的紫外线，绝大多数为波长760nm～1.5μm的短波红外线。

(3) 光浴器：有供全身照射和供局部照射的两种。全身光浴器对全身进行照射，局部光浴器用于躯干、四肢部位，光浴器由多个白炽灯泡或用碳化硅制的辐射头安装于光浴箱内。

红外线照射时灯与所照皮肤距离保持30～50cm，治疗时间20～40min，以照射部位有舒适的温热感为宜，每日1～2次，照射10～20次为一疗程。红外线照射后在10min左右出现不均匀红斑，1～2h后可自行消退，反复多次照射后局部可出现网状色素沉着。

3. 临床应用　红外线临床应用很广，主要用于镇痛消炎、促进吸收、缓解肌肉痉挛、促进组织再生等。适应证有急性和慢性损伤，如肌肉劳损、挫伤、挨伤，各种类型关节炎和关节病，神经痛，肌纤维组织炎，慢性淋巴腺炎、慢性盆腔炎、肠炎、胃炎，慢性延迟愈合之伤口，冻疮、褥疮、皮肤溃疡、注射后硬结，术后粘连、瘢痕挛缩，带状疱疹及其后遗症神经痛等。禁忌证为有出血倾向、高热患者、活动性肺结核、严重动脉硬化、代偿功能不全的心脏病等。

4. 注意事项

(1) 红外线可引起眼部的损害如畏光、视力模糊，严重者可致白内障和眼底烧伤之危险，因此必须注意对患者眼睛的保护，避免对眼睛直接照射。在对颜面部和周围做治疗时，可用浸湿的纱布遮盖眼睛或患者戴绿色防护眼镜。

(2) 对于急性创伤，需待24～48h局部渗出和出血停止后方可做小剂量红外线照射。

(3) 对肢体有循环障碍和陈旧性瘢痕植皮术后，用红外线照射时应注意患处有无循环不良，照射过量时可出现水疱，感觉障碍区照射时剂量应特别注意，以免发生烫伤。

(4) 对急性瘢痕，如果毛细血管明显扩张、水肿和增殖突出，有奇痒刺痛时，不宜选用红外线，以免促进增殖。

(二) 可见光疗法

应用可见光线治疗疾病的方法，称可见光疗法（visible light therapy）。可见光指肉眼看得见的普通照明光源发出的光线，其光源发出的可见光仅占4.8%，而短波红外线占94%～95%，因此可见光疗法实质上与发光的红外线灯治疗相近。

1. 治疗作用

(1) 温热作用：各种颜色的光被组织吸收均可产生热效应，红光穿透组织较深，可引起深部组织血管扩张，血液循环增强、组织充血；蓝紫光有镇痛、抑制作用。

（2）光化学作用：应用可见光中的蓝紫光可治疗高胆红素血症即核黄疸，其治疗原理是胆红素对蓝紫光（波长400～500nm）有强烈的吸收作用，在蓝紫光线作用下，胆红素分解成无毒的胆绿素及水溶性低分子量化合物，从尿便排泄出体外，从而降低血清中胆红素的含量，而使黄疸消退，促使血中胆红素含量下降，胆汁排出胆红素增多。

2. 治疗方法　可自己制作照射器具，采用蓝光灯泡25W 8只，或20W蓝荧光灯10只，分2～4行均匀排列。照射方法以患儿为中心，距离70cm，照射24～48h，每照射6h可间歇1～2h。如采用普通白炽灯泡作为可见光光源，其照射距离为15～30cm，治疗时间每日一次，每次15～30min，10～20次为一疗程。

3. 临床应用　与红外线治疗基本相同，适用于慢性炎症，神经炎，带状疱疹，软组织损伤、肌纤维组织炎、关节痛等。其禁忌证与红外线疗法亦相同。

4. 注意事项　如用蓝紫光治疗核黄疸患儿时，一定要保护婴儿的眼睛。距离不宜太近以免烫伤，其他注意事项同红外线疗法。

（三）日光疗法

利用天然的日光照射身体的一部分或大部分的方法来预防和治疗疾病，简称日光疗法（solar therapy），在我国已有悠久的历史。

日光包括肉眼看不见的富于热作用的红外线，富于化学作用的紫外线，还有可见光线，在进行日光疗法时要考虑到地面高度，季节和时间，城市和乡村等的影响因素。地面越高，大气越稀薄，同时其中的尘埃、煤烟也显著减少，因此日光被吸机会也少，高处比低处日光强。在低处以海滨的日光较强，因为尘埃少和海面对日光有反射。在乡村田野中尘埃、煤烟亦少，又含有紫外线作用，故选择日光疗法的地点应在高山、田野、海滨。

1. 治疗作用　日光中紫外线能使皮肤7-脱氢固醇变成维生素D，可改善钙磷代谢，防治佝偻病；日光中的红外线能提高局部温度，扩张血管，促进新陈代谢和组织再生，并有消炎镇痛作用。

2. 治疗方法　日光疗法具备的器具：日光疗法可在日光浴场，须搭一帆布或是木棚，便于治疗和休息，尚需准备布单、草帽、暗色保护眼镜、治疗床或卧垫等。日光照射量的多少，受日光的强弱、疾病的种类、个体情况而不同，一般采用全身和局部日光浴。每日或隔日一次，照射时间6～12min，一般照射以20～30次为宜。

3. 临床应用　适用于佝偻病、慢性腹膜炎、贫血、肥胖症、糖尿病、慢性气管炎、骨折创伤、皮肤溃疡等。对于活动性肺结核、心力衰竭、心动过缓、动脉硬化、结核性胸膜炎、甲状腺功能亢进、出血性疾病、发烧、月经期及不满周岁的乳儿等为禁忌，不宜做日光治疗。

4. 注意事项　日光疗法最好在饭后半小时进行，不应空腹进行，不要用毛巾包扎头面部，以免中暑或出现不良反应，全身日光疗法如有恶心、呕吐、眩晕、体温下降、日射病、日光性皮炎、结膜炎、白内障及体重明显减轻等症状和疾病时，应立即停止照射。

（四）紫外线疗法

利用紫外线防治疾病的方法，称为紫外线疗法（ultraviolet therapy）。

1801年，利特尔发现在紫光以外有一种可见的光线，能使氧化银变黑，称之为紫外线。它的波长范围为180～400nm，可分为长波紫外线（UVA），波长为320～400nm；中波紫外线（UVB），波长为280～320nm；短波紫外线（UVC），波长为180～280nm。太阳光在通过大气层时，短波紫外线被臭氧层吸收，到达地面的太阳光中仅含有长波和中波紫外线，短波紫外线只能从人工电光源中获得。

1. 紫外线的生物学作用

（1）红斑反应

①皮肤红斑：一定剂量的紫外线照射皮肤，经过一定时间照射区出现均匀的外界清晰的红色红斑，称为紫外线红斑。紫外线红斑与热射红斑不同，不是照射后立刻出现，而是有一定的潜伏期，一般在照射 6~8h 出现反应，短波紫外线一般为 1.5~2h，12~24h 达到高峰，之后逐渐消退。红斑强度随照射剂量的不同而异，剂量大，红斑强；剂量小，红斑弱。红斑强即持续时间长；红斑弱持续时间短。长波紫外线的红斑持续作用最长；短波紫外线红斑持续时间短。以 297nm 的紫外线致红斑作用最为明显，其次为 253.7nm 的紫外线，不同波长的紫外线引起的红斑反应强度不同。经紫外线照射处的皮肤，其组织学发生改变，即红斑区的血管扩张、充血、渗出增强、白细胞增多等，这种改变不仅在表皮，而且向深层组织扩展，因此，紫外线红斑实质是一种光化性皮炎。红斑反应的机理较复杂，目前还不完全清楚，一般学者认为：表皮棘细胞层受紫外线作用后原生质变质而形成分解产物——组胺和类组胺物质，此类物质致血管扩张、血流和淋巴循环增强，组织温度增高，代谢增强，单核吞噬功能增强，血管及细胞膜通透性增加，因而有利于炎症的吸收和促进组织肉芽上皮的增生。另外学者认为紫外线照射后出现生化反应，如激肽、前列腺素等物质，当它们达到一定的水平时，引起复杂的神经血管反应，导致红斑的产生。

②黏膜红斑反应：黏膜组织血管丰富，血液、淋巴循环旺盛，含水量高，除个别部位外均无角质层。紫外线对黏膜穿透能力高于皮肤，一般认为黏膜对紫外线的敏感性低于皮肤，约为皮肤敏感性的 30%~50%，因此照射黏膜时要注意烧伤，要了解黏膜红斑出现较快、消退也快的特点，以便正确掌握紫外线对黏膜照射的剂量。

（2）色素沉着：黑色素是一种黑色或黄褐色的色素，是在黑色素细胞中，在酪氨酸酶的作用下由酪氨酸产生。紫外线可以使黑色素立即变黑，同时刺激黑色素生成。当紫外线照射后立即出现变黑，1~2h 达到高峰，之后逐渐消退，6~8h 恢复正常，这可能是由于黑色素细胞中还原的黑色素氧化所致。长波紫外线可以引起直接黑色素沉着的反应，紫外线引起色素沉着，其作用使黑色素细胞增大，树状突增加，黑色素小体合成增加，黑色素细胞增殖和促使休眠状态的黑色素细胞活化，黑色素细胞中酪氨酸酶活性增加，黑色素小体向棘细胞或角质细胞分泌增加等，主要由中波紫外线引起延迟性色素沉着，短波紫外线色素沉着作用较弱。

（3）对免疫功能的影响：紫外线照射可提高机体免疫功能，可使某些免疫细胞数量增加，单核-巨噬细胞、中性粒细胞吞噬功能增加，凝集素升高。有的学者认为紫外线照射皮肤可引起蛋白质变性形成异性蛋白，刺激机体免疫功能。研究发现，紫外线照射皮肤，上皮细胞释放白细胞介素-1（interleukin-1）明显增加，此种物质可通过血液淋巴循环作用于免疫细胞，T 和 B 细胞被活化，提高吞噬细胞的功能和分泌抗体功能。

（4）对细胞的影响：细胞的核酸，包括脱氧核糖核酸（DNA）和核糖核酸（RNA），对波长 250~260nm 的紫外线有强烈的吸收作用，尤其是 DNA 的吸收更多，细胞的繁殖、发育、生长及一切生命活动都与核酸特别是 DNA 有密切的关系。因此紫外线可以影响细胞的生命活动，而且紫外线的剂量不同，造成的影响亦不同。在一定的波长及剂量作用下，尤其长期大剂量照射，可降低淋巴细胞的活性，对机体免疫功能有抑制影响，因为大剂量紫外线可使细胞的DNA，RNA破坏，蛋白质变性及酶灭活；紫外线容易引起含氢或双硫键的氨基酸的破坏，如胱氨酸、谷胱甘肽等，也易引起色氨酸、组氨酸的变性。蛋白质的严重变性可致细胞损伤乃至死亡。组氨酸、色氨酸等常位于酶的活性中心，它们的破坏将致酶的功能丧失，影响细胞的功能。小剂量紫外线刺激细胞的DNA，RNA，因而可促进细胞的生长繁殖。较大剂量的紫外线使细胞的DNA，RNA发生改变，导致细胞的生长繁殖呈现先抑制后兴奋过程。对基因的影响：患着色性干皮症的病人缺乏切除性恢复能力，大剂量、长期照射紫外线可能导致基因突变而致癌。对光过敏作用：体内的光过敏剂和光线共同作用，损伤机体细胞组织。

2. 紫外线的治疗作用

(1) 促进局部血液循环：紫外线红斑反应区的血管扩张，血液循环加强，组织温度升高，营养及代谢改善，局部的病理产物及致痛物质的清除加强，水肿、渗出易于吸收、消散。因此，紫外线可用于治疗局部缺血性及炎症性病变。

(2) 止痛：红斑量紫外线照射有止痛作用，表现为局部阈升高，感觉时值延长。

(3) 杀菌作用：波长253～260nm的短波紫外线的杀菌作用最强。其机理在于紫外线对细胞的影响，即细胞DNA强烈吸收该波长紫外线后，导致本身的破坏，从而影响细胞的正常代谢，繁殖，发育及生长，致使细菌死亡。因此紫外线有直接杀菌作用，可用于消毒和治疗软组织表浅感染。长波紫外线杀菌作用甚微。不同的菌种及不同菌株对紫外线敏感性有明显差异。

(4) 消炎作用：紫外线对浅层组织的炎症有消退的作用，其机理除上述的改善血液循环，止痛及杀菌作用外，还由于紫外线可以刺激和加强机体的防御免疫功能，包括刺激提高网状内皮系统的功能，增加补体，凝集素和调理素及提高T淋巴细胞的免疫功能等。对深部组织脏器的炎症，如气管炎，肺炎等，亦可通过反射机制发挥紫外线的抗炎作用。

(5) 促进伤口愈合：小剂量紫外线可以促进肉芽组织和上皮的生长，缩短伤口愈合的时间。大剂量照射先抑制细胞生长随后细胞再生繁殖加快，如再过大剂量照射，可使细胞DNA，RNA破坏，蛋白变性，细胞死亡。

(6) 抗佝偻病，骨软化症：人体缺乏维生素D时，肠道对钙，磷的吸收减少，会导致儿童的佝偻病或成人的骨软化症。紫外线能促使人体皮肤中的7-脱氢胆固醇转化成维生素D_3，使酵母或植物油中的麦角固醇转化成为可以为人体吸收的维生素D_2。维生素D_3和D_2能促使骨内钙的沉着，因而可治疗佝偻病和骨软化症。抗佝偻作用较强的波谱是275～297nm的紫外线。

(7) 脱敏：小量多次紫外线照射下，组织内形成小量组胺不断进入血流，刺激组胺酶的形成，后者能分解过敏时血内过多的组胺，从而达到脱敏的目的。另外，体内维生素D的形成增多，促使钙的吸收加强，钙有利于过敏反应的减轻。

3. 紫外线的仪器与剂量

(1) 仪器：紫外线光源由熔化的石英制成“U”形、直形或螺旋盘形灯管。氩气水银石英灯管发光原理是水银蒸气内电弧放电过程，氩气发出它固有的蓝紫光，水银蒸气可发射大量的紫外线。其常用紫外线灯有以下五种：①高压水银石英灯：又称热石英灯，灯管多呈“U”形或直形，主要发射长波和中波紫外线，兼有少量短波紫外线和蓝紫光。②低压水银石英灯：又称冷光水银石英灯，日常的紫外线杀菌灯及小型螺旋盘形冷光紫外线灯皆属此类。主要发射短波紫外线，最强辐射为253.7nm。③“黑光”灯：是一种低压水银荧光灯，发出 300~400nm 的紫外线，最强辐射为 366nm，几乎无可见光，主要用于光敏治疗牛皮癣。④太阳灯：是一种特殊灯泡，发出中长波紫外线和红外线。用于家庭日光治疗。

（2）剂量测定法 ①物理定量法：是计算紫外线照射到单位面积上的剂量。照射剂量等于光强（光源辐射强度）和照射时间的积，单位为焦耳（J），1J = 1000mJ。光强是单位面积上的辐射强度，单位为瓦/厘米^2（W/cm^2），1W = 1000mW，1W·s = 1J。例如光强为 0.5W/cm^2，照射时间为 2s，照射剂量为 1J/cm^2。②生物剂量及测定法：经紫外线照射后皮肤出现最弱红斑反应的紫外线剂量称为生物剂量。生物剂量反映的是机体对紫外线的敏感性，符号是 MED，单位是秒（s），如 MED = 5s，即表示引起最弱红斑反应需照射 5s。

生物剂量测定计：在金属板上开 6 个 5mm × 15mm 的长方形孔，沿着板的长轴安一块可滑动的插板，板的两侧装固定带。用拉动插板的方式控制长方形照射孔的格数。

测定法：将生物剂量测定计放在裸露的皮肤上。通常置于腹中线的两侧或上臂内侧，并将插板推上以覆盖全部照射孔。然后将紫外光源置于照射野的垂直上方，灯距为 50cm 或 25cm，按每 5s 暴露一个照射孔的速度拉动插板，使 6 个照射孔的照射时间依次为 30s，25s，20s，15s，10s 及 5s，移开光源。

生物剂量的判定：照射后 6~8h 观察最弱红斑出现于第几格，该格即为 1 个生物剂量的数值。如果最弱红斑在最后一格，则 1MED = 5s，如果在第五格，则 1MED = 10s，依次类推。如果 6 格均为明显红斑，则 1MED < 5s，需缩短时间重新测定；如果 6 格均无红斑，则 1MED > 30s，需加大时间再测定。按测定的生物剂量给病人计算治疗剂量是最合理的。

a. 平均生物剂量：即在 20 个正常人身上测得的生物剂量的平均值。当来不及给病人测定生物剂量时，可用平均生物剂量计算照射剂量，照射 1 次后根据反应再行调整。

b. 剂量分级：主要根据红斑反映的表现进行分级，一般可分为五级：

0 级红斑（亚红斑量）：1 个生物剂量以下，照射局部无红斑反应。

Ⅰ级红斑（弱红斑量）：1~3 个生物剂量，微弱红斑反应，淡红界限明显，约 24h 后消退。

Ⅱ级红斑（红斑量）：4~7 个生物剂量，皮肤呈鲜红色，轻度烧灼痛，皮肤微肿，约 2~3 日红斑可消退，伴轻度色素沉着。

Ⅲ级红斑（强红斑量）：8~10 个生物剂量，皮肤呈暗红色，烧灼痛，皮肤水肿，4~5 日消退，伴色素沉着。

Ⅳ级红斑（超红斑量）：10 个生物剂量以上，皮肤呈暗红色，剧烈烧灼痛，水肿，出现水疱，5~7 日消退，伴严重的色素沉着。

机体对紫外线的敏感性有很大的差异，常受很多因素的影响，其中包括：

a. 季节：春、冬季机体对紫外线敏感性高，夏、秋季则降低。b. 工作环境：室内工作者对紫外线敏感性较高，室外工作者相对较低。c. 身体情况：青春期对紫外线敏感性较高，老年人对紫外线敏感性低，照射剂量可以适当加大。小儿不易发生红斑反应，敏感性低，容易误给大剂量，剂量过大可引起激惹反应，甚至出现水疱、烧伤。皮肤色素浅者较色素深者敏感性高。内分泌方面，月经前期紫外线敏感性高，月经后期敏感性降低；妊娠前期对紫外线敏感性增高，妊娠后期和分娩后敏感性降低。在身体营养方面，营养状况佳者对紫外线敏感性高，营养状况差则敏感性降低。d. 疾病：肺结核、甲状腺功能亢进、泛发性皮炎、烟草酸缺乏症、多形日光疹、白化症等病患者对紫外线敏感性增高；而慢性消耗性疾病如甲状腺功能低下、神经系统损伤等患者对紫外线敏感性降低。e. 药物：磺胺类药物、氯丙嗪、灰黄霉素和某些香豆素类化合物等，常可增加机体对紫外线的敏感性。f. 身体部位：躯干尤以腋下对紫外线敏感性最高；面颈部、四肢屈侧对紫外线中等敏感；四肢伸侧、手、足背部对紫外线敏感性最低，照射剂量应随敏感性降低而增加。

4. 操作技术与治疗方法

（1）紫外线灯的正确使用：①灯管不能用手触摸，清洁灯管应在冷却时进行，用 95% 的酒精棉球擦拭。②灯管启燃时，依其灯管类型给予相应的预燃时间，高压水银石英灯需 10～15min，低压水银石英灯需 5～10min，日光灯型的各种低压水银石英灯只需 1～3min，水冷式高压水银石英灯需 5min。③高压水银石英灯熄灭后，必须等灯管冷却后再重新点燃，这类灯管点燃后宜连续工作。④高压水银石英灯产热多，照射距离不能过短，灯亦不能接触人体。治疗间歇期宜将灯管置于低位。⑤水冷式紫外线灯的使用应按要求进行。

（2）照射技术的一般原则：①治疗时要通风良好，室温在 18～22℃。②病人应戴护目镜或用罩单遮盖眼睛，非照射区应用换药巾遮盖好。③工作人员应戴护目镜，并穿长袖衣服。④测准灯管与治疗部位间的垂直距离。⑤对应用光敏药物的病人，单独测定生物剂量。⑥严格掌握紫外线照射的禁忌证。

（3）照射方法：一般分为全身、局部、体腔、多孔照射四种方法。

①全身照射法：全身照射前应测定患者的生物剂量，成人分四区照射，灯头中心在乳房间、膝前部、背部、腘窝上部四个部位；儿童分前后两区照射，灯头中心点在胸腹间和腰背部，采用 50cm 距离，由 1/2 生物剂量开始，每日递增 1/2 生物剂量直到 6～8 生物剂量，一般每日或隔日照射 1 次，20 次为一疗程。

②局部照射法：临床上采用 25cm 距离和该灯的平均生物剂量，给予病人红斑量照射，灯头应垂直对正照射部位的中心，不需要照射的部位应遮盖好，局部照射剂量可以略大，治疗效果好，近年来采用中心重叠照射法，可提高疗效。

③体腔照射法：用水冷式紫外线导子和冷光紫外线导子插入体腔或伤口窦道内进行紫外线照射。在照射前根据治疗部位选择相应的导子，用 75% 酒精浸泡消毒 30min，使用时用消毒纱布将酒精擦净，以免刺激黏膜，黏膜的生物剂量为皮肤生物剂量的 1～1.5 倍，常从 30s 开始，每次递增 10～20s，照射 5～10 次为一疗程，可以每日或隔日照射。

④多孔照射法：将在 30cm×30cm 范围内有 150～200 个直径为 1cm 小孔的多孔巾，放置于照射部位，使红斑作用广，而总面积未超过一般限度，常用于儿童。

5. 临床应用　分为预防保健应用及治疗应用：

（1）预防保健应用：在流感、百日咳、猩红热、白喉、风湿病等流行期，病人照射紫外线可以减轻症状。健康人尤其是小儿照射有预防疾病的作用，紫外线照射可预防佝偻病，如对婴儿、孕妇、哺乳的母亲照射；可加强机体抵抗力，如体弱病后全身照射等。

（2）治疗应用

①适应证：内外科疾病，如慢性支气管炎、肺炎、支气管哮喘、慢性胃炎、急性风湿性关节炎、手术后感染、淋巴腺炎、乳腺炎、丹毒、疖、痈、蜂窝组织炎、溃疡、褥疮、冻疮等。神经精神系统疾病，如周围神经炎、多发性神经炎、神经痛、神经症和疼痛症候群等。小儿科疾病，如佝偻病、小儿肺炎、支气管炎、百日咳、风湿痛等。皮肤科疾病，如化脓症、银屑病、玫瑰糠疹、斑秃、慢性湿疹、瘙痒症、神经性皮炎、白癜风等。五官科疾病，如咽炎、扁桃腺炎。妇产科疾病，如盆腔炎、巴氏腺脓肿、会阴侧切感染等。

②禁忌证：a. 严重心脏、肾脏病患者，如心力衰竭、进行性心肌疾病、肾炎、尿毒症

等。b. 结核病，如活动性肾结核、肺结核。c. 光敏性疾病，如红斑狼疮，日光性皮炎、嘌呤代谢障碍，内服、外用光敏药物的病人（光敏治疗除外），食用光敏性蔬菜、植物的人等。d. 着色性干皮症。e. 中毒和伴有发热或发疹的传染病。f. 恶性肿瘤局部。

6. 注意事项

(1) 紫外线对眼睛有刺激作用，如保护不当可引起急性结膜炎（电光性眼炎）。

(2) 有时可有头痛、恶心、呕吐等全身症状。

（五）激光疗法

应用受激辐射发出的光，作用于人体进行治疗的方法，称为激光疗法（laser therapy）。

处于高能级的电子，在外来光的诱发下，回到低能级同时发出光的现象称为受激辐射。这种受激辐射光放大所发出的光就是激光。

激光是相干光，是波长、相位、振幅一致的单色光，其主要特征有：

由于激光的方向性强、高单色性、高相干性和高亮度等物理特性，在生物学和医学上具有重要的用途。自 1961 年扎雷特（Earet）和以后坎贝乐（Campbell）等学者用激光研究视网膜脱落焊接术成功后，把激光技术用于临床以来，目前激光不仅在固化焊接、气化、光刀、照射等治疗方面应用甚广，而且在诊断和基础理论研究方面也出现了不少新的技术，如激光显微光谱分析、激光荧光显微检查、生物全息摄影以及细胞或分子水平的激光外科手术，特别是激光光导纤维的应用，对体腔治疗和内窥镜检查提供了新的治疗和诊断手段。

1. 治疗原理　激光生物效应的强弱，既与激光的性能有关，又与生物组织的一些性质有关，因而医疗上不是单独用激光功能大小来衡量激光强弱，而是以激光照射在生物组织后，如直接造成了该生物组织的不可逆损伤，则此激光称为强激光；如不会直接造成不可逆损伤，则此激光称为弱激光。因此以受照射处的激光功率、受照射的面积和照射时间三个因素决定照射激光造成的损伤。激光输出功率越大，则越易受损伤；在相同功率时，受照射面积越小，则越易受损伤；照射时间越长，越易受损伤。

(1) 热作用：激光进入机体后，被组织吸收产生热效应，使组织温度升高，蛋白质变性、凝固、炭化、汽化等。当激光照射组织时，生物分子吸收激光能量，增加了振动、转动能，并且受激活分子与周围分子热碰撞加剧。在细胞内色素含量高的组织对激光吸收也高，例如黑色素瘤吸收大量的激光后温热效应较高，受破坏也大，故治疗效果也好。

(2) 压力作用：激光本身的辐射所形成的压强称为一次压力。当生物组织吸收强激光时，即瞬间高热和急剧升温时，组织沸腾汽化而体积增大，即称为瞬间压力或二次压力，它发生在组织深处，危险性较大。在眼科，利用压力打孔，治疗青光眼；利用汽化引起二次压力，在虹膜打孔代替虹膜切除术，在晶体打孔治疗白内障等。

(3) 光化学作用：生物大分子吸收激光光子能量被激活，产生受激原子、分子和自由基，引起体内一系列化学反应称光化学反应。光化学反应可导致酶、氨基酸、蛋白、核酸等降低活性或失活。由于光化学作用引起蛋白、核酸变性、酶失活称为光致导作用，光化学变性一般是不可逆的。

(4) 电磁场作用：在强脉冲激光作用下，组织内将造成高强度电磁场，其大小在 10^4 ~ $10^5 V/cm^2$ 以上，能引起生物效应对生物组织产生作用，当作用于血液时，可以使组织分子电离化产生自由基。

(5) 刺激作用：属低能量激光，具有以下作用：①改善血液循环，影响细胞膜的通透性，减少炎性渗出，提高免疫功能而有消炎作用。②改善血液循环，降低末梢神经兴奋性，提高痛阈。由于血液循环改善，致痛物质的排除加快，抑制致痛物质的合成，而有镇痛作用。③增强酶的活性，提高代谢能力，刺激蛋白质合成和胶原纤维、成纤维细胞的形成，加速线粒体合成ATP，因而有加速伤口、溃疡的修复、愈合，使骨痂生长迅速而促进骨折愈合和毛发生长，促进断离神经再生的作用，并对肾上腺功能有增强作用。④刺激穴位，向穴位输入能量。有激光和穴位刺激的双重作用。⑤刺激神经反射区的神经末梢，反射作用于相应的节段和全身，有调节神经功能和免疫功能的作用。

(6) 激光光敏作用：用光敏剂如卟啉族染料，血卟啉对机体无毒作用，但在血液中达到一定浓度时，聚集于肿瘤细胞内，在一定波长照射下，可被激活，由低能态转为高能态，由高能态区回低能态时能发出荧光，用于定位诊断。在光敏剂血卟啉衍生物（HPD）参与下，与氧结合后发生光动力学反应而产生对细胞有毒的单线态氧而损伤肿瘤细胞的线粒体、粗面内质网，细胞膜、核膜、溶酶体膜等细胞器和血管上皮细胞，从而杀灭肿瘤细胞。

2. 治疗方法和操作技术

(1) 仪器：目前激光治疗仪分低、中、高三种不同能量的仪器。①低能量激光仪：采用氦氖激光器，功率低，小于20mW，输出波长为632.8nm的红色激光。特点是结构简单、操作方便、价廉、寿命长，使用达万小时以上。利用氦氖激光源光束或聚焦、散焦进行局部或穴位照射。②中能量激光仪：采用二氧化碳激光器，输出波长为10.6μm的远红外激光。特点是输出功率大，用作激光刀进行烧灼切割和汽化，亦可用于散焦照射，照射时离聚焦点要有一定的距离。③ 高能量激光仪：采用二氧化碳激光器；掺钕石榴石激光器，输出波长为1.06μm的近红外激光；氩离子激光器，输出波长为488.0nm和514.5nm的蓝绿色激光；半导体高能量激光器，波长为810nm，输出功率0～300mW，光束直径5mm，为近红外激光，并使组织能极好地吸收光能量，促进血液及淋巴液循环，消除局部代谢产物，达到松弛肌肉，立刻缓解疼痛的目的。有的学者认为人体有吸收窗口，波长在730～1300nm吸收最好，尤其810nm对血红蛋白和水吸收最少，与低能量氦氖激光器波长632.8nm不同，其吸收血红蛋白的水分为最多。

(2) 治疗：①采用激光治疗前首先向患者讲清治疗中的感觉和可能的反应。②患者取合适的体位，暴露治疗部位，如病情需要，在局部清洁消毒或局麻后才能进行照射。③有冷却装置的激光器，先打开冷却水循环，水流应通畅，冷却水以蒸馏水为宜。④机器输出零位后才能接通电源，如大功率激光器先开低压开关，再开高压开关，调节电压和电流输出钮，使激光器发光稳定。⑤根据治疗要求，将激光束对准治疗部位，开始计时，穴位照射距离一般为50cm，用光导纤维时距离可为0.2～0.5cm，每次3～5min，用高功率激光器照射，不要接触组织。散焦照射时视皮肤温度感觉调整距离，治疗4mW/cm^{2}或按医嘱照射，每次5～10min。

3. 临床应用　医用激光器种类很多，各种激光所产生的生物学效应是不同的，因此使用的范围亦不同。现分低、中、高三种能量激光器叙述其应用。

(1) 低能量激光：用于消炎镇痛和作为激光光针等。适用于慢性皮肤、黏膜溃疡，窦道，瘘管，伤口，脱发，变态反应性鼻炎，面肌抽搐，小儿麻痹症，周围神经炎，枕大神经痛，三叉神经痛，偏头痛，缺血性疼痛，痛经，功能性子宫出血，高血压，婴儿腹泻及提高移植皮瓣成活率。激光光针麻醉可针麻拔牙和针麻下施行小型颌、面外科手术。

(2) 中能量激光：用于治疗扭挫伤，关节炎，喉炎，支气管炎，神经痛，压疮，神经性皮炎，皮肤瘙痒症等；妇科采用二氧化碳激光作凝固、炭化或汽化法治疗宫颈糜烂，对糜烂表面进行烧灼、炭化，一般一次治愈，个别病人可进行第二次治疗，治愈后宫颈完全光滑、无瘢痕，对外阴白斑和外阴瘙痒有止痒作用。

（3）高能量激光：输出功率大，对组织作用深而均匀，对红色组织有亲和力。如眼科多用红宝石和氩离子激光器，外科多用二氧化碳或掺钕铝石榴石激光刀，用以切除扁桃体，手术过程快、流血少，术后伤口的水肿轻、病人痛苦小，深受患者欢迎。又可用光导纤维传输，常用内窥镜结合进入腔内治疗肿瘤、息肉，如临床上对于色素痣、膀胱癌、尖锐湿疣等的治疗。

4. 注意事项　激光治疗时需正确使用激光，不然对机体会造成较大的损伤。除眼科治疗需要外，激光束不能直射眼睛，医务人员和患者要戴防护眼镜，以防激光损伤眼睛。激光治疗室家具要少，通风良好，墙壁最好全白色，使瞳孔缩小，可使射入眼内激光量减少。仪器最好有稳定装置，以免电压波动损坏激光器或影响输出功率。在治疗过程中请患者勿移动体位和直观光束，尤其对儿童更要注意体位的正确性。散焦照射患者局部时，应防止烫伤。

（殷秀珍）

四、超声波疗法

声波是一种机械波，根据人的听觉特征按频率划分为次声、可听声和超声。其中超声波的频率较高，在20kHz以上，波长较短，因而具有较高的能量和较好的方向性，在介质中传播时具反射、折射和聚焦等特点。在物理治疗中得到了广泛的应用。

（一）概述

利用超声波治病的方法为超声波疗法（ultrasound therapy）。在物理治疗中所用的超声频率为100～10000kHz，一般常用频率为800～3000kHz。人体组织的声阻各异，在不同组织间所形成的界面上，超声波发生反射和折射现象。超声波在传播过程中通过声能向其他能量的转化作用于生物组织改善人体功能，消除病理过程，促进病损组织恢复。超声波可以用不同方式作用于人体，人体反应大小取决于超声强度和人体功能状态。

超声波治疗可以单独应用，也可以和其他物理因子同时应用或配合应用。超声波还可以借助自身的能量使药物经皮肤渗入人体或将药液雾化经呼吸道吸入，达到治疗目的。

（二）治疗作用

超声波的治疗作用是通过其生物效应达到的。超声的生物效应主要包括机械效应、空化效应和热效应。

1. 机械效应　超声波在生物组织中传播时，引起生物组织作高频振动，其振动位移、速度、加速度及声压等力学量，都将会引起生物效应。超声波在介质中向前传播时所产生的机械效应称为行波场中的机械效应，主要是由于介质中各质点正压和负压不断地迅速变化而产生；超声波在传播过程中遇界面时发生反射而形成驻波时，会产生驻波场中的机械效应。不同的质点，加速度不同，因而产生摩擦力。机械力对细胞产生细微的按摩，因而增强细胞膜的渗透性，促进细胞内外的物质交换，改善组织代谢功能，使渗出吸收，有利于病理状态的恢复。当能量过高时也可以影响膜稳定性，引起组织损伤，从而达到杀灭肿瘤细胞的作用。

2. 热效应　超声波在生物组织中传播时，不可避免地将会有一部分的声能量被生物组织所吸收而转换为热能，从而使生物组织内部产生局部的温度升高，以致引起一系列的物理

代谢，消除水肿。

（二）治疗作用

1. 镇痛作用　磁场可降低末梢神经的兴奋性，阻滞感觉神经的传导，提高痛阈，并可加强血液循环，缓解因缺氧、缺血、水肿和致痛物质积聚所引起的疼痛，还可提高某些致痛物质水解酶的活性，使致痛物质分解而达到镇痛。

2. 消肿　磁场可改善血液循环，促进出血和渗出的吸收，因而可消除水肿。

3. 消炎　磁场可改善组织的血液循环，使血管通透性增高，促进炎性产物的消除，同时能提高机体免疫功能，增强白细胞吞噬功能，提高组织 pH 值，抑制病菌。

4. 镇静作用　磁场可加强大脑皮层的抑制过程，改善睡眠，调整自主神经功能，缓解肌肉痉挛。

5. 治癌作用　强磁场对某些肿瘤细胞有抑制增殖的作用。

（三）治疗方法

临床将治疗剂量分为三级：

弱剂量　<0.1 T，用于老、幼患者及头部。

中剂量　0.1～0.3 T，用于四肢、躯干。

强剂量　>0.3 T，用于肿瘤病人。

1. 静磁场法　磁感应强度固定不变，多采用磁片法。磁片直径 0.5～2.0cm，厚 1.0cm，其表面磁感应强度可达 0.2～0.3 T，治疗时可直接将磁片贴于病损处或穴位，或将磁片安装于背心、乳罩、裤子等生活用品上间接贴敷，其作用均相当于持续贴敷。有时采用直流电恒定磁疗机治疗。

2. 动磁场法　磁感应强度和方向随时间变化而变化，常用方法有：

（1）旋磁疗法：利用微电机带动机头固定的磁片（一般 2～8 片，镶嵌于固定片上）对局部进行治疗。若磁片同名电极在同一平面上，即为脉动磁疗法，局部受同名极间歇作用；若磁片异名电极交替在一平面上，即为交变磁疗法。

（2）电磁疗法：利用电流通过线圈使铁芯产生的磁场进行治疗的方法。常用的有低频交变磁场治疗机、脉动电磁治疗机等。

动磁场疗法常用磁感应强度为 0.2～0.3 T，局部治疗时间 20～30min，每天 1 次，10～20 次一个疗程。穴位治疗时，每次取穴 3～5 处，每穴治疗 1～5min。动磁场疗法止痛效果较好。

3. 其他磁疗法　包括磁针疗法、磁处理水疗法。临床观察磁化水对泌尿系结石有效，亦可用于涎腺结石、胃炎等。磁化水需当日饮用，时间长则无疗效。

（四）临床应用

1. 适应证　外科：急性软组织损伤、关节炎、网球肘、肌肉劳损等。

神经科：神经痛、面神经麻痹、神经衰弱等。

内科：胃肠功能紊乱、胃炎、高血压等。

妇科：痛经、月经失调、功能性子宫出血等。

2. 禁忌证　高热、出血、孕妇、心力衰竭、极度虚弱等。

（谢　斌）

六、水疗法

利用水的温度、静压、浮力和所含成分治疗疾病的方法称为水疗法（hydrotherapy）。水具有较大的热容量，且导热性高，比热大，易于散失和吸收热量，对机体可有温热和寒冷刺激。水具有静压力和浮力，并可通过人工加压的方式使其产生冲击力，有较好的机械作用。水还可以溶解多种物质，发挥其化学作用，如进行各种人工矿泉水、汽水、药水浴等。水广泛存在于自然界，取用方便，尤其浸浴对全身性疾病治疗更为重要。

（一）治疗原理

1. 清洁作用　清洁全身皮肤后感染的机会大为减少，并可增强外用药物及紫外线照射的治疗作用。

2. 温热作用　温水浴或热水浴能使皮肤充血，促进血液循环使血管扩张，肌肉韧带的紧张度降低，痉挛可以缓解，疼痛可以减轻，有利于肢体进行运动，改善功能。

3. 水的浮力作用　全身或局部浸入水中时将减轻重量，在大气中运动困难的肢体在水中借助水的浮力作用可以容易地活动，又因水有阻力，在水中只能作缓慢的活动，可对功能障碍的肢体进行运动训练。

4. 促进新陈代谢，有利于代谢产物排出体外。

5. 药物作用　水流中加入适量药物，除温热作用外，还有药物的作用，具有物理和药物的化学双重作用。

（二）治疗方法

1. 水疗的种类　水疗种类繁多，分类也不一致。

(1) 按温度分类：有冷水浴（25℃以下）、凉水浴（25～32℃）、温水浴（33～35℃）、温水浴（36～38℃）、热水浴（39℃以上）。

(2) 按压力分类：有低压淋浴（100kPa 以下）、中压淋浴（100～200 kPa）、高压淋浴（200～400 kPa）。

(3) 按成分分类：有药物浴（包括盐水松脂浴、硫磺浴，重碳酸浴、中药浴）、汽水浴（包括二氧化碳浴、硫化氢浴、氡气浴）。

(4) 按作用部位分类：局部水疗（包括局部擦浴、冲洗浴、手浴、足浴、坐浴、半身浴、局部湿布包裹），全身水疗（包括全身擦浴、冲洗浴、浸浴、淋浴、全身湿布包裹）。

(5) 按作用方式分类：有擦浴、冲洗浴、浸浴、淋浴等。

2. 操作方法　不少水疗操作方法简单易行，设备简单，如全身和局部（手、足）盆浴、擦浴、淋浴和坐浴等，均可在家庭中进行，应用时要调节好水温（38～45℃）和治疗时间（15～20min），采用全身淡水浴或药物浴时，浴水高度只要求达到心区以下，这样可避免加重心脏负担，故亦称四分之三浴，每日或隔日一次，水疗一般 10～20 次为一疗程。常用几种水疗法如下：

(1) 药物浴：在浴水中溶解无机盐类、芳香药类、有刺激性的药物、中草药再进行水浴，可替代天然矿泉水浴，亦可根据需要调节水中成分。①盐水浴：浴水中加粗制食盐配成 1%～2% 浓度，具有提高代谢和强壮作用，适用于风湿和类风湿性关节炎。②松脂浴：亦称芬香浴，在浴水中加入松脂粉剂，淡水中呈淡绿色，有芬香气味，多用于温水浴，具有镇静作用，适用于高血压早期兴奋过程占优势的神经症、多发性神经炎和肌病等。③碱水浴：在淡水中加入非精制的碳酸氢钠则称苏打浴，又可同时加入氧化钙、氧化镁，具有软化皮肤角质层和脱脂作用，适用于多种皮肤病，对红皮病、毛发红糠疹有一定疗效。④中药浴：根据中药对证施治的方剂制成煎剂，加入水中而成。

(2) 水中运动：在水中进行各种体育锻炼的治疗方法，有水疗和医疗体育的双重治疗作用。根据阿基米德原理，身体沉入水中的部分，即减轻重量，借助于水的浮力，在水中可以徐缓地活动。适用于肢体运动功能障碍、关节挛缩、肌张力增高的患者，患者在水中可以进行主动运动，如体操、游泳、单杠、双杠、水球等活动形式，也可以在医务人员的指导和帮助下进行肢体和关节被动运动的功能锻炼和水中按摩等。

（3）水下洗肠浴：是一种浸浴和连续洗肠同时进行的治疗方法，须有特制的进行连续性洗肠的装置，由于温水浸浴使腹部肌肉和肠管张力降低，增加胆汁和尿的排泄，适用于肠道功能紊乱、慢性肠炎、慢性胆囊炎、肥胖症、幽门痉挛、荨麻疹等，对消化道溃疡、肠狭窄、腹腔粘连、痔核、肾炎、心功能不全、肿瘤、结核及发热等为禁忌证。

（三）临床应用

1.适应证　热水浴适应证比较广泛，如原发性高血压，血管神经症，胃肠功能紊乱，风湿性关节炎，痛风和神经痛、神经炎和慢性湿疹，瘙痒症，银屑病，大面积瘢痕挛缩，关节强直，外伤后功能障碍等；冷水浴适用于肌肉扭伤、血肿或急性炎症；冷热交替浴适用于多汗症和血管神经疾患。

2.禁忌证　心肾功能代偿不全、活动性肺结核、恶性肿瘤和恶病质、身体极度衰弱和各种出血倾向者。

（四）注意事项及副作用

1.皮肤科疾病采用水疗时一般不使用肥皂。

2.各种药物浴治疗法后不宜再用清水冲洗，以使药物作用时间延长。

3.体质虚弱和严重心力衰弱者不宜用热水浴，以免增加心脏负担，加重病情。

4.随时巡视水疗患者，治疗后测试脉搏和呼吸，如在水疗过程中出现面色改变、头晕、头痛、耳鸣、眼花等症状则应暂停治疗。

5.不宜在空腹或饱食后进行浸浴治疗。室内通风良好，保持一定温度，不能低于20℃，水浴前后应休息，30min水浴后擦干身体，保温以防感冒。

（殷秀珍）

七、传导热疗法

利用各种热源作为介体，接触体表将热直接传输给机体以治疗疾病的方法，称为传导热疗法（conductive heat therapy）。传导热疗法为古代流传下来的各种疗法中应用较广泛的一种，它的热源一般是热容量大，导热性小的物体，要求保温时间长，又不致烫伤皮肤。传导热的热源有热的水、泥、地蜡、砂、蒸汽、坎离砂、酒以及化学热袋等。其中某些介体如海泥、石蜡、地蜡等除温热作用外，还有机械和化学刺激等综合作用。温热疗法设备简单、操作容易、应用方便、疗效较高，可在各种医疗机构或家庭中进行。

（一）治疗作用

温热不但作用于人体局部，而且影响全身的功能。

1.对皮肤的作用　皮肤为温热治疗首先作用的部位。皮肤的血管丰富，对机体血液分布影响较大，热作用于皮肤，使局部皮肤的血管扩张、充血，同时刺激神经系统，使远隔部位血管扩张，皮肤血液循环增加，局部营养得到改善，代谢增强，分泌和排泄功能提高，修复与生长能力增强，免疫功能提高。

2.对心脏和血管的影响　皮肤血管和内脏血管对温热反应不同，受热时皮肤血管收缩而内脏血管扩张，温热对心脏的作用表现为心率增加，而温度较高作用时间又较长，则引起心率增加而收缩力降低。

3. 对神经系统的作用　局部短时间的温热作用可使神经感应性提高，作用时间长则神经感应性减低；若作用时间较长热量又高，则神经感应性被阻抑。温热作用于局部，通过反射又作用于全身，这在温热治疗中很重要。

4. 对肌肉系统的作用　适量的温热能松弛肌肉，改善血液循环，促进代谢产物的排泄，对肌肉（包括平滑肌）有解痉作用。

5. 对血液的作用　一般情况下热作用能很快增加血液中的抗毒素、溶菌酶及其他抗体。若出汗较多可能影响血液浓度。

6. 对呼吸系统的作用　短时间弱热刺激后，开始呼吸加深，继之呼吸加快，若热刺激量大而且作用时间又长，则呼吸变浅。

7. 对代谢的作用　热作用于局部，使组织温度增高，在一定范围内组织细胞的生命活动变得活跃，化学反应过程加速，氧化过程增加，血管扩张，血流加速，代谢旺盛。若高温作用时间过长，使血液循环的调节功能丧失，局部组织发生代谢障碍，甚至引起组织破坏。

8. 对排泄功能的作用　热作用于人体后出汗增多，代谢产物的排泄增加，适量的温热可使排尿量增加。

（二）常用温热疗法种类和治疗方法

温热疗法可按所用传热介体分类。

1. 热水袋治疗　在医疗机构或家庭中常用，主要以热水袋盛热水。操作简单，应用方便。除炎症性局部疼痛疾患外，一般性疼痛均可应用热水袋进行止痛与局部治疗，治疗时间 10～20min，水温 45～55℃，以皮肤能耐受为宜。皮肤感觉降低时、老人、小儿、昏迷患者不宜过热。

2. 石蜡疗法　利用加热溶解的石蜡作为导热体将热能传至机体达到治疗作用的方法称为石蜡疗法(paraffinotherapy)。石蜡是高分子碳氢化合物，不溶于水，微溶于酒精，易溶于汽油、乙醚、氯仿及一些易挥发性油类。医用石蜡为白色半透明无水的固体，无臭、无味，呈中性反应，密度为 0.9，熔点 50～60℃，沸点 110～120℃，热容量大，导热系数小，故应用 60～70℃的石蜡也不致烫伤皮肤。加热的石蜡冷却时放出大量的热能。石蜡热容量大，导热差，又因石蜡冷却后体积可缩小 10%～20%，紧贴于皮肤，产生机械压迫作用，使皮肤表面毛细血管轻度受压，促使温度作用达到深层组织，加深温热效应，使皮肤保持柔软和弹性，提高皮肤的紧张度，减轻因瘢痕挛缩而引起的疼痛。石蜡疗法尤适用于肌肉、肌腱、韧带扭伤和挫伤，瘢痕形成，手术后粘连，冻伤、烧伤、神经炎等。

石蜡疗法有：

(1) 蜡饼法：石蜡熔化成液体后，倒于搪瓷或铝制的浅盘内，厚 1.5～2cm，待其冷凝成块时即取出直接贴敷于病变部位，包裹保温进行治疗。此法可适用于躯干、四肢、面部，因部位不同可切成不同大小。

(2) 浸蜡法：石蜡熔化后降至 50～60℃，将手足浸入蜡液中迅速提出，使表面冷却成一层薄的蜡膜，稍冷后再浸入蜡液中，反复多次，使蜡膜至 0.5～1cm，成为蜡套再浸入蜡液中，治疗时间 30～40min。本法适用于手足部位，可直接浸入蜡液内。

(3) 刷蜡法：将熔化的石蜡液（约 60℃），用排笔涂刷在病变部位，使蜡液在皮肤表面冷却成一层薄蜡膜，再反复涂刷，直到蜡膜增厚至 1～2cm 时，再置一块蜡饼于蜡膜上，即行保温治疗。此法适用于四肢。

以上三种方法均每日或隔日一次，治疗时间为30～40min，20～30次为一个疗程。

3. 桑那浴　或称芬兰式蒸气浴，特点为全身性的冷热交替刺激。传统方式为于密闭的小室内往烧红的小石上淋水形成大量的蒸气，室内放置阶梯式长木凳，愈高处温度愈高，病人入浴后可自己选择高度。室内温度达70～100℃，治疗时间5～15min，出浴后立即跳入冷水池中游泳。现在的治疗设备要求可调节温度，热室中坐或卧位停留5～12min，然后用淋浴方式降温，视个体条件可重复进行2～3次，每周一次，20～30次为一个疗程。

适应证为慢性风湿性疾病、原发性高血压、肥胖症、周围血管系统和运动系统疾病，又可用以预防感冒、调节自主神经系统功能、促进肌肉松弛等。禁忌证为恶性肿瘤、癫痫、急性炎症、心肺功能不全。

（三）常见热疗的临床应用

1. 适应证　各种类型的关节炎，各种肌肉、肌腱和韧带的扭伤和挫伤，神经痛，神经炎，肌纤维组织炎、肩周炎，颈椎病和肢体功能障碍，外伤性关节疾病，手术后粘连，瘢痕挛缩，新鲜创面，慢性炎症和溃疡，冻伤，慢性盆腔炎等。

2. 禁忌证　严重动脉硬化、局部化脓性炎症和出血倾向、高热、传染性疾病及恶性肿瘤患者。

（四）注意事项和副作用

1. 应用各种热疗时要特别要注意烫伤，尤其患者皮肤感觉低下更应注意。

2. 在夏季和体质虚弱患者应注意患者是否出汗过多，防止患者虚脱，应慎用。

（殷秀珍）

八、冷疗法

（一）概述

冷疗作为物理治疗的因子之一，在临床上应用广泛。特别对急性创伤的病人是不可缺少的有效治疗方法。冷疗法（cold therapy）与冷冻法（cryotherapy）不同。冷疗法常用温度在0℃以上，治疗时机体温度下降缓慢，对机体不造成不可逆的损害。冷疗法常用的致冷源为冰或水。有实验报告，冰能在开始时使机体表面的温度迅速下降，10min后，下降缓慢，最后达到平衡温度12～13℃。皮下组织的温度下降较缓慢，冰疗10min后，可降低3～5℃。冰也影响到深层组织，如肌肉，能使肌肉内的温度降低1℃或低于1℃。有报道，经过3h的冰疗，膝关节内的温度降低达6℃。冰的降低机体温度的效应使其在临床上发挥止痛、减轻水肿等作用。冷冻法治疗温度大大低于0℃，降温急骤，时间过长可引起组织的不可逆性损害。

（二）治疗作用

1. 降低代谢酶的功能，从而降低代谢活动。

2. 产生缩血管效应，减少血流量。冷疗后5min即可产生缩血管效应，25min后，软组织和骨的血流量分别减少30%和20%。

3. 减少炎性反应，具有止痛作用。

4. 减低神经传导速度。

5. 控制水肿。

6. 减低肌张力。

（三）治疗技术

1. 局部治疗方法

（1）冰袋（ice pack） 冰袋可用毛巾包裹直接置于患者创伤部位。由于使用方便，价格便宜，广泛应用于临床治疗。冰袋可以根据病情反复使用，一次治疗时间为 20 ~ 30min。

（2）冰旋涡浴（iced whirlpools） 冰旋涡浴是结合冷疗和水疗的共同作用。它是用温度可调旋涡槽装入清水。水温的范围为 11 ~ 43℃。根据病人的病况，将病人的肢体置于槽内约 20 ~ 30min。一般病人对低于 13 ~ 15℃的水温不能耐受，或感觉不舒服。可以用氯丁橡胶（neoprene）手套等增加病人的耐受阈。

（3）冰按摩（ice massage） 冰按摩是将盛有冰块的瓶子或玻璃杯置于病人的疼能部位，轻压并沿一定方向作环形缓慢移动。治疗 7 ~ 10min，大多数病人有冷、木、痒或烧灼感，从而达到止痛的目的。实验证明，冰按摩时间少于 30min 不会导致损伤。

（4）冷空气（物理）治疗仪 冷空气（物理）治疗仪是近年发展的人工智能电脑控制，多方向释放冷空气的冷疗仪器。它是以周围的空气为媒介，使这些空气通过特殊设计的热转换器，除去湿气和灰尘，然后将处理后的冷空气用于治疗。它的冷气释放量达 170 ~ 500L/min，治疗温度达 -15℃。冷空气（物理）治疗仪克服了冰冻的温度限制及液氮冷却前的有害性，以更低（低于 0℃）的温度治疗各种痛症。治疗时，将冷空气直接喷射于治疗部位，一般喷射 5 ~ 20s，以皮肤苍白为宜，间歇 0.5 ~ 1min，再行喷射，重复 5 ~ 10 次即可。时间过长易发生不可逆损伤。

2. 全身冷疗法

（1）全身冷水浸浴：冷水水温在 25℃左右，时间 5 ~ 15min。

（2）冷水淋浴：用特制的全身淋浴器将冷水通过细孔喷于人体，水温 25℃，压力 207.7 ~ 253.3kPa（2 ~ 2.5atm），时间 3 ~ 5min。

（3）酒精擦浴：95%酒精擦拭肢体和躯干，用于高热。

（4）冰水灌肠：用于高热病人。

（四）临床应用

1. 适应证

（1）创伤：休息（rest）、冰疗（ice）、加压（compression）及抬高患肢（elevation）是治疗许多肌肉骨骼损伤的首选方案。创伤早期，病人大多表现为局部软组织肿胀、疼痛、活动受限。冰疗可以通过减少血流和组织代谢，降低炎性反应从而减轻肿胀，减轻疼痛。对于急性软组织扭伤，在扭伤后的 6 ~ 24h，每 2h 可采用冰敷 20 ~ 30min。扭伤 48h 之后，可根据经验及个体情况选择热疗或冷疗。也有一些采月冷疗与主动活动的练习方法加速损伤的恢复。

（2）慢性疼痛 有研究发现冰敷或冷疗可以减轻病人的下腰痛。冷疗可以作为治疗慢性疼痛的综合方法，如运动疗法、热疗法、电疗法等之一。

（3）痉挛 10 ~ 20min 的冰疗可以减轻痉挛肌肉的张力，促进随意运动。可配合综合康复训练，调节痉挛肌与其他肌肉（如瘫痪肌肉、正常肌肉等）的平衡。

2. 禁忌证

（1）缺血性疾病；

（2）不能耐受冷疗；

（3）冷过敏；

(4) 雷诺病；
(5) 冷感受器严重损害；
(6) 感觉完全丧失。

(王宁华)

第十五章　作　业　治　疗

一、概述

（一）定义

作业治疗是一门指导病人参与选择性活动的科学和艺术。目的是消除病态，保持健康，增强病人参与社会、适应环境、创造生活的能力。有效的作业治疗需要病人主动地参与选择性活动，以达到有目的地利用时间、精力进行日常生活活动、工作和娱乐。在病人进行选择性活动的过程中，达到身体功能、心理、社会功能和生活能力的康复。选择性活动不仅包括那些可以达到治疗目标的活动，而且包括那些对病人适应环境和适应工作有帮助的活动。作业治疗的最终目标是提高生活质量，训练病人成为生活中的主动角色，积极地进行必需的生活活动，而不是被动地成为他人的负担。

（二）作业治疗的基本成分

作业治疗的基本成分是："教"与"学"。"学"是源于病人自身内部的过程，通过学习，病人经过一种"脱胎换骨"的过程，改变以往看问题的眼光和对事物的领悟，把新的理念和知识变为习惯。"教"是治疗师的任务，为病人的学习提供环境，用科学的方法设计学习的内容，并给予细致的指导。

（三）作业治疗的核心

1. 有目的的活动作为治疗手段。可以是治疗目的、提高日常生活活动、工作和娱乐能力的目的。

2. 病人在活动中主动参与，而不是机械、被动地重复动作。

（四）作业治疗所涉及的生理心理功能

在作业治疗中，以下的功能得到提高：

1. 感觉运动功能　包括肌力、肌张力、关节活动度、反射、正常软组织结构、粗大运动、精细运动、越过中线运动、单侧肢体运动、双侧肢体运动、对刺激的接收和处理等等。

2. 认知综合功能　运用脑的高级功能的能力。包括觉醒水平、定向力、注意力、认识力、记忆力、顺序、定义、概念、解决问题、学习概括等等。

3. 社会心理功能　是指进入社会和处理情感的能力。包括自我概念、价值、兴趣、介入社会、人际关系、自我表达、应对能力、时间安排、自我控制等等。

（五）作业治疗的特点

1. 作业治疗的目的在于社会、心理及身体功能三方面的改善，有助于患者躯体功能及健康状况的恢复，减轻苦闷情绪，为回归社会做准备。

2. 作业活动既作为治疗手段使用，又具有创造生产及适应生活的实用性意义。

3. 重视发挥病人自身的能力，便于调动病人的积极性，使之专心投入作业活动中。

4. 通过作业活动，可对残疾程度、运动量、是否可回归工作岗位做出评价。

5. 通过作业活动可对失认、失用做出评价与治疗。

（六）作业治疗的适应证

由于作业治疗的特点，它有一些适应证：

1. 神经科　脑卒中、脑外伤、脊髓损伤、神经肌肉病等。

2. 骨科　截肢、腰腿疼、股骨头置换术后、骨折后关节活动度受限等。

3. 儿科　脑瘫、发育迟缓等。

4. 内科　类风湿性关节炎、冠心病、糖尿病、慢性阻塞性肺疾病等。

5. 精神科疾病。

二、作业治疗的内容

作业活动的内容包括日常生活活动、工作及娱乐。

（一）日常生活活动（activity of daily living，ADL）

1. 定义　使人能独立生活必须进行的活动。包括自我生存、转移、人际交流、家务和社会生活。

2. 分类　日常生活活动可分为两个层次：

（1）基本日常生活活动（BADL）　最基本的生存活动技能。包括活动（如床上的活动、转移）、自我照顾（如穿衣、吃饭、上厕所）、交流（写字、打电话）、环境设施的使用（钥匙、水龙头）。

（2）工具性日常生活活动（instrumental-ADL）　需要更多的解决问题的能力、社会能力，有更复杂的环境因素介入。包括家务（做饭、洗衣、打扫卫生）、社会生活技巧（如购物、使用公共交通工具）、个人健康保健（就医、服药）、安全意识（对环境中危险因素的意识、打报警电话）、环境设施及工具的使用（如冰箱、微波炉）。

3. ADL 训练的顺序　ADL 训练的顺序为吃饭→洗漱→转移→上厕所→脱衣服→穿衣服。这是儿童学习 ADL 的顺序，训练病人时可作为参考。但要根据病人的特殊残疾和局限性、家庭条件等制订训练程序。

4. ADL 的作业治疗　根据病人的具体情况，教给他一些技巧并作指导，必要时为病人配置辅助具。主要包括穿、脱衣服、吃饭、洗漱、上厕所、洗澡等活动的技巧和方法。

5. 躯体功能障碍的性生活　性生活是生活质量的一个重要方面，有躯体障碍的病人都面临着是否可有性生活的问题。若一个人生病后与任何人都不能亲近，包括自己最亲密的人，这种情况会造成病人自尊、自信下降，甚至绝望。作业治疗师可以针对病人在性生活中的问题给予指导。如病人在性生活中存在低耐力、疼痛和运动障碍时应如何处理等等。

（二）娱乐活动（leisure activity）

娱乐活动可增加病人内在的价值感和自尊感，可增进与家人、朋友的关系。娱乐活动可以是适合病人年龄的各种娱乐活动。作业治疗师可对病人的娱乐功能进行评定，提供指导和教育，并可配置一些辅助具，使病人在娱乐活动中达到治疗疾病，提高生活质量的目的。

（三）工作训练（work hardening）

1. 定义　为最大程度地使病人重返工作而专门设计的有目标的个体化治疗程序。以真实的或模拟的工作活动作为手段。工作活动包括能够为社会创造物质或提供服务的活动，可有报酬或无报酬。

2. 重要性　人类具有劳动创造的本性，如果人在残疾后仍能为社会创造价值，会感觉到生存的意义，增加对自己的肯定和自尊，从而积极面对人生。

作业治疗师可以对工作活动进行分析，评定病人的身体功能状况，为病人设计工作活动，教给病人减轻工作中不适的技巧和自我保护的技巧。

三、作业活动的主要方法

（一）生物机械方法

运用人体运动的生物力学原理进行作业活动的方法是生物机械方法。运动学探讨了力、杠杆、力矩等在人体运动及平衡中的作用原理，将这些原理用于作业活动中，以达到以下目标：评定关节活动范围、肌力及耐力；改善活动范围、肌力及耐力；减少变形。

生物机械方法主要适用于中枢神经系统正常的运动障碍者。这些病人能够控制分离动作和特殊的运动模式，但肌力、耐力和关节活动度受限。例如类风湿性关节炎、骨关节炎、骨折、截肢、手外伤、烧伤、外周神经损伤、格林－巴利综合征、脊髓损伤、肌营养不良等。概括地说，这种方法适用于由于下运动神经元损伤及骨科疾病造成的功能障碍。

生物机械方法的具体形式分为以下两种：

1. 实用性活动　实用性活动是患者在日常生活及工作中可应用的、有目的、有现实意义的活动，是病人自愿主动参与的活动。实用性活动是作业治疗最主要的内容和最基本的治疗方式，同时也只有作业治疗这门学科将实用性活动作为重点，也正因为如此才使得作业治疗无论在身体、社会心理方面都得到广泛的应用。

实用性活动的目的性表现在两方面：活动本身的目的及治疗目的。以锯木为例，它本身的目的可能是制作一个书架，而治疗性目的是加强肩、肘部的肌肉功能。当病人专心进行这种活动时，他的注意力将集中在这个动作的最终目标上，而不是这个动作过程本身，这就使病人能够自然地不太费力地完成这个动作。反之，若注意力集中于动作本身，就可能使动作变形，病人也容易疲劳。实用性活动能够加强病人主动参与的动机，因此，通过实用性活动，可以锻炼病人的自主随意运动，加强病人的社会意识，同时，也可发现病人的潜能，进行再就业方面的训练。

实用性活动包括绘画、书法、演奏、舞蹈、编织、剪纸、泥塑、木工、游戏、体育项目、娱乐活动、自我照顾活动、家务料理等。

利用上述实用性活动进行作业治疗时，有时需作一些调整以适应病人的要求，这样作业治疗更有效且病人能够接受。例如给病人患侧上肢佩带夹板，用带把的餐具进行吃饭训练。

另外：实用性活动要有一个从易到难的过程。可以从以下几个方面调整作业活动的难度：

（1）力量　①从减重运动到抗重力运动，直至负重运动；②增加物体重量；③改变材料的质地，通过增加摩擦力来提高阻力；④变换另一种阻力大的作业活动。

（2）关节活动度　例如用毛巾卷在用具的手柄上，以增加手柄尺寸，利于病人抓握。

（3）耐力　可通过逐渐提高工作强度、延长时间来锻炼耐力。

（4）协调性　协调性与肌肉控制能力可通过减少粗大抗阻运动，增加精细控制运动来改善。

（5）感知、认知、社会技能　可通过增加活动的复杂程度来达到。

实用性活动旨在使病人患病肢体得到有目的的锻炼和运动，使病人在非实用性活动（后面详述）中获得的运动、力量及耐力、协调性等能够运用到具体的日常活动中。实用性活动应具备以下特点：病变部位肌肉能够交替收缩及放松，关节活动可达到其最大范围；对病人有益的动作模式可重复进行；活动的难度可调整。

在实用性活动中，主要的运动形式是主动运动及抗阻运动。

2. 非实用性活动　非实用性活动是强调使用患者的运动功能来完成的活动，活动本身无实用性。患者的注意力集中于活动的过程，而不是最终的成果。此类活动又分为可能性活动与附加活动。

（1）可能性活动　是由治疗师设计的模仿现实生活中的具体工作活动，目的是通过某种特殊运动模式的反复练习，来提高病人在真实生活中的运动、认知等功能。这种活动可作为实用性活动的中介在作业治疗中使用。常用可能性活动包括以下几种：①斜面砂板磨：在一倾斜平面内模仿打磨木板的动作。主要训练肩、肘部关节、肌肉。②在桌面上堆积木：可训练协调性、抓握、伸指及消除共同运动的组合运动模式。③桌面训练板：用于训练视觉、认知、记忆、解决问题的能力。如拼图、拼板、匹配、游戏板等。④生活、工作中各种精细运动的物品的应用：如拉链、纽扣、门把手、水龙头、电源插座、电灯按钮等。这些练习主要是为病人回归家庭及社会做准备。⑤高级技能训练活动，如计算机操作等。

可能性活动为病人进行实用性活动提供了可能性。当病人开始学习某一动作时，比较适于此种活动。这种活动需每天练习，并要纠正其错误，以便病人掌握正确的运动模式。

（2）附加活动　附加活动是为作业活动做准备的。包括治疗性练习、站立训练、感觉刺激及物理方法等，其中最主要的是治疗性练习。

治疗性练习是作业活动的准备阶段，是通过身体的运动或肌肉收缩来提高神经肌肉系统的功能的一种方法。

治疗性练习对于骨科疾病及外周神经损伤造成的力弱、弛缓性瘫等比较适用。不适用于炎症早期、体质差或术后早期病人，对痉挛和运动控制不好的病人，效果也不好。

治疗性练习有以下一些：①增加肌力的练习：主动助力运动，主动运动、抗阻运动，可达到增加肌力的作用。②增加耐力的练习：低负荷、重复多次的练习，可增加肌肉的耐力。③增加心肺功能的练习：主要是有氧练习，要达到最大耗氧量的 50% ~ 85%。④增加关节活动度和灵活性的练习：主动运动和被动运动均可增加关节活动度与灵活性。被动运动可借助于治疗师或一些装置的外力来完成。在这种练习中，稍加阻力的持续牵拉的效果比大阻力的反复快速振动要好。⑤增加协调性的练习：协调性是由本体感觉反馈所控制的自动反应，因此通过多次的练习，病人的神经系统可以自发地控制肌肉的运动，动作就越发地圆滑自如，不需集中更多的注意力。

治疗性练习中，应用的肌肉收缩形式有等长收缩与等张收缩。治疗性练习的主要类型有：①抗阻等张运动：例如抗阻的斜面磨砂板；②主动等张练习；③主动助力练习：例如上肢借悬吊带进行一些活动，此种活动主要是等张收缩形式；④被动牵拉：可增加关节活动度；⑤主动牵拉：利用主动肌的力量牵拉拮抗肌；⑥无抗阻的等张练习；⑦抗阻等长练习：用于肌力Ⅱ+或Ⅲ+的肌肉，任何需要保持姿势的动作均作为此种练习，如抬高上肢绘画；⑧神经肌肉控制练习；⑨协调性训练练习。

站立训练、感觉刺激及物理治疗等方法可在作业活动之前作为准备，或在进行作业活动中，来增加作业活动的效果。

（二）神经生理学方法

应用神经生理学理论，使肌张力正常化，引出正常的运动的方法。这种方法的目的是提高病人的运动功能，而不注重病人的动机、主动性、注意力等对动作的影响。可用来为病人进行作业活动提供准备。

神经生理学方法中，假设特定的可控的感觉输入可影响到运动的输出。异常的运动模式可以得到抑制，正常的运动模式可以重新学习。常用的感觉输入方法有本体感觉刺激（如牵拉、抗阻）和皮肤的刺激（刷、擦、冷、热等）。这两种刺激可结合使用，以影响感觉感受器的活性，促进特定肌群的自主运动，抑制异常运动。另外，还可利用反射机制，如紧张性颈反射、腰反射、翻正反应、保护性反应和联合反应等。

1．Rood 方法　主张在不同疾病阶段做以下一些作业活动。

（1）仰卧位　①可用双手挤压一个大球，以增强屈肘及肩内收动作；②在病人面前放一个黑板架，让病人画画、做打结等手工，促进病人向前向中线的运动。

（2）翻身　可将一物品放在病人身体一侧，让其注视此物品并翻身去触之。也可用电视、录音机作为目标，让病人翻身。

（3）俯卧伸展运动　让病人俯卧，注视前上方的目标。可增加躯干的伸肌功能。

（4）颈共同收缩运动　病人俯卧，头伸出床边，使重量分布于胸部，用吸管将小球吸起，从一个碗里转移到另一个碗里。

（5）肘支撑　俯卧，肘支撑腰进行一些游戏，如下棋、看电视。

（6）四点支撑　在这种体位做各方向移动。

（7）站立平衡　开始可在站立位进行一些简单的活动（如手工），进一步可进行一些复杂的活动（如要求重心转移及维持平衡的一些活动）。

（8）行走　一般由物理治疗师训练。作业治疗师可帮助病人提高日常生活能力，如步行外出购物，访亲探友等。

2．Brunnstrom 方法　主要用于偏瘫病人。Brunnstrom 将病人恢复分为 6 个阶段，每阶段均有相应的康复训练方法。Brunnstrom 方法强调早期病人正确的卧姿及肢体的摆放，然后过渡到床上运动，继而躯体运动和坐位平衡。下面介绍肢体运动训练的作业活动。

（1）上肢的训练　第 2、3 阶段，病人的肌张力开始增加，此时原则上是让病人控制共同运动。例如，治疗师抓住病人双手进行划船动作，患肢肘伸直持重。第 4、5 阶段，可用上肢滑板活动消除共同运动。

（2）手的训练　首先训练粗大抓握动作，然后是抓握时腕关节的固定，最后是主动张开手。

（3）下肢训练　目的是提高站立时的安全性及步态的正确性。这属于物理治疗师的工作。而作业治疗师帮助病人进行安全步行、更衣、上厕所等涉及下肢活动的训练。

3．神经、肌肉本体促通法（PNF 法）

（1）对角线模式

上肢　D1 屈曲：肩关节屈内、内收、外旋，肘屈或伸，前臂旋后，腕和手指屈曲且桡偏。例如：吃饭的动作，单手梳对侧头发，正手打网球。

D1 伸展：肩伸展、外展、内旋，肘屈或伸，前臂旋前，腕和手指伸展并尺偏。例如：在小汽车内开车门，网球中的反手。

D2 屈曲：肩屈曲、外展、外旋，肘屈或伸，前臂旋后，腕和手指屈曲且桡偏。例如：

单手梳同侧头发。

D2伸展：肩伸展、内收、内旋，肘屈或伸，前臂旋前，腕和手指伸展且尺偏。例如：单手系对侧裤子的纽扣。

下肢　D1屈曲：髋屈曲、内收、外旋，踝背屈，足内翻。例如：坐位腿交叉穿鞋。

D1伸展：髋屈曲、内收、外旋，踝跖屈，足外翻。例如：坐位穿裤子时将腿伸入裤腿中的动作。

D2屈曲：髋屈曲、外展、内旋，踝背屈，足外翻。例如：空手道中踢腿的动作。

D2伸展：髋伸展、内收、外旋，踝跖屈，足内翻。例如：腿交叉伸直坐在床上。

以上为基本的运动模式，由它们又可组合成对肢体的双侧对称性模式、双侧不对称性模式及双侧反向性运动模式。另外，上肢与下肢又可组合成：①同侧肢体相同方向运动；②对侧肢体相同方向运动；③对侧肢体向同方向运动的同时，另一对肢体向另一方向运动。治疗师可以根据这些运动模式设计出各种作业活动。

（2）总体模式　由治疗师诱发出有关反射，利用这些反射，病人可用最小力量就可达到所需的动作和姿势。包括肘卧位、侧卧至侧坐、仰卧至直腿坐、俯卧至手膝位、跪位。

4．Bobath方法　这种方法是利用反射性抑制来控制关键点的异常姿势与张力。其主要技术如下；

（1）患侧负重　患臂负重、患侧卧位、患腿负重等对肌张力正常都是很有效的。可让病人在进行作业活动之前或同时作这些动作或姿势。

（2）躯干旋转　躯干旋转可使肌张力正常化，可设计各种活动来达到不同高度上的躯干旋转。例如病人站立位，分别在低、中、高三个操作平面台上进行各种操作活动，以促进躯干的旋转。

（3）肩胛骨前伸　主要用于上肢屈曲协同动作的病人，让病人上肢水平向前伸，并保持这个姿势。

（4）骨盆前倾　骨盆处于前倾位置对偏瘫病人有益，可让病人坐在床边，双踝90°，双足置于地，让病人双手去触足趾。

（5）促进缓慢的、控制的运动　对于肌张力高的病人，无论什么动作都要缓慢，这样才能使肌张力降低并且避免协同动作。

（6）正确的姿势　仰卧、侧卧、坐、站立的姿势对病人的肌张力及运动的质量都有影响。在病人进行作业活动时，要注意到这点。

（三）矫形器、自助具的制作与使用

矫形器与自助具是作业治疗的方法之一，常常在临床中应用。

1．矫形器　矫形器应具备以下特点：有良好的治疗作用，重量轻，坚固耐用，便于调整、维修，使用安全，病人愿意接受。

2．自助具（生活辅助用具）　见康复工程一节。

四、作业治疗处方

康复医生根据患者性别、年龄、职业、生活环境、个人爱好、身体状况、残疾程度的评定结果，拟定作业治疗计划或阶段性实施方案，称作业治疗处方。作业治疗处方包括作业治疗的项目、目的、方法、强度、持续时间、频率及注意事项等内容。作业治疗一般是循序渐进，从轻到重，从简到繁，而且根据病人的不同情况，对作业活动进行调整，以适应病人需要。

五、作业治疗流程

作业治疗流程如下：

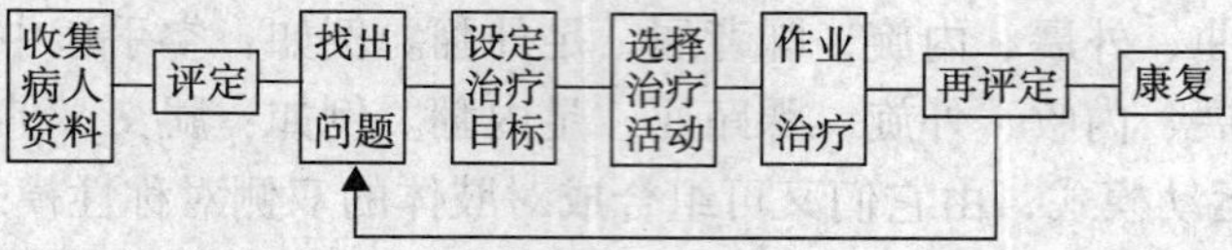

六、作业治疗与其他疗法的关系

1. 与PT的关系　与PT遵循相同的生物机械原理和神经生理学原理，与PT可有部分重叠之处。但PT偏重于机体生理功能的康复，而OT则偏重于人的整体功能（生物功能、生活功能、社会功能等）的康复。PT偏重于下肢运动功能的训练，OT则偏重于感知、认知、ADL、上肢及手的功能训练。在病人的康复治疗中，有时PT可作为OT的准备阶段。

2. 与社会工作者的关系　OT可提供病人的ADL及娱乐活动状况信息，可对病人居住的房屋进行评价，并提出改造意见，同时，可提出调整病人生活环境的建议，以便社会工作者实施。

3. 与职业咨询顾问的关系　OT向职业咨询顾问提供病人职业性评估的情况，为病人选择职业倾向，并对其进行再就业前的职业性训练。

（于　文）

第十六章 失语症的治疗

一、概述

语言治疗是促进语言障碍者交流能力的获得或再获得，主要是由治疗人员给予某种刺激，使患者作出反应，正确的反应要强化（正强化），错误的反应要矫正（负强化），如此反复进行可以形成正确反应，纠正错误反应。语言训练是语言治疗的主要方法，包括听、说、读、写的训练，恢复或改善构音功能，提高语言清晰度等语言治疗，必要时应用手法介入、辅助具及替代方式。治疗形式以一对一训练为主，有时要进行集体训练，患者的主动参与十分重要。由于篇幅有限，本节重点介绍失语症的治疗。

二、失语症的治疗

（一）治疗目的

失语症治疗是利用各种方法改善患者的语言功能和交流能力，使其尽可能回归家庭和社会。

（二）治疗效果

一些对比观察表明，失语症治疗组的疗效明显优于非治疗组。Basso 等对 281 例失语症病人（治疗组 162 例，非治疗组 119 例）进行语言康复效果的研究，认为康复对所有语言功能的改善具有明显的积极作用。Vignolo 发现，如果失语症发病后 2 ~ 6 个月开始治疗并持续 6 个月以上，可得到明显的改善。一般而言，治疗开始越早，效果越好，但即使开始得较晚，也能取得效果。治疗应坚持数月，才能获得最佳效果。一旦言语功能获得改善，疗效大部分能得到巩固。

（三）治疗原则

1. 要有针对性　治疗前要通过语言功能评定，弄清病人语言障碍所在、类型及程度，以便明确治疗方向。

2. 综合训练，注重口语　如果听、说、读、写等口语和书面语言有多方面受损，要进行综合训练，但治疗的重点和目标应首先放在口语的康复训练上，应从提高听理解力开始。因为口语是人类最起码和最主要的交际方式，口语的发展先于书面语言，而口语对书面语有支持作用。在口语训练同时，应配合相同内容的朗读和书写，以强化训练。

3. 因人施治，循序渐进　可从病人残存功能入手，逐步扩大其语言能力。治疗内容要适合患者的文化水平及兴趣，先易后难，由浅入深，由少到多。要逐步增加刺激量。

4. 配合心理治疗，方式灵活多样　当治疗取得进展时，要及时鼓励病人，使坚定信心；病人情绪饱满时，可适当延长治疗时间，增加难度；病人情绪低落时，应缩短治疗时间或做些病人爱好的文娱活动或暂停治疗。

5. 适宜的语言环境可激发病人言语交流的积极性。其中，家庭训练十分重要。

6. 对有多种语言障碍的病人，要区别轻重缓急，分别进行处理。

（四）治疗方法

失语症病人大多有一定程度的听理解障碍，对其治疗应首先改善对言语输入的理解，其目的是恢复病人对言语的认知、记忆、分辨和理解。在进行表达训练时，首先是口语表达，然后是书写。失语症的治疗可分为直接疗法和间接疗法，个别训练和集体训练。直接疗法是治疗人员与病人之间进行特定的语言功能训练，通过反复和适当的刺激以激发其语言功能的恢复和未受损区域的功能代偿，促使病人做出特定的反应。常用刺激促进法，间接疗法强调安排病人的交流环境，促进其使用交流能力，而不是直接单一的言语处理过程。常用方法有失语症交流效果促进法。治疗中应将直接疗法与间接疗法、个别训练和集体训练结合起来。还要发挥病人自主训练的积极作用。下面重点介绍刺激促进法。

刺激促进法是治疗人员与病人之间进行的一种特定的语言功能训练，称为刺激－反应训练，即由治疗师提供刺激以激起病人的特殊反应，促进其理解和表达能力。这些刺激是经过设计、有一定结构的，能促进病人运用语言的能力（表 16－1）。

表 16－1　言语刺激与反应

语言形式	治疗师的刺激	期待反应
听觉理解（输入）	请指出哪个是“狗”	指图
	请指出哪个是“苹果”	指图
言语表达（输出）	请说“狗”	复述“狗”
	请说“苹果”	复述“苹果”

1. Schuell 刺激法的原则　Schuell 刺激法的主要原则，见表 16－2。

表 16－2　Schuell 刺激法的主要原则

刺激原则	说　明
1. 利用强的听觉刺激	是刺激法的基础，因为听觉模式在语言过程中居首位，而其障碍在失语症中很突出
2. 适当的语言刺激	采用的刺激必须能输入大脑，因此，刺激要使患者感到有一定难度，但尚能完成为宜
3. 多途径的语言刺激	多种途径输入，如给予听刺激的同时给予视、触、嗅等刺激（如实物），可相互促进效果
4. 反复刺激	一次刺激得不到正确反应时，反复刺激可提高其反应性
5. 刺激应引出相应的反应	一项刺激应引出一个反应，这是评价刺激是否恰当的惟一方法，它能提供重要的反馈而使治疗人员能调整下一步的刺激
6. 正确反应要强化，不正确反应要修正刺激	当患者对刺激反应正确时，要鼓励和肯定（正强化）。得不到正确反应的原因多是刺激方式不当或不充分，要修正刺激，但态度和语气不能生硬

2. 训练课题的选择　失语症训练不仅要采取特定的语言形式，特定的训练课题，而且要进行综合训练，用不同语言形式、按不同程度和目的进行训练（表 16－3，表 16－4）。对重度失语症，可应用“交流册”，在册中收集有病人家属及其陪伴者的照片，有说明病人需要、活动和想要去的地方的照片。病人可指着交流册内容来表明其特殊需要。对中度失语症可用多种方式进行较多的直接言语疗法，以提高病人的组织、储存和恢复以前使用过的语言能力。对轻症者

不是让病人集中在准确选词上，而是转向观念和思考的范畴，鼓励病人修饰和丰富其会话内容，并从具体达到更为抽象和完善。对不同类型失语症的训练重点见表 16－5。

表 16－3　不同语言形式，不同程度的训练课题表

语言形式	程度	训练课题
听理解	重度	单词（画、文字）匹配，是/否反应
	中度	听短文做是/否反应，正误判断，口头命令
	轻度	在中度基础上，文章更长，内容复杂（新闻理解等）
读解	重度	画和文字的配合（日常物品，简单动作）
	中度	情景画、动作与句子、文章配合，简单的书写命令，读短文回答问题
	轻度	长篇的书写命令的执行，读长篇文章（故事等）提问
说话	重度	复述（单音节、单词、系列语、问候语）、称呼（日常常用词，动词）、读音（单音节词）
	中度	复述（短文），读音（短文），称呼，动作描述（动词的表现，情景画，漫画说明）
书写	重度	姓名，听写（日常物品单词）
	中度	听写（单词～短文），书写说明
	轻度	听写（长文章），描述性书写，日记
其他		计算（练习，钱的计算），写字，绘画，写信，查字典，写作，利用趣味活动等均应按程度进行

表 16－4　不同目的促进的方式方法

目的方式	促进的方式方法
听理解	文字的提示，非言语提示
读解（视理解）	读音，听觉提示，非言语提示
唤语（称呼）	读音、写字，复述，词开头音提示
汉字读音	意思提示，言语开头音提示，复述
复述	文字的提示，意思提示，词开头音提示
文字书写	语言提示，起始笔画，偏旁部首提示
听写	意思提示，偏旁部首提示

表 16－5　不同类型失语症的训练重点

失语症类型	训练重点
命名性失语	口语命名，文字称呼
运动性失语	构音，文字训练
感觉性失语	听理解，复述，重点自由会话
传导性失语	复述，听写
经皮质感觉性失语	听理解（以感觉性失语为基础）
经皮质运动性失语	以运动性失语为基础

3. 具体方法

(1) 听理解训练　①听语指图（物）：指出听到物品的图（物）或被描述功能的物品的

图（物）。如利用挑选的方法，按病人的能力排列几张图片，问“剪刀在哪里?”，要求病人指出。②执行指令。③回答是非问题。

（2）言语表达训练　①复述：复述单词、句子、短语、文章。对重症者可提示图片或文字卡，在要求复述时配以视觉刺激。②称呼练习：出示图片，问“这是什么?”，要求病人回答；如不能回答时，可辅以描述物品的功能，还不能回答时，可提示开头音。③语句、短语完形。④联想呼名：同义词、反义词联想。⑤回答问题：回答熟悉的问题，说出物品的属性，两个物品的异同。⑥描述物品功能，描述图中的活动。⑦叙述事件，详述计划等。

（3）读解训练　①常用卡片和图片配合：如图词匹配，词图匹配。②语句综合，重新排列混乱的词，组成一个有意义的语句。③朗读短文后回答文中的问题。

（4）书写训练　要促进病人对语文的理解。分抄写、默写与听写。

要根据失语症的类型、程度制定适当的训练计划，通常为期3个月，然后再评定，决定是否继续训练及修改训练计划。

（五）注意事项

1. 治疗对象选择　原则上所有失语症都是适应证，但有明显意识障碍，情感、行为异常和合并精神病的患者不适合训练。

2. 治疗安排　应尽早开始训练，原则上生命体征稳定，神经缺损症状不再进展后48h便可开始。要使患者及其家属了解其主要障碍和训练要求，以便其在家中或病房配合训练。治疗一般一次0.5～1h，住院患者每周3～5次，门诊患者治疗次数可少一些。当患者的改善不再进展或很缓慢时，要把所掌握的内容或能力进行适应性训练，结束训练时也要定期复查，设法给予一定的指导和帮助。

3. 注意观察患者异常反应　训练前要了解患者原发病、合并症及可能出现的意外情况；训练时要注意其身体情况及其他治疗（如运动疗法、作业疗法等）情况；特别注意患者的疲劳表情，绝不要勉强训练。

（黄永禧）

第十七章　康复心理治疗

一、概述

1. 心理治疗的定义　心理治疗是在良好的治疗关系基础上，由经过专业训练的治疗者运用心理治疗的有关理论和技术，对患者进行帮助的过程，以消除或缓解来访者的问题或障碍，促进其人格向健康、协调的方向发展。在治疗过程中，治疗者主要是通过语言、非语言的活动（表情、举止行为以及特意安排的环境条件等），试图减轻患者的痛苦和能力损害。心理治疗的目标是缓解和消除患者的负性情绪、纠正认知错误、矫正不良行为、改善人际关系，最终达到患者能够帮助自己的目标。

2. 康复心理治疗的原则

（1）良好的医患关系是心理治疗的基础　治疗人员与患者接触时，必须给患者留下好的印象，否则容易引起病人的反感，不仅治疗很难进行，而且也很难达到预期的心理治疗效果。

（2）治疗以增强患者信心、缓解和消除负性情绪为首要目的　心理治疗的目的是要消除或缓解患者的心理压力、矫正不良行为，最终帮助患者建立合理的应对环境的策略，学会自己帮助自己。但在治疗初期主要以增强患者战胜疾病和残疾的信心，充分发挥他们的主观能动性为主，这样才能更好地缓解患者的心理紧张和压力，保证临床治疗和康复治疗计划的顺利进行。否则，不仅达不到心理治疗目的，反而加重患者的心理负担。

（3）无条件的尊重　治疗者应该对康复病人表示深切和真诚的关心，并认为他们是具有建设性潜力的人，不要因为他们是残疾人而忽视对他们的尊重。

（4）注意保密　替患者保密是每个心理医生最基本的职业道德和素质，治疗者必须预先向病人声明，并严格遵守对病人的协定，切不可失信于他们。否则不仅会加重他们的心理负担，而且会使他们失去对治疗者的信任。

（5）对于敏感问题采取灵活办法　在心理治疗过程中常常会遇到一些比较敏感的话题，如患者会提到“我的病能不能好?”，“我的病需要多长时间恢复?”等一类问题。对于这些问题最好采取比较折衷的、灵活的办法。既要让患者对恢复有信心，又要让其尽可能顺其自然。

3. 心理治疗的过程

（1）问题探讨阶段　治疗者最初与患者接触时，可以通过观察、患者的主诉及心理会谈情况，了解患者的心理史、个人史、家庭史、人际关系、应激事件以及对病情和有关问题的态度等情况，最终明确患者心理方面存在的主要问题。

（2）分析解释阶段　治疗者在明确患者主要心理问题后，进一步与患者探讨形成心理问题的主要原因，以及问题的关键。同时，运用心理学的理论对患者的心理问题，进行比较科学和合理的解释，并在此基础上制定治疗的目标，讨论并构思治疗的策略和方法。

（3）治疗阶段　在问题澄清、目标明确、医患协作的基础上实施治疗计划。医生通过运用心理治疗的技术促进病人的领悟，认知重建或提供各种“学习”和训练方法，引导病人解决心理问题，建立积极的适应性行为方式。

(4) 总结结束阶段　此阶段治疗者主要是帮助患者重新回顾治疗要点，检查治疗目标实现的情况，指出患者在治疗中已取得的成绩和进步，以及还需注意的问题，提出进一步训练的建议或当病情反复时的处理对策，鼓励病人在日常生活中运用已学到的应对技巧独立处理各种问题，巩固疗效。另外，治疗者还可检查一下自己发出的信息对方是否正确地接收到了。若有出入，应及时纠正。

二、心理治疗的作用

1. 心理治疗对心理生理疾病的恢复有非常重要的作用　这类疾病（如冠心病、高血压、消化道溃疡、癌症等）虽然是躯体疾病，但其病因与心理社会因素有密切的关系。因此，采取心理咨询或行为和认知治疗可以改变病人的生活方式和行为模式，从而降低发病率及提高治病效果，缩短治疗的时间。

2. 心理治疗是神经症性患者主要的治疗方法之一　恐怖症、焦虑状态、强迫症与某些类型的抑郁症常由心理因素引起。根据有关研究，这些神经症的行为主要与个体错误或不当的学习有关。因此，这类障碍需要通过支持和行为矫正等心理治疗的方法来配合治疗，才能取得比较好的疗效。

3. 心理治疗可以及时帮助解决残疾人和慢性病人在康复过程中出现的心理问题　意外受伤致残患者和久治不愈的慢性病人，常伴有情绪和行为方面的障碍，这些心理方面的问题如不及时解决，不仅直接影响康复治疗计划的进行和人际交往，而且影响他们的心理健康和生存质量，甚至导致患者自杀。

4. 心理治疗可以帮助人们提高社交技能，从而改善情绪和心理生理症状　现代社会的人际交往日益广泛和复杂，许多人因社会适应不良而出现各种情绪障碍（如焦虑、抑郁等）和心理生理反应。而一般医药措施只能缓解症状，并不能提高他们的人际交往能力和技巧。因此，只有通过心理治疗，才能更好地帮助他们解决社会生活中出现的问题。

5. 心理治疗对于一般性躯体疾病的治疗也有很大的帮助　一般性躯体疾病的患者常依其人格、年龄和社会背景对疾病做出异常的心理和行为反应，如对患病的恐惧、焦虑或否认，羞怯和自卑心理，不遵守医嘱的行为等等，这些异常的情绪和行为需要通过心理、社会的治疗技术进行干预。

三、康复心理治疗的主要方法

1. 精神分析疗法　精神分析疗法是由奥地利著名精神病学家西蒙德·弗洛伊德所创建的一种特殊心理治疗技术，既可适用于某些精神疾病，也可帮助人们解决某些心理行为问题。它是建立在潜意识理论基础上的。精神分析心理治疗的原理是：发掘患者或求诊者潜意识内的矛盾冲突或致病的情结，把它们带到意识领域，使就诊者对其有所领悟，在现实原则的指导下得到纠正或消除，并建立正确和健康的心理结构，从而使疾病获得痊愈。精神分析心理治疗主要采用自由联想与梦的解析等技术，具体介绍如下：

(1) 自由联想法　让病人在一个比较安静与光线适当的房间内，躺在沙发床上随意进行联想。治疗医生则坐在病人身后倾听他的讲话，事前要让病人打消一切顾虑，想到什么就讲什么，医生保证对谈话内容保密。鼓励病人按原始的想法讲出来，不要怕难为情或怕人们感到荒谬奇怪而有意加以修改。因为越是荒唐或不好意思讲出来的东西，却可能有意义并对治疗方面价值最大。在进行自由联想时要以病人为主，医生不要随意打断他的话，当然在必要时，医生可以进行适当的引导。一般说来，医生往往鼓励病人回忆从童年起所遭遇到的一切经历或精神创伤。自由联想法的最终目的，是发掘病人压抑在潜意识内的致病情结或矛盾冲突，把它们带到意识领域，使病人对此有所领悟，并重新建立现实性的健康心理。

(2) 梦的解析法　弗洛伊德通过对梦的深入研究和自己梦的剖析，发现在梦境中可反映出压抑在潜意识内的重要内容，提出了梦的解析学说。精神分析医生根据梦的工作规律，进行解析，来发掘做梦者被压抑在潜意识内的那些矛盾冲突，帮助病人正确解决其致病情结，从而使病情获得痊愈。为了得到梦的潜隐内容，治疗者仍需采用自由联想技术，要求病人对梦中内容进行自由联想。

2. 支持性心理治疗（supportive psychotherapy）　支持性心理治疗是1950年由Thorne创始，它指医生用治疗性语言，如劝导、启发、鼓励、支持、解释、积极暗示、提供保证、应激、改变环境等方法，帮助病人表述自己的情感和认识问题、消除疑虑、改善心境、矫正不良行为、增加战胜疾病的信心，从而促进心身康复的过程。支持性治疗的主要方法有以下几种。

(1) 指导、鼓励病人表达情感　通过交谈首先建立良好的医患关系，同时治疗者要表现出对病人的关心和理解，使他们愿意表达深层的情感体验。对不善于表达的病人应有意识地指导或示范表达；对病人的情感表达要表现出宽容、理解，并及时给予肯定、强化。通过心理需求和问题的表达，可以疏导病人情绪。

(2) 解释　解释就是向病人讲明道理，帮助病人解除顾虑、树立信心、加强配合，为治疗创造良好的心理条件。对病人的解释不能都一样，要根据疾病的性质和规律，注意掌握解释的方法和技巧，且不同的情况要区别对待。如对那些不了解自己的病情而又积极配合治疗的病人，可暂时实行保密，使病人安心接受治疗；对那些知道自己病情，对预后悲观失望的患者，应对他们进行科学的解释，树立其战胜疾病的信心；对那些心情稳定、开朗而又意志坚强的，可坦诚相告病情，以求最大限度地调动他们的积极性来配合治疗。

(3) 鼓励和安慰　患者致残或患重病后，心理反应往往很强烈，特别是在治疗一段时间后效果不明显，患者情绪波动会更大，经常表现出恐惧、忧虑、焦虑、抑郁、悲观、绝望甚至企图自杀。因此，医生应及时给予病人鼓励和安慰，使他们振作精神，增强信心。鼓励和安慰既要热情中肯，又要根据病人的心理问题和特点有的放矢，切忌简单化和刻板化。

(4) 保证　对病人的检查和治疗结果做出他们能接受的保证，以坚定其战胜疾病的信心。但是，只能根据病情做出有限的保证，切不可做出不切实际的保证。如一些病人总关心自己的病能否治好，我们要结合病情给他一个中性或在一定条件下的保证，以缓解患者的心理压力，增强病人信心。

(5) 促进环境的改善　改善环境主要指改善与患者有关的人际环境。医务人员一方面要帮助病人消除人际关系中的不利因素，同时又要帮助增添一些新的和有利的因素。特别要注意寻求家人和其周围人对病人心理上的支持，帮助他们与家属进行有效沟通。

3. 认知治疗（cognitive therapy）　认知治疗是根据认知过程影响情感和行为的理论假设，通过认知行为技术来改变病人不良认知的一类心理治疗方法的总称。所谓认知，一般是指认识活动或认识过程，包括信念和信念体系、思维和想象等。认知治疗的基本观点是，认知过程是行为和情感的中介，适应不良的行为和情感与适应不良的认知有关。治疗者的任务就是与病人共同找出这些适应不良的认知，并提供“学习”或训练方法矫正这些认知，使患者的认知更接近现实和实际。认知治疗的策略主要有：

(1) 教育　教育是向患者介绍有关疾病、治疗预后的知识，也包括介绍应对、社会支持、情绪状态对心理和身体的影响等知识，提供应对技能，让病人形成比较客观、正确的认识。这种干预方式对提高病人应对技能，增加有关疾病的知识，提高疾病治疗的依从性有一定作用。

(2) 认知重建　认知重建主要是帮助患者改变各种不正确的认知和态度，特别是帮助矫正自我失败的消极思维，建立对抗病人具体的消极思维认知。由于旧的不良认知经常会反复出现，新建立的认知在短时间内难以巩固，因此，认知治疗往往需要多次耐心地进行。

(3) 角色转换　角色转换是指站在对方的位置上，考虑对方的感受。有些病人，特别是夫妻恩爱、家庭美满的病人，因考虑治疗费用的昂贵，家庭成员照料艰辛及对他们的工作、生活的影响，常常希望早些结束生命，甚至拒绝接受任何治疗。对这些病人的最好的办法就是角色转换，让病人考虑，如果他所爱的家人有了类似的病，他会怎样对待。通过换位思考，改变他们的认知方式。

(4) 向下比较　向下比较是指将自己的病情与比自己情况更糟的病人进行比较。这一技术可以使病人比较现实，而且较为积极地评价自己的病情。别人病情比自己重，还能心情愉快，积极配合治疗，而自己为什么总要痛苦呢？通过比较患者还可以学会思考问题的方式，更积极合理地应对遇到的问题。

4. 行为治疗（behavior therapy）　行为治疗或条件反射治疗，是以行为学习理论为指导，按一定的治疗程序，来消除或纠正人们的异常或不良行为的一种心理治疗方法。它的主要理论基础是巴甫洛夫的经典条件反射原理。行为治疗强调，病人的症状即异常行为或生理功能，都是个体在其过去的生活历程中，通过条件反射作用即学习过程而固定下来的。因此，可以设计某些特殊的治疗程序，通过条件反射作用的方法，来消除或矫正异常的行为或生理功能。行为疗法主要有以下六种：

(1) 系统脱敏法　此法主要可以治疗患者焦虑和恐惧等情绪障碍。治疗原理基于对抗条件反射。实施治疗时，首先要深入了解患者的异常行为表现（焦虑和恐惧）是由什么样的刺激情境引起的，把所有焦虑反应由弱到强按次序排列（0~10分，0表示完全平静，10表示极度焦虑）。然后教会患者一种与焦虑、恐惧相抗衡的反应方式，即放松训练，使患者感到轻松而解除焦虑。进而把放松训练技术逐步、有系统地和那些由弱到强的焦虑阶层同时配对出现，形成交互抑制情境。这样循序渐进地，有系统地把那些由于不良条件反射而形成、强弱不同的焦虑反应，由弱到强一个一个地予以消除。

(2) 厌恶疗法　是一种帮助患者将异常行为同某种使人厌恶的或惩罚性的刺激结合起来，通过厌恶性条件作用，达到戒除或减少这些异常行为出现的目的。厌恶刺激可采用疼痛刺激，如橡皮圈弹痛刺激、耳针疼痛刺激等。临床上厌恶治疗可矫正一些病人的攻击、强迫等不良的行为。

(3) 行为塑造法　行为塑造法是通过正强化而造成某种期望的良好行为的一项行为治疗技术。此法对于矫正患者的被动行为、提高注意力和行为的依从性等比较有效。实施时，可采用一项适中的作业让患者去完成，在患者完成作业的过程中，对患者取得的进步及时反馈并进行正强化如表扬、鼓励、奖励等。

（4）代币制疗法　代币制疗法是通过某种奖励系统，在病人做出预期的良好行为表现时，马上就能获得奖励，即刻得到强化，从而使患者所表现的良好的行为得以形成和巩固，同时使其不良行为得以消退。代币作为阳性强化物，可以用不同的形式表示，如记分卡、筹码和证券等象征性的方式。

（5）暴露疗法　暴露疗法是用于治疗病人的恐惧心理的行为治疗技术。其治疗原则是让患者较长时间地想象恐怖的观念或置身于严重恐怖环境，从而达到消退恐惧的目的。此法与系统脱敏疗法有某些相似之处，如让患者接触恐惧的事物或情境。但它们的不同之处是在暴露疗法实施过程中，首先，恐怖情境出现时无需采用松弛或其他对抗恐惧的措施；其次，暴露疗法需让患者暴露于恐惧情境的时间比较长，每次治疗时间1～2h；另外，系统脱敏法一般仅能对较轻的恐惧症有效，而暴露疗法则常用于治疗严重恐惧的患者。

（6）松弛反应训练　主要用于治疗病人的焦虑、抑郁情绪和睡眠障碍等。松弛反应训练是一种通过自我调整训练，由身体放松进而导致整个身心放松，以对抗由于心理应激而引起的交感神经兴奋的紧张反应，从而达到消除心理紧张和调节心理平衡的目的。松弛反应训练使用较多的是渐进松弛法，即有系统地、按照一定的顺序将全身的肌肉进行放松。放松前一定要做好心理辅导和暗示，强调心理与躯体的相互关系，同时让患者体会一下真正的放松是什么感觉。体会放松感觉时，可让患者双手紧张，然后放松，反复几次让患者比较放松与紧张的区别，最后再次体会放松的感觉。最初由治疗者以口头语言暗示放松，几次后可跟随放松磁带进行练习，最终患者学会在不借助任何外界暗示的情况下自行放松训练。

四、临床应用

1. 心理治疗的适应证

（1）综合医院临床各科的心理问题　患有躯体疾病住院病人如癌症、冠心病、糖尿病病人，由于病情严重或治疗时间长，无求治欲望或治愈信心，甚至将自己的疾病看得过分严重等，都需要个别心理治疗。通过安慰、支持、劝慰、保证、疏导和调整环境等方法来帮助患者认识疾病的性质，树立病人战胜疾病的信心。

（2）康复患者出现的情绪和行为障碍　患者遭受意外伤害或突然患病导致残疾，往往出现比较严重的心理反应，如否认、焦虑、恐惧、抑郁、攻击、依赖等情绪和行为方面的异常，这些心理问题和障碍如不及时解决和治疗，不仅影响患者康复目标和计划的实现，而且影响患者的生存质量和重新适应新生活的能力。因此，必须通过支持、认知和行为矫正的方法，对他们进行心理干预和心理治疗。

（3）心身疾病　常见的心身疾病如冠心病、原发性高血压、心律紊乱、支气管哮喘、消化性溃疡、溃疡性结肠炎、心因性肥胖症和偏头痛以及类风湿性关节炎等，均可使用松弛疗法、默想训练等方法。

（4）社会心理应激引起的各种适应性心理问题　诸如一个人不能很好处理人际关系，而表现出心境不快、自责自卑、悲观失望等，常需要心理支持和指导。遭受突然的生活事件刺激表现出急性心理障碍时，也需要心理治疗。

（5）神经症性障碍　神经症性障碍主要包括：焦虑症、抑郁性神经症、癔症、强迫症、恐惧症、疑病性神经症、神经衰弱。临床上多采用精神分析疗法、支持性心理治疗、行为治疗和认知心理治疗等。

(6) 其他方面的心理障碍　精神分裂症的恢复期可采用支持和认知心理治疗；病态人格、性心理障碍、口吃、酒精中毒和药物依赖多采用行为矫正的方法。

2. 心理治疗的禁忌证

(1) 重度神经性障碍、重度精神病患者可通过药物等方法缓解症状后，再配合心理治疗。

(2) 有严重的认知功能障碍者不适合做心理治疗。

(3) 不能合作或被动接受心理治疗者，心理治疗的效果不佳。

五、心理治疗技术在护理工作中的应用

心理治疗技术应用很广，不仅康复心理工作者必须掌握，而且对于护理工作者和护理工作也有非常重要的作用。心理治疗技术在护理工作的应用主要体现在如下方面：

1. 了解和掌握心理治疗技术，可以帮助护理工作者提高自身的心理承受和调节能力。护理工作是一项繁重而细致的工作，由于护士一般比较年轻且经常要上夜班，因此很容易导致心理上的紧张和压力。如果不及时缓解就容易造成一些心理障碍，而影响护理工作的质量。护理工作者掌握一些心理治疗技术，就掌握了一定的心理调整的方法。如当感到心理压力很大时，就可以运用认知疗法，及时改变自己的思维方式。因为一个人的情绪与认知评价有密切关系。当感到情绪比较焦虑时，可运用行为疗法的放松训练技术，调整自己的心境。另外，同事之间可以运用支持疗法的技术经常进行有效沟通。

2. 掌握心理治疗技术，可以使心理护理工作更科学、更有效。心理护理不仅要关心和鼓励患者，而且要尽可能帮助解决患者在康复过程中出现的情绪和行为等方面的心理问题。因此，护理工作者必须按照一定的心理学的工作程序和方法，才能解决好患者出现的各种心理问题，提高心理护理质量。如我们在最初与患者进行心理护理时，可以按照一定的格式，先探讨患者的心理问题；然后，对这些问题进行分析解释，找出患者心理问题的原因；最后，再根据不同的心理问题，选用不同的心理治疗方法。

3. 了解和掌握心理治疗技术，有利于处理好医患关系。医患关系是指在医疗过程中，医务人员与患者之间形成的一种人际关系，即心理和情感上的交流。良好的医患关系不仅有利于患者疾病的治疗和康复，而且有利于减少各种医疗纠纷，树立医院良好的形象。而消极的医患关系，不仅影响疾病的治疗，而且会给医疗工作带来许多负面的影响。因此，在护理工作过程中，必须与病人保持一种良好的医患关系。护理人员掌握了心理治疗技术后，就可以更有效地与患者进行沟通，从而形成良好的医患关系。

4. 了解心理治疗技术，可以帮助护理工作者在康复护理和治疗过程中，更加注重自己的言行对患者心理的正面和负面的影响。心理治疗是一种对患者施加影响和互动的过程，对住院患者的心理康复，不仅需要专业人员对患者进行心理指导和治疗，而且需要我们医护人员在自己的工作过程中，给患者以积极的心理影响。因此，护士在与患者接触中，必须注意自己的面部表情，说话的语气、语调，积极主动地为患者提供服务，避免不当的言行对患者的心理造成负面影响。

(刘松怀)

第十八章　康　复　工　程

一、康复工程概述

（一）康复工程的定义

康复工程是利用现代工程技术对残疾人进行测量、评估，然后按照代偿和（或）适应的原则，通过产品设计、生产、装配、信息咨询等一系列服务工作，辅助残疾人减轻残疾和改善独立生活、工作、回归社会能力的一门边缘性学科，是生物医学工程的重要分支。

（二）康复工程产品的分类

凡是能辅助残疾人改善独立生活、工作、回归社会能力而生产的特殊产品或现成产品都是康复工程产品。

1. 按技术水平分　低技术水平康复工程产品，多为实用、价廉产品；高技术水平康复工程产品体现了现代高科技的发展成果，展现了康复工程发展的美好前景，但是由于价格高应用受到限制。

2. 按应用的范围分

（1）康复诊疗设备　这类设备是康复工作者应用的设备，包括康复工作中应用的各种检测、评价、训练、治疗设备。在康复工作中这类设备也可按康复专业分为 PT、OT、ST、教育康复、职业康复设备等等。有关康复诊疗设备知识请参见康复评价、训练章节。

（2）残疾人辅助器具　亦称残疾人技术辅助器具或残疾人用品，是指能够辅助病人、残疾人代偿其丧失的功能或能帮助他们适应环境的器具、用品。

（3）残疾人的无障碍设施　是为辅助残疾人独立生活、工作、参与社会而专门设置或改变的建筑设施。

三、护理工作在康复工程产品应用中的任务

1. 积极参加康复协作组，从护理工作角度提出恰当的康复工程产品建议。

2. 帮助患者、残疾人了解使用康复产品的目的、必要性、正确的使用方法和使用中的注意事项，以提高残疾人使用的积极性，保证使用效果。

3. 积极参加康复协作组对康复工程产品的临床适合检验和使用中的观察工作，及时发现问题，提出修改意见。

4. 认真参加康复协作组，完成康复工程产品使用的复查、随访。

二、残疾人辅助器具

（一）定义

残疾人辅助器具是指能够辅助残疾人代偿其失去的功能或能帮助他们适应环境的各种特制产品和通用产品，亦称残疾人技术辅助用具或残疾人用品。

（二）残疾人辅助器具的分类

1. 用于治疗和训练的辅助器具。

2. 矫形器和假肢。

3. 生活自理和防护辅助器具。

4. 个人移动的辅助器具。

5. 家务管理的辅助器具。

6. 家庭及其他场所使用的家具及配件。

7. 通讯、信息及信号辅助器具。

8. 持物、物品管理辅助器具。

9. 改善环境的辅助器具、设备、工具和机器。

10. 用于休闲和娱乐的辅助器具。

（三）常用的残疾人技术辅助器具简介

1. 用于治疗和训练的辅助器具　这类产品包括各种康复治疗中常规使用的光、电、冷、热物理因子刺激设备，运动训练设备，感觉训练设备，视觉训练设备，语言训练设备、言语训练设备，信息交流治疗设备；各种呼吸、循环系统疾病辅助治疗器具，如人工呼吸装置、制氧机、通风机、抗水肿弹力袜、压力衣等；各种股疝、腹股沟疝应用的疝气带；各种性功能辅助器具等。

2. 假肢　是为弥补肢体缺损，代偿已失肢体功能而制造、装配的人工肢体。

（1）假肢的分类

①按截肢部位分类　a. 下肢假肢：部分足假肢；赛姆假肢；小腿假肢；膝关节离断假肢；大腿假肢；髋关节离断假肢。b. 上肢假肢：假手指；部分手假肢；腕关节离断假肢；前臂假肢；肘关节离断假肢；上臂假肢；肩关节离断假肢。

②按装配时间分类　a. 临时性假肢：亦称训练性假肢。b. 正式假肢：为长期正常使用而制作的完整假肢。

（2）常用的假肢品种

①临时性假肢　临时性假肢是由临时性残肢接受腔与其他假肢部件构成的简易假肢，主要用于术后早期假肢安装。我国传统的假肢安装方法是截肢术后待伤口愈合、拆线后，出院回家等待残肢消肿，自然定型，一般需等待半年后才能装配假肢。为了帮助截肢者早日康复，近代多主张早期安装临时性假肢。一般的临时性假肢在截肢术后 2 周，拆线后即可安装。使用临时性假肢的优点在于：可以帮助病人早日下地，早日康复，预防关节挛缩，预防卧床并发症，促进残肢定型，早日订制正式假肢。临床上一般以穿用临时性假肢后，残肢的周长测量在 2 周中不再变化，即可视为残肢定型，才可以订制正式假肢。

②部分足假肢　套式假足适用于残肢末端有良好承重功能的前足截肢者使用；带髌韧带承重套式假足适用于残肢末端承重功能不良的部分足截肢者使用。

③赛姆假肢　适于赛姆截肢（踝关节离断）术后有良好的承重功能者使用。

④小腿假肢　各种常用小腿假肢见图 18－1 所示。a. 传统小腿假肢：如皮小腿假肢、铝小腿假肢，都带有金属膝关节铰链和大腿上勒，具有悬吊假肢、稳定膝关节、承担部分体重的作用。这种假肢重量大，容易引起大腿肌肉的萎缩，但便宜，便于维修。b. 现代小腿假肢：一般是用增强的合成树脂制成，特点是：重量轻；假肢接受腔与残肢全面接触、全面承重，吻合性好；不用大腿上勒，不会引起大腿肌肉萎缩。根据其悬吊方式不同，常用品种

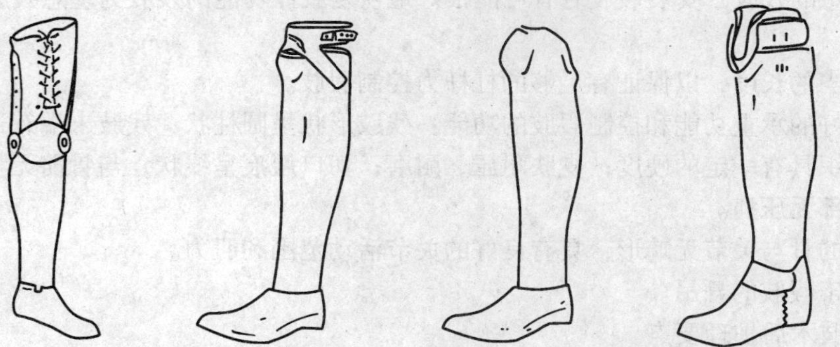

图 18－1　各种常用小腿假肢

a. 传统铝小腿假肢；b. 髌韧带承重小腿假肢；c. 包膝式小腿假肢；d. 髁部插楔式小腿假肢

有：环带式髌韧带承重小腿假肢，亦称 PTB 小腿假肢，适合于各种部位的小腿截肢者；包膝式髌韧带承重小腿假肢，亦称 PTES 小腿假肢，适用于小腿短残肢者；明斯特式髌韧带承重小腿假肢，亦称 KBM 小腿假肢；适应证同包膝式小腿假肢。

⑤大腿假肢　传统大腿假肢多为皮革，铝板制成。现代大腿假肢多用塑料制成（图 18－2），其接受腔多为全面接触吸着式接受腔。近年出现了软而透明的内接受腔和坐骨包容式接受腔，可以更符合运动解剖学的要求和保证稳定的坐骨承重。带有承重自锁的人工膝关节可以增强步行中的稳定性。带有气压或液压装置的人工膝关节可以帮助截肢者自行调整假肢的步行速度。

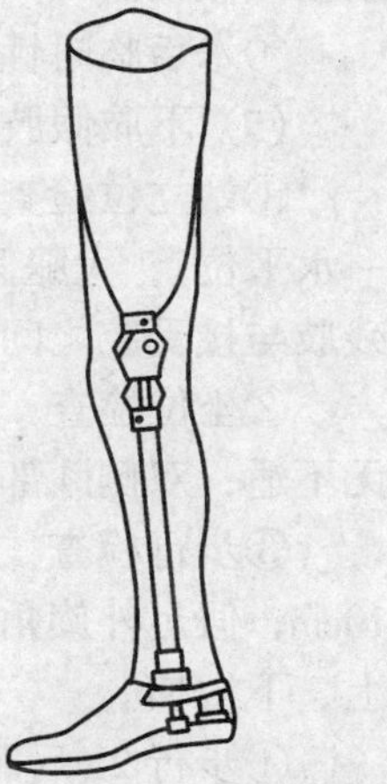

图 18－2　现代骨骼式塑料大腿假肢

⑥膝关节离断假肢　结构近似大腿假肢，特点是残肢末端具有良好的承重功能，依靠膨大的股骨髁悬吊假肢。步行功能比大腿假肢好。

⑦髋关节离断假肢　适用于半盆切除、髋关节离断、大腿截肢极短残肢者使用。髋关节离断术后应用假肢可以步行、骑自行车。

⑧装饰假手　只起到装饰及平衡身体的作用。多用聚氯乙烯乳液树脂或硅橡胶制成，具有手的外形、手纹、皮肤颜色。硅橡胶装饰假手具有高的耐污染性能。适合各种部位的上肢截肢者应用。

⑨功能假手　通过肩关节运动拉动牵引索控制假手的张开、闭合，控制肘关节的屈伸，多用于前臂截肢、肘关节离断、上臂截肢的中残肢、长残肢者使用。

⑩电动假手、肌电假手　电动假手用可以反复充电的镍镉电池为能源，微型直流电机驱动张手、闭手、旋腕、屈肘、伸肘。按其运动的控制方法可分为开关控制假手和肌电控制假手两种。肌电控制假手亦称生物电控制假手，其控制原理是利用残存的前臂屈肌群、伸肌群或上臂肱二头肌、肱三头肌收缩时产生的微弱肌电信号，由皮肤表面电极引出，经电子线路放大，滤波后控制电机运转。肌电假手张手、闭手随意、灵活，功能活动范围大，但结构复杂，价格高。

⑪工具假手　为从事专业性劳动或日常生活而设计、制造，由残肢接受腔、悬吊装置、工具连接器和专用工具构成，没有手的外形，但很实用。

(3) 理想的残肢　安装假肢后有可能很好地恢复肢体功能的残肢为理想残肢。要求理想残肢：

①有适当的长度，以保证有足够的杠杆力控制假肢。

②有良好的承重功能和控制假肢的功能：残肢形状呈圆柱状；残肢末端有适当的皮下软组织，软组织具有一定的硬度；皮肤耐压、耐磨；切口瘢痕呈线状，与骨骼无粘连；皮肤感觉正常；局部无压痛。

③残肢的骨与关节无畸形，具有良好的关节活动范围和肌力。

④有利于假肢的悬吊。

(4) 截肢术后护理要点。

①注意病人截肢后的心理变化和心理治疗工作。

②保持正确的关节位置　防止膝关节屈曲畸形，防止髋关节屈曲、外展畸形。

③教会病人正确地缠绕弹力绷带包扎　减少残肢末端肿胀，促进残肢定型，以利尽早安装正式假肢。

④术后临时性假肢　促进残肢定型，早期下地，早期康复。

(5) 下肢假肢适合性检查基本要点

①站立位检查　自然站立位无不适感；小腿假肢要求双下肢等长（双侧髂前上棘处于同一水平位)，大腿假肢要求略短（不大于1cm)；没有向前、向后倾倒的感觉；假腿提起时，残肢与接受腔之间没有明显的活塞运动。

②坐位检查　小腿假肢膝关节至少可以屈曲90°，腘窝、内侧腘绳肌、外侧腘绳肌部位无不适；双侧膝部高度相等。

③步行检查　步行中无不适；膝关节稳定，不打软腿；步距均匀；双足跟间距不大于10cm；假足外旋角度与健侧相近；没有明显的跛行；没有异常响声；能顺利地上、下斜坡，上、下楼梯。

④步行2h后脱去假肢检查　残肢皮肤无明显变色、擦伤。

(6) 残肢护理和穿用假肢注意事项

①保持残肢的清洁和干燥　最好是每天晚上用温水清洗。先用温水将残肢弄湿，再用中性肥皂在残肢上搓出尽量多的泡沫，然后用清水洗去所有肥皂，不要残留肥皂。残留肥皂会使残肢皮肤表面发黏，会增加与皮肤表面的摩擦。残肢洗净后，要将残肢擦干。残肢表面不干燥，不适合穿用假肢。有条件的可以在清洗残肢后在残肢上涂抹残肢护理液。

②经常注意接受腔是否合适。每天晚上睡觉前应仔细检查残肢有无伤痕或变色。对于小腿假肢，重点检查髌韧带承重部位、残肢骨突起部位的皮肤颜色，如有明显的痛感和变红，应及时检修假肢。长期穿用装配不良的假肢，常见残肢并发症有皮肤擦伤、水疱、湿疹、滑囊、皮癣、皮炎及残端变色、变硬等，病人应及时去看医生和假肢技师，早期治疗、早期修改假肢。

③截肢者应保持体重的稳定　以保证残肢与接受腔能精确地适配。当由于某种原因不能穿戴假肢时，应每天用弹性绷带正确地缠绕残肢，以保证残肢体积的稳定。

④正确地选用和清洗残肢袜套　一般小腿截肢者，直接贴近残肢皮肤的第一层袜套可以选用尼龙袜套，这种袜套薄、平滑，可以保护皮肤，其外层再套1～2层细羊毛或棉线织成的袜套用于吸汗。一般吸湿性的袜套不超过3层，超过3层则说明接受腔过肥，需请假肢技师协助解决。应每日更换、清洗残肢袜套。换下来的残肢袜应即刻用温水、碱性小的肥皂清

洗，不要让汗液干燥在残肢袜上。洗袜套时应注意一定要用温水，不要用热水。用肥皂去污后一定要用清水漂洗干净，然后再晾干。

3. 矫形器　矫形器（orthosis）是用于改变神经肌肉和骨骼系统的功能特性或结构的体外使用装置，过去称为支具。

（1）矫形器的基本作用

①稳定和支持　通过限制关节的异常活动或运动范围，稳定关节、减轻疼痛或恢复其承重功能。

②固定和保护　通过对病变肢体或关节的固定和保护促进病变痊愈。

③预防和矫正畸形　多用于儿童。儿童在生长阶段，由于肌力不平衡，骨发育异常或外力作用可引起骨、关节畸形，而儿童生长发育期间由于骨、关节存在生物可塑性，应用矫形器能得到一定的矫正效果。

④减轻承重　可减少肢体或躯干骨、关节长轴的承重。

⑤抑制肌肉反射性痉挛　是控制关节运动，减少肌肉反射性痉挛的结果。

⑥改进功能　可改进残疾人步行、饮食、穿衣等各种日常生活、工作能力。有些矫形器为改进功能而借助外力，被称为外动力功能性矫形器。

（2）矫形器分类

①按部位分为　上肢矫形器、下肢矫形器、脊柱矫形器。

②按疾病分为　儿麻矫形器、马蹄足矫形器、脊柱侧凸矫形器、骨折治疗矫形器等等。

③按材料分为　金属矫形器、塑料矫形器、皮质矫形器、布制矫形器等。

（3）近代矫形器统一命名　历史上曾称为支具（brace）、夹板（splint）等，根据我国国家标准 GB/T16432 - 1996（等同采用国际标准 ISO 9999 - 1992），已统称为矫形器（orthosis）。按该标准要求，以矫形器的安装部位命名产品。为方便处方表达，国际上已广泛应用了各种矫形器的英文缩写。例如，足矫形器 FO（foot orthosis）；踝足矫形器 AFO（ankle foot orthosis）；膝踝足矫形器 KAFO（knee ankle foot orthosis）等。

（4）常用矫形器简介

①矫形鞋　是用于治疗下肢、足部疾病的足垫、足托、皮鞋、皮靴的总称，具有预防、矫正足部畸形，保护足部，改善足底承重功能和补偿下肢短缩作用。

②下肢矫形器　a. 踝足矫形器（AFO）：分金属条 AFO；塑料 AFO（图 18 - 3），主要用于矫正垂足畸形，预防马蹄内翻畸形，抑制步行中的痉挛性尖足。b. 膝踝足矫形器（KAFO）：主要用于下肢肌肉广泛麻痹的病人，见图 18 - 4 所示。c. 髋膝踝足矫形器（HKAFO）：在膝踝足矫形器上增加了髋铰链、骨盆带或骨盆固定装置以稳定髋关节。

③上肢矫形器　根据其作用可分为保护性、功能性、矫正性三种。常用的有：a. 手和腕手矫形器（HO，WHO）：如经常用于预防偏瘫患者的屈腕屈指畸形的掌侧塑料腕手矫形器（图 18 - 5）。b. 前臂平衡矫形器（balance forearm orthosis，BFO）：是由上肢悬吊装置发展而来，曾称为喂食器（feeder）。主要用于上肢肌力弱，不能对抗上肢自重抬起上肢者。

④脊柱矫形器（spinal orthosis）　a. 颈部矫形器：常用的有一般的围领、费城围领、胸枕颌颈部围领，主要用于限制颈椎运动，减轻颈椎承重，见图 18 - 6 所示。b. 软性胸腰骶矫形器（soft TLSO）：俗称围腰（corset）。主要用于限制脊柱运动，减轻椎体承重，减轻腰部疼痛，常用品种有布围腰、皮围腰等。c. 硬性胸腰骶矫形器（rigid TLSO）：硬性胸腰骶矫形器可以从不同方向，不同程度上限制脊柱运动，稳定病变关节，减少椎体承重，促进病变愈

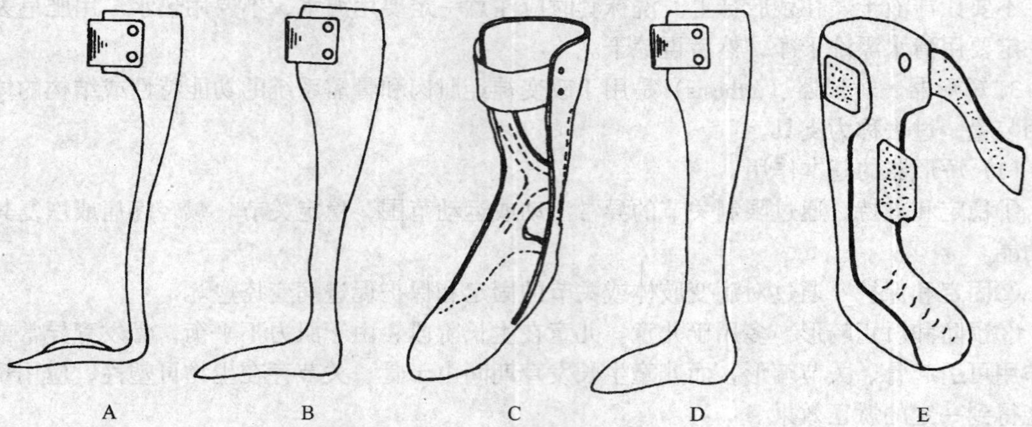

图 18-3　塑料踝足矫形器

A. 后侧弹性塑料 AFO；B. 改进型后侧弹性塑料 AFO；C. 带增强隆起的后侧弹性塑料 AFO；D. 硬踝塑料 AFO；E. 带侧方压垫的硬踝塑料 AFO

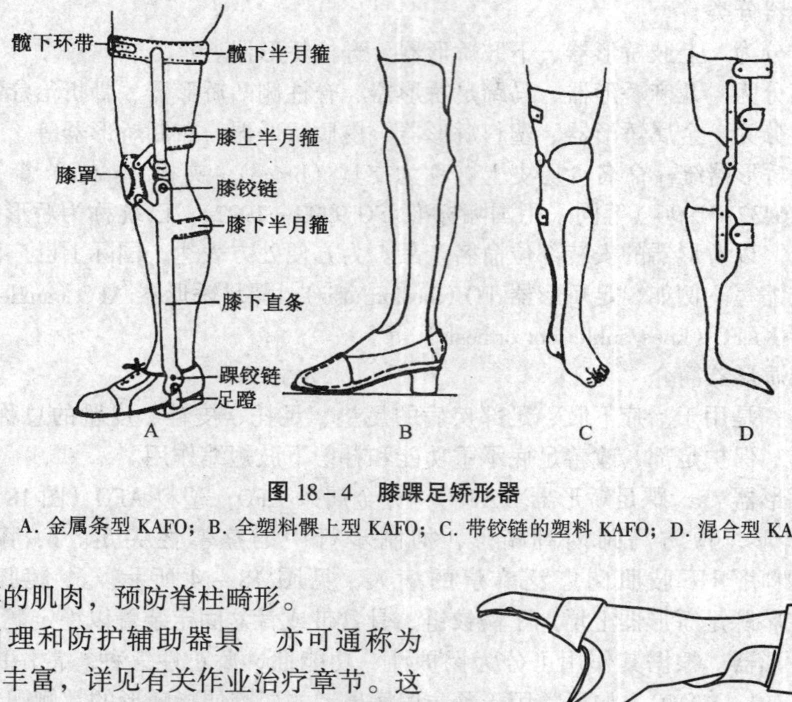

图 18-4　膝踝足矫形器

A. 金属条型 KAFO；B. 全塑料髁上型 KAFO；C. 带铰链的塑料 KAFO；D. 混合型 KAFO

合，保护麻痹的肌肉，预防脊柱畸形。

4. 生活自理和防护辅助器具　亦可通称为自助具，品种丰富，详见有关作业治疗章节。这里仅简介一些个人护理、防护、持物等常用辅助器具。

（1）特殊的衣服和鞋　如轮椅雨衣、保暖套、鞋底防滑装置。

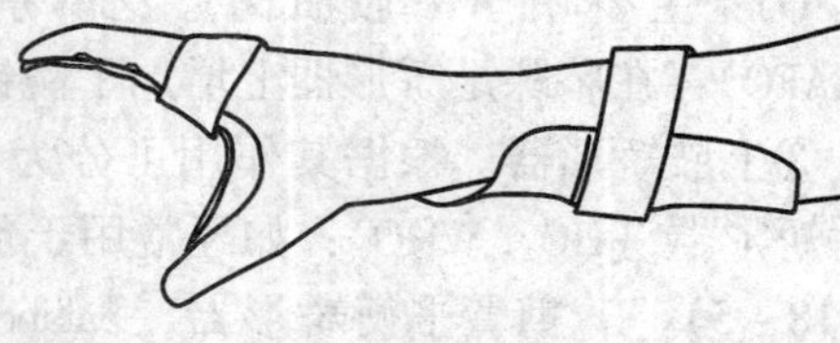

图 18-5　掌侧塑料腕手矫形器

（2）身体保护用具　如脑瘫儿用的防护头盔、各种安全带。

（3）厕所用品　如厕座椅、扶手、马桶软坐圈、人工肛门袋、皮肤清洁剂等。

（4）尿具　各种导尿管、集尿管、尿壶、一次性尿垫。

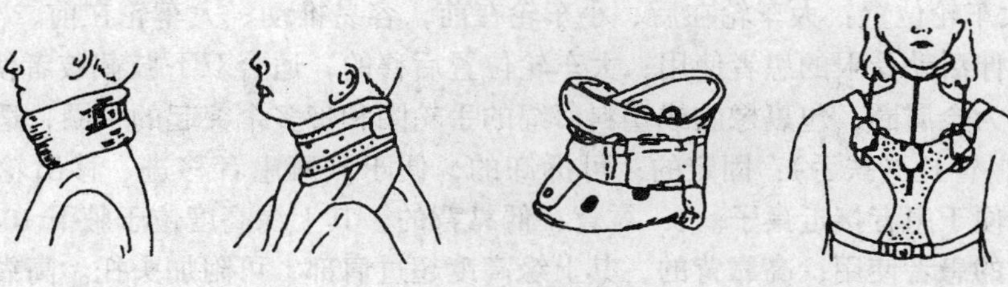

图 18-6 常用颈部矫形器

A. 软泡沫海绵围领；B. 聚乙烯塑料围领；C. 费城围领；D. 胸枕颌颈部矫形器

(5) 洗澡用具　如防滑垫、地面防滑材料、浴室扶手、洗澡手套等。

(6) 个人卫生　如单手或脚踏指甲剪、定位吸盘刷、各种长把、粗把洗漱用具等。

(7) 家务辅助器具　单手切菜板、单手炒锅架、单手开瓶器、水果削皮器、持物钳、吸盘、防滑垫、长把扫把、长把簸箕等。

(8) 饮食辅助器具　如粗把勺子、长把可调角度的勺、防洒碗（图 18-7）、防滑布、带吸管的水杯、重残人的自喂食用具等。

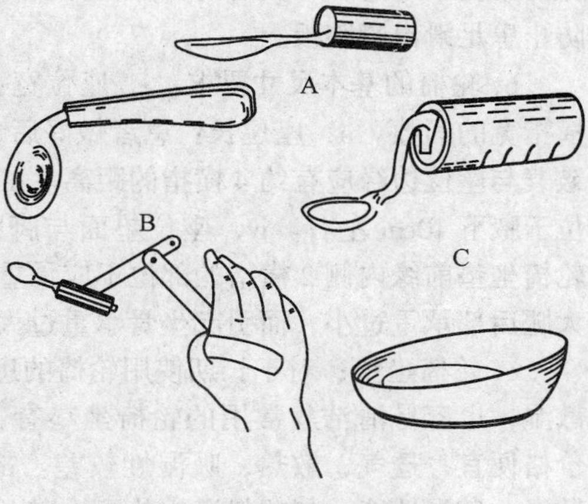

图 18-7 进食辅助器具

A. 粗把勺子；B. 长把角度可调的勺子；C. 防洒碗

5. 个人移动辅助器具

(1) 拐杖　为辅助支撑体重，保持身体平衡的步行辅助器具。

①手杖：分单脚手杖、三脚手杖、四脚手杖。

②拐杖：a. 腋拐　具有良好的支撑体重和保持身体平衡的功能，长期使用应注意预防因拐托压迫腋窝而引起腋窝神经损伤；b. 前臂拐　适合上肢肌力良好的病人使用，不会引起腋窝神经损伤；c. 肘拐　使用中病人肘关节处于屈曲 90°位，适合于手、腕、肘力量较弱的病人使用。

(2) 助行器　用钢管或铝合金管制成的，带轮或不带轮的框架结构。

①交替式助行器：允许患者扶架左右交替移动向前，交替迈步，适合于下肢力弱、平衡功能较差者使用。

②抬起式助行器：框架结构不允许左右交替移动，必须由患者抬起框架向前放，然后迈步，移动身体。适合上肢功能良好，下肢力量较弱，平衡功能较差的患者使用。

③前轮式助行器：其特点是抬起式助行器的两个前脚换成了两个前轮，容易向前移动。

④助行台：亦称四轮式助行器，患者通常用台上屈肘位的肘托支撑部分体重和保持身体的平衡，适合于双下肢无力，手、腕力弱，伸肘力弱的患者使用。

(3) 轮椅　是患者、肢体残肢人、老人常用的代步工具。

①普通轮椅：主要由轮椅架、大轮、小轮、手轮环、扶手、靠背、脚踏板、腿托构成。

a. 部件种类及应用特点：i. 轮椅架：固定的，简单、价格便宜；可折叠的，携带、运送方便。ii. 大车轮位置：大车轮在后、小车轮在前，容易推动；大车轮在前、小车轮在后，适合肩关节后伸活动受限的患者使用；大车轮位置后移的，适合双下肢截肢者使用。iii. 手轮圈；普通型为金属圈；包裹橡胶或塑料海绵的手轮圈和带多个突起的手圈，适合于双手力弱者使用。iv. 臂托（扶手）：固定的；可拆卸的，便于截瘫患者移进、移出轮椅；台阶式的，前低后高便于患者接近桌子。v. 靠背：低靠背的，其上缘高度位于腋下 10cm 左右，适用于不能坐稳的患者使用；高靠背的，其上缘高度超过肩部，可附加头托。高靠背的后仰角度多为可调的，适合于不能坐稳的患者使用。vi. 足托和腿托：脚踏板高度通常都是可调的，以适应患者小腿的长度；脚踏板支架和腿托分固定的和可拆卸的两种。可拆卸的，脚踏板支架可向两侧分开或卸下，使轮椅的座位能接近床缘，便于患者移进、移出；腿托支架分膝部角度固定的和可调的两种；腿托、脚踏板上的足跟护档、足前档适合于下肢瘫痪患者，防止患足滑出脚踏板。

b. 轮椅的基本尺寸要求：i. 座位宽：患者坐好后、臀部两侧与座位的内侧面应有 1～2 横指宽的间隙。ii. 座位长：患者做好后，臀的后面靠在后靠背上，此时屈膝后的大腿腘窝皱襞与座位边缘应有约 4 横指的距离。iii. 后靠背：高靠背的应高过肩部；低靠背的上缘应位于腋下 10cm 左右。iv. 座位垫面与脚踏板之间的距离：患者坐好后，双脚放在足托上，轮椅坐垫前缘内侧 2 横指的部位不应承重，以免由于足托过低大腿后部承重过大或足托过高大腿后部承重过小，而引起坐骨承重过大。

c. 轮椅坐垫：对于长期使用轮椅的患者非常重要，要求有良好的均压性能，容易散热、散湿，也容易清洁。常用的轮椅坐垫有：i. 塑料海绵垫：外包棉布套，有一定均压作用，价格便宜，透气，散热，吸湿性较差。ii. 高弹力太空棉垫：柔软，易滑移，有一定透气、散温，散湿性能，与塑料海绵垫配合使用效果更好。iii. 羊剪绒垫：有良好的透气、吸湿、散热性能，适于做各种防压疮垫的表面层。iv. 凝胶均压垫：在一种高强、弹性、密闭的塑料袋中充入凝胶体，坐垫受压后通过凝胶的流动发生变形，达到均压作用。这种垫子的均压性能非常好，但透气、吸湿性差，最好配合使用羊剪绒垫。v. 小气囊式均压垫：由排列整齐的小气囊构成，有相当好的均压、透气、散热性能。

②儿童轮椅：构成与成人普通轮椅相同，适合 6～9 岁儿童使用。

③单侧驱动轮椅：两个手动圈都在同一侧，用一只手可以分别控制左右两个车轮的运动，适合于只有一只手能控制轮椅的患者使用。

④站立轮椅：截瘫患者依靠轮椅的机械结构可以自行由坐位变为站立位，借助安全带可以保持站立位。截瘫患者坚持使用站立轮椅可以减少骨质疏松和减少泌尿系统感染。

⑤电动轮椅：是以蓄电池为能源的轮椅，多用手柄控制器控制其转向和速度。电动轮椅适用于高位截瘫，因双上肢力弱、畸形等原因，不适合使用普通轮椅的患者使用。

(4) 转移用具、设备　如移动用的滑板、移动式搬运机、固定式搬运机。

6. 信息交流辅助器具

(1) 视力残疾人用信息交流辅助设备，如盲人探路棒；盲人读物；盲人文具；盲文打字机；盲人语音报时钟和表等。

(2) 聋哑人用信息交流辅助设备，如各种助听器；闪光门铃；震动闹钟等。

(3) 语言功能障碍者用信息交流辅助器具，如各种能表达病人意愿的示图、字符表；计算机文字－语言转换系统等。

(4) 肢残人阅读、书写辅助器具，如口含棍，一端适合口含固定，另一端装有橡皮头。

四肢瘫痪者可用口含棍指示意向图表，翻动书页，控制开关，操纵计算机；握笔辅助器、书写版；卧床患者阅读用的反射式眼镜等。

（赵辉三）

第四篇　康复护理概论

第十九章　康复护理概念

康复护理是护理专业中的一个新领域，其形成经历了一个过程。1974年美国成立了美国康复护理学会（The American Association of Rehabilitation Nurse，AARN）并出版专业杂志"Rehabilitation Nursing"。1976年美国成立康复护理学院（Rehabilitation Nursing Institute，RNI）。1986年AARN制定出康复护士资格标准（The Standard of Rehabilitation Nursing Practice），一般护士在学校毕业后再进修2年，通过资格考试方可成为合格的注册康复护士（The Certified Rehabilitation Registered Nurse，CRRC）。日本于1970年开始建立了康复护士的国家考试制度，1988年日本在社区康复领域正式批准社会福利护士具有国家职称。1989年11月日本康复护理学会正式成立。我国的康复护理事业在中国残疾人联合会的领导下，于1987年6月正式成立了中国康复护理研究会（后改名中国康复护理专业委员会），该学会为我国普及和提高康复护理教育起到很大推动作用。总之，随着康复事业的发展，康复护理也逐步地从整个的护理领域中脱颖而出并正在形成独立的专业体系。

康复护理是护理人员从护理角度帮助康复对象，从被动接受他人护理转为自我护理的动态过程。并且康复护理人员要和其他康复专业人员通力合作，使康复对象在肉体、精神、情绪、社会和就业等方面的能力，复原到可能达到的最大限度，最终使他们在生活中尽可能地独立起来。

康复护理是康复医学不可分割的一个重要组成部分。在掌握康复护理概念之前，必须首先对康复和康复医学的基本知识有所了解和掌握。在认识康复和康复医学概念、了解康复治疗手段及康复目标等基本概念的基础上，才能进一步熟练掌握康复护理理论和康复护理实践技能，积极主动地发挥康复护理专业在康复小组中的重要作用，有利于促进康复对象实现全面康复的目标。

一、康复护理的指导思想

（一）整体论的观点

应用整体论（holism）观点，是要求护理人员从人和社会的整体来看待护理对象的康复。残疾人与病人不同，病人在医院居住的时间短，疾病治愈后遗留的问题少；残疾人在肉体方面的生理解剖变化是明显的；残疾后心理创伤是巨大的；残疾后带来的就业、经济、婚姻、家庭等社会问题是严重的。残疾与现代医学的生理、心理、社会模式密切相关。在康复护理中，护理人员与他们接触的时间最长，机会最多，为了更好地达到康复目的，在整个康复过程中始终要贯穿整体论的指导思想：既要医治肉体创伤，也要考虑到他们的精神创伤；既要在医院给予康复训练，更应设身处地为他们日后的就业、经济、婚姻、家庭等回归家庭、回归社会的一系列问题着想，不能只注重躯体，不顾及心理与精神，只管在医院的医疗，不关心他们出院后的社会问题。

（二）自理的观点

据 Orem 的定义，自理（self-care）是人们根据本身需要，由个人发起和执行的、用以维持生命、健康和幸福的活动。自理不仅能满足个人的需要，而且使人独立而不依赖他人，可以保持一个人的自尊、自信和尊严。对于残疾人，由于残疾的客观存在，他们的活动不能达到残疾前的状态，但应通过康复治疗和康复训练，使他们获得可能达到的最大限度的自理能力。这一观点在康复护理中要得以体现，康复护士要通过完全代偿、部分代偿、支持和教育等方法，帮助残疾人克服自理方面的缺陷。另外，自理还有一层意义，即由于残疾往往是终生的，残疾人应该从被动地终生依赖于他人，转变到力争独立。康复护理方法中的变“替代护理”为“自我护理”（详见第二十三章 康复护理特点）就是遵循了自理的原则。

（三）最佳健康状态的观点

最佳健康状态（optimal wellness）是把人放在一个能最大发挥他个人作用的环境中，并使他达到接近最大限度地发挥自己能力的状况。最佳健康状况是康复的顶点，但最佳健康状况的水平，却是因残疾性质和程度不同而异。康复护士要树立这种最佳健康状态的观点，才能够了解残疾者在某一阶段的最佳健康状况，制定出切合实际的康复护理目标，使康复对象了解康复目标，并调动其积极性，共同向着可能达到的目标努力，实现康复下的最佳健康状态。

二、康复护理目标

（一）康复护理目标设立的原则

1. 目标的设立必须在总的康复目标指导下产生。

2. 目标的设立要立足于通过护理手段实现或协助实现的目标。

3. 目标的设立应当针对康复对象的个体制定。

4. 目标的设立要根据康复的不同时期和康复进展的程度作动态修订。

（二）康复护理目标

1. 急性期目标　配合治疗需要，积极实施护理措施保证生命；在急救中避免并发症或二次残疾的发生。

2. 康复期目标

（1）心理康复　稳定情绪，发现问题采取护理措施，保证安全。

（2）残存功能　患侧残存功能以及健侧功能的保持、发挥和代偿性功能的训练。

（3）自理的观点的建立　指导康复对象在残障条件下，日常生活自理和健康自我管理的观点建立和方法的掌握。

三、康复护理定义

康复护理源于一般护理，但不仅仅是一般护理，它是在一般护理基础上的升华。康复对象所需要的护理，不只是一般的生活照顾和治疗方案的实施，应当是能够与康复医学理论一致的，与康复治疗相适应的特殊护理技能和过程。康复护理的定义可以概括地描述为：在康复医学理论指导下，围绕全面康复的目标，护理人员密切配合康复医师及其他康复专业人员，从护理角度帮助康复对象，将其被动接受他人护理转变为自我护理的动态过程。其主要内容包括：为病、伤、残者的身体和精神健康，所提供的良好环境及其有益活动；创造和利用各种条件，将功能训练内容与日常生活活动密切结合，促进和提高其生活自理能力；培养康复对象自我健康管理能力，以及预防并发症和避免二次残疾等所采取的各种护理措施和技能。

四、康复护理任务

康复护理是实现康复总体计划中的重要组成部分，并且贯穿于康复全过程。特别是在维持生命，保障健康，促进与提高其生活自理能力，从而尽快重返家庭，重返社会过程中承担着重要任务。

（一）信息的收录与查定

收集与记录康复护理对象的信息，是介入实施具体康复护理工作的开始和基础工作。康复护士对所获得的信息，要给予认真地检查和认定后方可作为日后工作，如：康复护理计划的制订，康复效果的评估，康复护理目标的设立等的重要依据。

信息的收录工作应在其采集途径、要求和内容等方面注意以下几个问题：

1. 信息收录的要求　信息的收录是康复护理的基础工作，所以应当由康复护士自己完成，并且要非常认真地进行，不得抄写医疗病历或者只听家属的介绍，因为它直接涉及康复护理下一步工作的开展，如康复护理计划制定得是否符合实际，康复评估是否准确等。

2. 信息收录的途径

（1）交谈　康复护士与康复对象及其家属或陪护人的交谈。

（2）观察　康复护士直接观察康复对象的日常生活活动（activities of daily living，ADL）能力、水平以及残存的功能。

（3）检查　康复护士直接检查和评估康复对象的 ADL 能力、水平以及残存功能的程度等。

3. 信息收录的内容　信息收录的内容，可根据对象的病种、病情，或者伤情、残障程度等各有所侧重，但主要应当包括以下几个方面：

（1）自然状况　包括姓名、年龄、性别、民族、婚否、工作单位、工作性质、住址等。

（2）身体一般状况　包括精神、心理、生命体征情况，饮食和排泄情况，生活自理情况，以及现在有无并发症，如：有无压疮，或者呼吸系统、泌尿系统等并发症及其程度。

（3）致残原因　包括其残疾性质是先天性的，还是后天外伤所致，起始时间、经过、有否治疗以及康复对象的心理状态等。

（4）现有残存功能　包括感觉、运动、认知、语言及其日常生活活动（ADL）的能力水平状况等。

（5）以往的生活习惯，是否有宗教信仰，有何兴趣与爱好等。

（6）康复愿望　包括了解康复对象本人和家属对康复的要求和目标等。

（7）家庭环境　包括经济状况，无障碍设施条件如何，康复对象和家属有无康复及康复护理的常识等。

（8）了解康复对象的家庭和社区环境条件对康复的影响。

（二）记录与报告

按时记录和详细报告康复对象情况的工作是康复护理人员的任务。记录和报告的内容除了一般状况外，应着重于康复训练的效果和反应及康复对象功能恢复程度。记录要求细致、全面、完整、准确无误。报告包括每天的护理交班报告、康复评估时的护理情况报告以及随时发生情况变化的及时报告。切忌记录不准，报告不详，否则不仅没有意义，反而因提供不可靠的资料而造成各方面的判断错误，影响康复效果甚至延误康复治疗。

（三）康复护理计划的制定

1. 原则　在康复医疗总体方案的要求下制定康复护理计划，是这项工作的原则。

2. 依据　康复信息收集的资料，是制定康复护理计划的重要依据。

3. 方法　由康复对象的责任护士（一般应当是信息收集者）根据信息收集所掌握的各方面情况，确立其康复护理目标，并就如何达到其目标，制定出一系列护理方案及其措施。然后，经过护理组成员共同讨论、确认和完善，由责任护士负责组织实施。一般可分为三个阶段进行，即初期计划：在入院后1周内完成；中期计划：入院后1个月内完成；末期计划：出院前1个月内。

4. 内容

（1）找出护理问题　护理问题是指康复对象现有或潜在的护理问题，应当是护理范畴内的，并且是通过护理措施可以解决的问题。例如：便秘是临床症状，其护理问题应该是排便困难或者是排便障碍。针对这一问题，结合康复对象的需要与可能，制定出解决排便障碍的具体护理措施。

（2）确立护理目标　根据存在的护理问题，提出解决问题的护理目标。护理目标必须具体、明确和可行。护理目标要随着护理问题的逐步变化而变更和修订。

（3）制定护理措施　护理措施是指为了达到护理目标，所采取的具体护理内容和方法。

（四）并发症及二次残疾的预防

康复对象因存在疾病或者伤残，机体某系统功能发生障碍和抵抗力低下，所以很容易有并发症的发生。另外，也可能由于护理不当或在康复训练中不慎而发生跌倒、坠床等意外，而造成脑损伤、烫伤、骨折等二次损伤，甚至二次残疾。这些情况的发生，不仅造成病人的再次痛苦，而且还会严重影响康复进程和康复效果。因此，这一问题在康复护理中应当引起足够重视，要根据康复对象情况的不同，找出其护理问题和不安全因素，把预防和减少并发症，避免二次残疾的发生，始终作为康复护理的重要任务之一。

（五）日常生活活动能力训练的指导和监督

日常生活活动（ADL）能力的训练是康复的重要内容之一，是在康复医师的指导下，由康复专业技术（PT、OT、SP、ST等）人员实施的。但这些训练项目，各自都是有一定时限的。只靠康复专业技术人员的有限时间训练，是难以很快实现康复对象的生活自理的。那么，如何把这些通过训练所获得的内容，具体应用和体现在康复对象的日常生活活动活动当中，其责任就落在日夜工作在康复对象身边的康复护理工作者肩上了，因此，康复护士要督促和指导他们把康复训练内容尽快地熟练掌握，并与日常生活活动活动密切结合起来，这是康复护理工作者十分重要的任务。

（六）康复评估

康复评估，是指对康复对象的功能障碍和功能残存的程度、身体和心理的一般状况、康复训练的效果及其反应等一系列问题的全面评估和判定。康复评估要求有各方面的康复专业人员共同进行。康复护士是康复评估中不可缺少的一员。

1. 从护理角度进行康复评估的主要内容

(1) 对接受的 ADL 训练项目要求在日常生活活动中应用程度的评估。

(2) 对康复对象的心理品质和精神状态的评估。

(3) 对康复对象的全身状况的评估。

2. 康复评估的进程　一般最少应当有 3 次，即初期评估：一般应在入院的 3～5 天内完成。目的在于掌握康复对象的基础情况，以利于与康复治疗后进行对照；中期评估：在整个康复期的中期进行，其目的是确认康复效果和为制定下一次护理计划，提供可靠的依据；末期评估：在出院前进行，目的在于了解经过康复治疗后，自理生活能力提高的程度，以便提出关于回归家庭、回归社会的康复护理指导方案。

3. 康复评估的要求　康复评估要做到客观、实际，要求康复护士要通过直接观察、测定来获得结果，切忌通过问家属、看病历得到的间接结果进行；康复评估要按一致的标准进行才有可比性，康复评估的结论要经过护理小组共同讨论认定。

（七）康复小组中的协调与配合

1. 康复护理工作的性质决定了康复护士在康复全过程中，起着对各个康复项目中的协调作用。因为入院后的康复对象 24h 都生活在病房中，康复护士全面负责治疗计划的落实和生活活动的管理，因而，也就最了解各项康复治疗的时间安排，掌握康复对象对接受康复治疗的反应。一旦发现时间上冲突或者训练量过大，应及时与相关部门联系，从而得到及时的解决。

2. 康复护理工作的任务要求在康复过程中给予康复治疗前后的配合。如：康复治疗前的大小便的排泄处理准备；康复治疗后，康复对象所需要的护理照顾和治疗反应观察，以及康复训练督促和指导康复对象按照训练要求应用在日常生活活动中等，这些都是对康复治疗必不可少的配合。

（八）康复知识宣教

康复护理工作不仅是康复护士的工作，还需要康复对象及其家属的了解和掌握，因此，实施康复知识的培训，进行康复有关方面的宣教，是康复护理必不可少的任务。为了培训康复对象的自理生活能力，必须通过有关的康复知识与康复技术讲解，把康复护理技术传授给康复对象及其家属，例如：使他们掌握压疮的预防，身体移动的方法，支具、助具的使用方法以及自我导尿术等的知识和技能，以利于生活自理能力的获得。

（九）出院后生活的指导

康复对身体功能有残障者，一生都是需要的，而住院只是康复过程的一个阶段。康复对象虽然在住院期间已逐步掌握了一些康复护理的知识和技术，但还需要康复护士在康复对象出院前向他们进行一系列的生活指导和培训。培训内容除了包括必须掌握的康复护理技术外，要侧重在关于自我健康管理的指导；在家庭和社会环境中的日常生活活动自理的指导以及制订家庭护理计划的指导等方面。

五、康复护士

康复护士在康复治疗和训练中起着极其重要的作用，她们不仅是护理者，还是康复流程中的协调员、调度员，又承担着指导康复对象了解和掌握康复知识的宣传教育责任，因此，康复护士不仅必须具备一般护士的基本素质，还要树立全面康复的整体观念，学习康复专业的理论知识和技能并注重培养良好的职业道德。

（一）康复护士的职业道德

1. 具有理解、尊重、关心、帮助残疾人的基本道德品质　康复对象因其身体残疾所带来的某种功能障碍，表现有不同程度的不如健全人那样行动自如或语言自主。但是他们都应该拥有做人的尊严，享有人格的权利。作为康复护士首先应树立一种正确的概念——要把残疾人作为常人（即健全人）对待，做到处处理解、尊重、关心、帮助残疾人。不论他们的社会地位高低，经济状况好坏，残障程度的轻重，身体形态是否怪异，都不能有歧视和冷淡的态度。应当对他们给予热情的关心、深切的同情和必要的帮助，这是康复护士最基本的职业道德。

2. 具备良好的心理品质　要求康复护士培养良好的心理品质，注意克服主观或客观因素对自己情绪的影响，在任何时候都不能因自己的情绪波动，而影响康复对象的康复效果。把握自己能持有稳定的情绪，始终要以饱满的热情、积极的态度、良好的心态、稳定的情绪对待康复对象，以适应康复工作的需要。

3. 严格个人的行为标准，认真负责、忠于职守的工作态度　康复对象可能因有听力、语言、智力或身体移动等方面的障碍，对接受训练的效果不理想，往往一项训练要经过几次或十几次的反复指导才能进行下去。要求康复护士要以不厌其烦的态度和高度责任感，来把握个人的行为标准，不得有任何的简单从事，或敷衍了事。对训练次数、训练程度的观察与记录都做到实事求是，准确无误和仔细认真，这是康复护士所应有的工作态度。

4. 协作精神和较强的组织协调能力　全面了解康复对象的整体康复计划和训练项目是康复护士的责任，康复护士日夜工作在康复对象的身边，掌握康复对象每天、每时的变化，诸如身心状况和每项训练的反应以及出现的问题等，要及时向相关康复科室反馈其信息，以利根据康复对象的具体情况，合理地调整康复训练的时间、进度、强度等。要做到这些，康复护士就需要具有较强的组织协调能力和协作精神，才能胜任与各专业人员的沟通与协调，从而，顺利保障康复对象的训练项目不仅衔接有序，而且又不至于造成康复对象的过度劳累和紧张，有利于康复的实现。

（二）康复护士应具备的基本业务基础

1. 树立以人为本和整体护理的观念。

2. 掌握康复和康复医学的概念和基本理论。

3. 熟练掌握基础护理和各临床专科的护理理论和护理技术。

4. 熟练掌握和运用康复护理理论和基本技术。

5. 了解机体各系统功能障碍与可能继发的并发症的关系

（1）循环障碍与并发症的关系：长期卧床或活动受限者，运动量减少致血液循环迟缓，久而久之造成各器官功能随之发生病理变化，即在临床上可表现有肺部感染，直立性低血压，深静脉血栓，下肢浮肿等并发症。

（2）运动障碍与并发症的关系：伤残病人因运动功能障碍，运动量减少，使其相应部位的肌肉、骨骼、组织发生病理变化，即在临床上可表现有肌张力下降而肌肉萎缩，关节挛缩甚至僵化；由于骨质疏松和脆弱而易出现骨折；出现异位骨化等并发症。

（3）自主神经障碍与并发症的关系：脊髓损伤病人因其神经系统的损伤而发生病变，往往导致自主神经的病理变化，即在临床上可表现有高热或低热现象的体温不稳定变化，若损伤波及到中枢神经或骶髓，还可能出现尿失禁或潴留；排便困难等并发症。

（4）皮肤生理与并发症的关系：人体最大的器官是皮肤，一般成人皮肤面积可达 $20000cm^2$，厚度达2.5mm，由表皮和真皮两部分组成，两部分紧密相连，通过皮下组织与深部组织相连。皮肤的屏障功能主要是通过表皮的作用实现的，因此，了解表皮的结构与生理功能，对预防压疮有十分重要的意义。当身体因伤、病、残、体弱等因素而活动受限，导致局部受压过久的话，就造成局部的血液循环障碍，皮肤营养状态低下，从而表皮防御功能降低，继之出现皮肤破损、感染、炎症，甚至扩散到皮下组织、肌肉，严重的还可有骨的坏死，这就是临床上常见的并发症之一“压疮”（亦称褥疮）。

（谢德利）

第二十章 康复护理特点

康复对象能否得到真正的康复护理与康复护理水平的高低、质量的好坏密切相关，这在很大程度上影响着康复对象的日常生活活动自理能力的获得和康复效果的体现。因此，在学习康复护理知识和掌握康复护理技术之前，了解康复护理特点是康复护理工作者首要解决的问题。那么，护士在具备一般护理学知识的基础上，首先学习和研究康复护理特点，则是能够全面学习康复护理的入门之题。为了便于认识康复护理的特点，可从护理对象、护理目的、护理内容、护理方法等几个方面来理解其不同于一般护理的特点。

一、护理对象

康复护理对象不同于一般护理对象，既不是仅指疾病时期的患者，也不是泛指所有健康人。主要是指残疾人和有某种功能障碍而影响正常生活、学习、工作的慢性病患者和老年病患者。近年来，有的也将一些伤、病者的急性期及其手术前后期的病人列入康复对象的范畴，接受一定的康复治疗、护理等全面康复措施。总之，康复护理对象决不仅指病人。

二、护理目的

康复护理的目的不仅仅是针对疾病时期，通过给药、处置、观察、急救等护理手段来实施治疗方案，达到减轻病痛，缩短疗程的目的。其更重要的目的是通过实施各种康复护理技术和护理过程，使康复护理对象最终能够尽可能地提高和改善生活自理的能力，从而，尽可能早地回归家庭，回归社会，提高生活质量，恢复如同健全人的权利和地位。

三、护理内容

（一）改善功能障碍阶段的护理

不同的伤、残原因，可能给康复对象带来程度不一的身体或精神、心理方面的功能障碍，严重影响着他们的正常活动和生活能力。为改善功能障碍程度，在康复治疗中有的是需要通过实施手术进行康复，而对康复手术的配合与一般护理有着不同的技术。如：对残障体态的体位摆放及其固定；特殊手术体位的移动；术后各种支具、助具的制动的配合护理，以及术中并发症和二次残疾预防的护理等都是康复护理所特有的内容。

（二）能力障碍采取代偿性训练期的护理

采取某种代偿措施来弥补或辅助伤残所致的能力障碍，是康复中最常用和必要的手段之一。但如何使康复对象尽快接受并且能够适应那些代偿措施是需要经过训练的。例如，对高位脊髓损伤截瘫病人，进行对上肢残存能力的强化训练达到完成日常生活活动；对颈髓损伤高位截瘫病人，进行以牙咬合代偿手的持物功能的强化训练等。又如对右偏瘫病人，通过左侧肢体能力的强化训练，代偿习惯的右利手训练期的护理等等。对于这种训练期的护理，在一般护理内容中是没有的。

（三）接受残障的心理支持护理

突如其来的伤残甚至造成残障的事实，会给人以极大的精神打击和心理创伤，进而带来的一系列心理问题的解决，也是康复护理所特有的护理内容。根据伤、病、残、障的不同情况，康复对象所产生的不同程度的心理影响，一方面要有专业心理医生的治疗，另一方面还要有康复护士及时给予相应的心理支持，调动其心理积极因素，提高对残疾的承受能力，鼓励和引导树立面对现实的目标追求，把心理康复作为全面康复的枢纽，增强克服残疾给生活、工作、学习上带来的困难，树立自我能及的重新能够生活的目标。

（四）自我健康管理和生活自理能力的培训和指导

医院是疾病诊断、治疗的场所，不可能是康复对象终身久居之地。医院对康复对象的全面康复而言，只是他们接受康复治疗和康复训练的一个阶段，康复的目标是最终要回归家庭和社会的。因此，康复护理的内容还要包括：在出院前教会他们日后的生活自理能力和自我健康管理能力。要在他们在院期间就给予计划性的培训和指导，让康复对象（或家属）熟悉和掌握出院后，在家庭和社会中的生活自理和自我健康管理能力。这在一般护理中也不是必有的内容。

康复护理的具体内容大致归纳如表 20－1 所列。

表 20－1　康复护理的内容

阶　段	主要护理内容
Ⅰ. 急性期	正常生命体征的维护，救治方案措施的实施，并发症的预防和处理
Ⅱ. 康复期	1. 日常生活活动中功能再训练的监督、指导和必要的护理援助
	2. 日常生活活动能力（ADL）的评估
	3. 伤病残可能发生的并发症的预防和处理
	4. 假肢、矫形器正确使用的指导和帮助
	5. 心理康复的支持
	6. 安全的保障
	7. 健康自我管理能力和康复知识的培训

四、护理方法

根据不同于一般护理的对象、目的和内容，在护理方法上也有其特殊之处。

（一）变“替代护理”为“自我护理”及其护理援助

一般病人在患病期间，可能有阶段性影响其生活自理能力的情况，护理上在该阶段应当给予“帮助性护理”，即可称之为“替代护理”，或者叫被动接受他人护理。其目的是解决一时性的体力不支，以减轻病痛，促使尽快恢复健康。而康复护理对象则不同于此，因为康复护理对象无论是哪种功能障碍，都将有不同程度的长期影响生活自理的问题，甚至有的影响终生生活自理能力，因此，康复护理的方法绝不是靠“替代”解决的，而是指导康复对象学会并掌握在功能障碍状态下，力争由接受他人的“被动护理”转变为自己护理自己，即可称之为“自我护理”。在自我护理的同时，康复护士应该根据康复对象的可能和需要，给予必要的护理援助，以有利于康复目标的实现，否则就失去了康复护理的意义。

（二）“功能评估”贯穿护理过程的始终

“功能评估”是对机体功能缺损的性质、程度、范围及其所产生的影响和能力恢复等情况，通过一系列的标准做出评估和分析，并以此作为制定和调整护理计划的依据。康复护理配合康复医疗总体计划可分三个阶段进行数次功能评估，即初期、中期和末期，而每个阶段中可根据时间长短和康复进展情况，安排不同次数的功能评估。

（谢德利）

第二十一章　康复护理基本技术

一、康复护理环境

理想的环境是有利于实现康复目标的重要措施之一，康复护士应当重视康复环境的创造和选择。就全面康复而言，康复环境可分为设施环境、心理环境和社会环境，其中前两项与康复护理工作关系密切，康复护士应当认真了解和掌握。

（一）设施环境的要求

1. 无障碍设施　即以坡道设施或电梯替代阶梯，从而解决使用轮椅者或其他代步器（如使用拐杖、助行器等）行动困难者的行走障碍。

2. 病室、厕所的房门应当以轨道推拉式门为宜。因为无论对偏瘫、截瘫或视力障碍者来说，这样的门要比普通内外开关门进出更方便。

3. 门把手、电灯开关、水龙头、洗面池等的高度均应低于一般常规高度；房间的窗户和窗台的高度也应略低于一般病房的高度。这样的设施环境，主要便于肢体残疾或久病不能站立者在轮椅上进行日常生活活动。另外，低的窗口，不影响轮椅乘坐者的视线，可直接观望到户外的景色，减轻心理障碍因素。在厕所、楼道中应设有扶手，以便于康复对象的行走、起立、如厕等训练的扶助。对高位截瘫者还可以使用“电子环境控制系统”装置，通过用口吹气的气控方法来协助解决开关灯、电视、窗帘等日常生活动作。

（二）心理康复环境的要求

心理康复的环境是无形的，也是物质条件和设施条件所不能达到的，但对康复效果却尤为重要。特别是突发事件造成的伤残者（如：脊髓损伤、截肢等）和疾病造成的后遗症者（如：偏瘫、失语等）最容易出现较为严重的心理问题。心理环境上的要求主要针对情绪、意志、信心、理念等问题，采取各种措施形成一种有利的心理环境。一方面需要有专业心理医生针对康复对象的心理问题实施心理治疗，另一方面更需要康复护士在日常环境中，为他们营造良好的氛围和采取一系列心理护理措施来配合心理治疗。心理环境的要求如下：

1. 康复护士自身要具备良好的心理品质（详见本章康复护士心理品质的要求）。

2. 面对康复对象做到真诚的理解、热情的帮助、积极的鼓励，会给康复对象以最大的心理支持。

3. 病室和床位的选择上，要求建立一个健康的心理环境条件，情绪低落的对象不能安排在同病室或邻近床位，避免产生消极影响。

4. 遇有语言障碍者，在交流方式上要便于其理解和回答问题，尽量减少对方的心理负担（具体内容在康复对象心理护理篇中介绍）。

二、康复对象的心理护理

（一）以心理康复促进功能康复

心理护理是以心理学基本理论知识为指导的心理康复工作。心理学指出，人的心理现象包括心理过程和个性心理特征。心理过程，即指人的意志过程、情感过程、认识过程；个性心理特征，即指人的性格、气质、能力、兴趣等。康复中的心理护理应从这些方面认识和分析康复对象的心理现象，把握其心理过程和个性心理特征，因人而异地实施康复中的心理护理。

人的心理状态影响着人的情绪，情绪的好坏在很大程度上又直接影响着康复的效果。临床实践证明，在积极的情绪下进行训练，能产生良好的康复效果；相反，在消极的情绪中进行训练，就不能获得满意的康复效果。因此，在康复护理中实施全面、细致的心理护理是十分必要的。应当充分发挥心理护理在康复护理中的主导作用，以心理康复促进功能康复，将心理康复作为全面康复的枢纽。

（二）认识和分析康复对象的心理状态

一般患者在疾病期间也会产生情绪反映和身体某方面的能力限制，但随着疾病的减轻或治愈，其不良的情绪影响和身体某方面的能力限制大都会逐步减少或消失。然而，康复对象就不仅如此了，因为康复对象多数可能因伤残而遗留不同程度的身体功能障碍，无论先天性残疾，还是后天致残，都容易出现以下不同于一般病人的几种特殊心理反应情况。

1．“心理不能受容”的心理反应　这种心理反应发生在因突发事件（如意外的车祸、工伤事故或体育事故等）所造成伤、残的急性期，伤残者对突然降临的现实，一时在心理上不能接受和容纳，这就是“心理不能受容”的心理反应，即表现有不安、悔恨、悲痛甚至有绝望的念头。康复护理中要抓住这个时期的心理反应，密切注视心理动态变化，及时给予心理安慰，以免造成不必要的损失或意外的发生。

2．“心理欲求不满”的心理反应　随着伤、残的救治成功和病情的缓解，由医疗救治逐步转向康复治疗的功能训练阶段，但因为客观存在的伤、残所致的行动限制，不仅不能自己完成日常生活活动，而且训练也不能如意完成，此时，就产生了“心理欲求不满”的心理反应，即表现有急躁而常发脾气，或者表现为心灰意冷，不愿意参加训练等消极情绪。康复护士要及时发现并给予耐心的指导和热情的鼓励，以各种积极方式改变心理欲求不满的心理影响。

3. 焦虑和自卑感　焦虑和自卑感在康复对象中也是最容易出现的心理问题，有其生物因素（病理改变）、社会因素（社会偏见），更有心理因素。由于伤、残、病遗留的功能障碍，如偏瘫、截肢身体的异常形态等，不能生活自理，更难于工作和学习，从而产生自卑感，自我评估过低，出现抑郁的表现，对康复没有信心，呈极度痛苦心理等，严重地影响康复效果。康复护士应当给予足够的重视，并配合心理康复医生对其进行心理康复。

4．“理想破灭”的心理反应　当经过艰苦的康复训练还仍不能恢复到原有的功能状态时，例如不能如同常人进行正常生活活动，不能恢复到原来的工作、学习、社交等，就产生了理想破灭的心理反应，即表现出又一次情绪低落，甚至有绝望的念头。在康复护理中不可放松警惕，要特别注意这个阶段的情绪变化。同时，按照康复医疗计划，并配合心理医生、康复医生为其重新树立力所能及的生活目标，实施适当的康复训练，以度过理想破灭的心理反应阶段，顺利达到全面康复的目标。

（三）对康复护士心理素质的要求

康复护士本身的心理素质如何，直接影响着实施心理护理的效果。要求康复护士在心理上，要保持稳定和振作的工作情绪；在态度上，要积极、热情，以饱满的精神去影响康复对象的心理状态。在能力上，要有较强的观察力、记忆力和丰富的想象能力、思维能力。如果康复护士本身的心理素质不合格，那么对康复对象的心理变化，则不能做到及时发现和准确观察，康复对象的心理问题将难以得到应有的康复。

（四）心理护理的工作程序及方法

心理护理是康复护理工作的一个重要组成部分，首先要在总的康复医疗计划下，在心理医生的指导下进行。康复护士要按照：采集心理状态资料；对心理现象进行评估；制定心理护理计划；实施计划以及心理康复评估等程序进行。心理护理有很强的针对性，切忌千篇一律。需要细致、耐心的工作，不能简单从事。

注重观察和交流方法是心理护理的关键，具体操作应注意以下问题：

1. 观察　观察是指通过感觉、知觉获得所需信息和资料（即心理方面的资料采集）。心理护理的观察内容包括表情、言语、情绪以及对外界的态度和反应等，从而，了解与分析其心理活动状况。观察中应尽量直接获得第一手资料，不要只依靠家属和医生病历来获得间接资料，因为通过直接的观察更利于对出现的心理问题的认识、分析和判断。

2. 交流　交流是心理沟通的必要渠道，交谈法又是交流的最好方式。康复护士应当掌握好交谈法的技巧，以获得理想的效果。在与康复对象交谈中，一般应注意以下几方面问题：

（1）谈话要有目的性，应根据谈话目的引导对方思路来控制话题和抓住主题；

（2）交谈中不可急于求成，尤其对有语言障碍的对象更要善于理解对方情感表达的内容和方式，当听不明白的时候，护士可以采取将理解的几种意思陈述给他听，然后让他以点头或摇头示意的方式来确认；

（3）根据对象，选择对方易于接受的语言方式进行交谈，如：对知识分子，工人、农民、老年人、青少年等不同知识层次和不同年龄的对象，其对话语言方式和内容均应有差异，要选择适宜对方习惯的方式进行交流，才能取得良好的效果。

另外，情景感染在心理康复上也是不能忽视的工作。因为人的心态一方面是受主观支配的，另一方面在很大程度上也受客观环境影响，即所谓情景感染。情景感染的影响作用对心理康复波及很大，所以在康复护理过程中，始终要创造一个积极的情绪环境，尽量减轻和改变消极情景影响，创造一种积极向上的情景氛围，使康复对象得到一定积极方面的情景感染作用。例如：不要把情绪低落的康复对象安排在一个环境里；遇有康复对象心态不好时，在其周围有意安排一些康复成功的典型病人，通过情景感染而激发其产生积极的心理状态。

三、体位及体位的转换

（一）何谓体位及常见体位的种类

体位一般指人的身体位置和姿势，通常应用在临床上是指根据治疗、护理以及康复的需要，所采取并能保持的身体姿势和位置。常见体位的种类有：平卧位（仰卧位）、侧卧位、俯卧位、半卧位、胸膝卧位、结石位、头高足低位、头低足高位以及特殊体位等。

（二）体位转换的康复意义

体位转换也称为体位变更，即指通过主动或被动的方式改变并保持身体的姿势和位置。体位的转换对促进全身血循环，预防肺炎、尿路感染，关节变形、肢体挛缩，肌肉萎缩等并发症都十分重要。另外，往往根据康复训练的要求，需要有体位转换的配合，才能实现康复训练的目的，因此，体位的转换对保障康复和促进康复效果具有极其重要的意义。

（三）体位转换的方式

体位的转换方式可分为自动和被动的两种：

自动体位转换是指人按照自己的意志和生活活动的需要，或者根据治疗、护理、康复的要求，以自我的能力变换并保持身体的姿势和位置。

被动体位转换是指通过外力协助或直接由外力搬动并利用支撑物保持身体的姿势和位置。

（四）体位转换的要求

1. 体位转换的范围和方式　体位转换应当根据康复治疗的需要和病情允许的条件，选择需要的体位姿势和体位转换方式、范围及其体位转换的间隔时间。

2. 体位转换前，应当向康复对象说明目的和要求，以取得其理解和尽可能的配合。体位转换时，应对全身皮肤状态进行仔细观察：有无局部压红、破溃；全身皮肤有无出血点或斑块；皮肤温度和肢体血液循环情况等。

3. 体位转换的操作中，应做到动作轻、稳，尽可能发挥康复对象的残存能力进行体位转换，同时给予必要的协助和指导。

4. 体位转换后，应注意保持体位的稳定、舒适和安全。必要时使用软枕、海绵垫和其他助具支撑。

四、关节挛缩及康复护理

（一）关节挛缩与康复

关节挛缩是长期卧床者或肢体活动受限者常见的合并症之一。关节挛缩的病理变化主要是关节及其相关韧带处筋膜、肌肉的结缔组织缩短，由疏松状态向致密状态的演变过程。从而，使关节及其相关韧带、肌肉的结缔组织失去弹性而降低关节的伸缩性能。临床表现为该部位活动受限，其肢体呈屈曲位的紧缩状态，并且有进行性发展。关节挛缩一旦形成，将严重影响康复训练，如果得不到及时的矫正将给自理生活带来很大困难，康复护理中应当对此给予极大的重视，及时采取有效的护理措施。

（二）关节挛缩的康复护理

1. 随时注意保持肢体的功能位，必要时采取相应的措施改变肢体的紧缩程度，如偏瘫病人处于肢体紧缩状态阶段时，可采用毛巾卷置于偏瘫侧的手掌心中，以矫正指掌关节的挛缩。毛巾卷（也可以用海绵等其他松软物制作）的大小要求，一般粗细为 5～6cm，长短为 7～8cm 。另外，在偏瘫侧的肩关节、肘关节、髋关节、膝关节屈曲部位处，可置放薄的软枕（或其他相当软物）支撑，以矫正其关节挛缩状态。

2. 定时进行体位转换，及时纠正不正确的体姿，经常保持肢体功能位。

3. 按照康复治疗计划，定时给予关节可动域的功能训练。一般是由康复专业的 PT 技士、OT 技士和康复护士进行，也可在康复医生指导下，由其本人或家属协助用健侧给患侧进行训练。在训练时，应当注意其关节活动度要从小到大，活动时间要由少到多，训练动作要轻柔，不可过猛过急，以避免发生新的损伤。

五、压疮及康复护理

压疮（pressure sore）多发生在长期卧床而生活不能自理者，所以过去人们常将其称之为褥疮（bed sore）或者床疮。这种称法比较狭义，容易误解为仅指卧床而造成的疮，不尽准确，因为它不仅指来自于床的压力，应该包括任何局部受到长时间的压力所致的皮肤、皮下组织，甚至肌肉发生的变化。如长期乘坐轮椅的臀部，带有过紧石膏的肢体等处，因此，现在改称为压疮更为确切。

（一）压疮的原因

压疮的原因包括有局部的和全身的两方面因素。

1. 客观存在的因素

（1）外部因素——力　力是造成压疮最主要的客观存在因素，即指外力因素作用于局部，其外力包括有持续压力、剪力或摩擦力。持续压力指作用在固定部位的不间断压力；剪力指相邻部位沿其接触面作平行滑动时所产生的力；摩擦力是指物体在滑动、转动时，所克服的阻力。当皮肤受到持续压力、剪力或摩擦力等某种或多种的外力作用后，造成其局部皮肤的红肿或损伤，继而导致局部组织缺血而发生破溃甚至坏死，即是形成压疮的局部因素。

（2）外部因素——潮湿或不清洁的刺激　潮湿或不清洁是造成压疮的客观因素之二。潮湿或不清洁对压力过大的局部皮肤有严重刺激和容易感染是形成压疮的条件。在身体局部受到过长时间、过强压力而影响血运的基础上，再加上潮湿或不清洁的刺激，极易促使压疮的形成。

2. 身体自身因素

（1）高龄因素：随着年龄的增大，皮肤的生理功能也发生变化，皮肤的分泌减少和皮肤的透过性增强，而对外界的感应性减弱，如对凉、热、痛、湿等局部刺激的感觉不敏感，从而不易早期发现问题以至形成压疮的局部因素。

（2）长期卧床或全身营养状态低下因素：当机体由于疾病或者其他因素造成全身营养状态低下，或者长期卧床也容易造成血循环迟缓，致使全身抵抗力明显下降，严重影响皮肤破损的修复能力和抗感染能力。

（3）神经系统疾病：如脊髓损伤，脑血管病病人由于运动神经、感觉神经的功能障碍，致使局部组织血循环不良，继而对温、热、痛、知觉反应迟钝或丧失，也是造成压疮的一个全身因素。

（二）易发部位

1. 全身各处长期受压的骨突部位，如尾骶、坐骨结节、髋部、肩胛、外踝、足跟以及枕部、耳廓等处。

2. 身体某部肌肉菲薄处，如果在使用支、助具的松紧度不适或者使用方法不当的情况下，其压力最突出的部位也是压疮的易发部位。例如：颈椎损伤者如使用HALO氏架的松紧度不适的话，对下颌的过久压力，即可造成下颌的压疮。

（三）护理对策

1. 预防措施

（1）全身管理　除配合医疗方案给予必要的治疗外，还应根据功能障碍的问题，设法解决其影响摄入营养和水分的原因，实施相应的护理措施以保障饮食和水分的供给，例如：偏瘫病人有吞咽功能障碍的鼻饲者，要保证按时供给鼻饲饮食；高位截瘫或上肢功能障碍者，要指导掌握使用肢、助具的方法，保证足够食物和水分的摄入等，从而改善全身及皮肤的血循环，利于增强皮肤健康及其抵抗能力，防止压疮的发生。

（2）局部管理：①除压　是局部管理的关键环节。可采用主动或被动的体位交换，要求做到按时进行，一般每 2h 翻身变动体位一次。具体措施有常用的以软枕、海绵垫、棉圈等软物支撑，使骨骼突处悬空达到减压的效果；也有针对因截瘫长期乘坐轮椅者的局部除压方法（见脊髓损伤康复护理）。②对压疮易发部位，经常给予按摩以促进局部血循环，提高皮肤的营养程度和抵抗力。③积极培训病人及其家属，熟练掌握预防压疮的知识和技能，提高其预防压疮的自觉性和主动性。尤其是对残疾者更为重要，因为他们不可能终生都生活在医院里得到护士的护理，所以康复护士必须教会他们，并使之具有预防压疮的自我护理能力。

2. 护理措施

（1）压疮的观察内容：压疮发生的部位；压疮的程度（红肿、水疱、破溃）；疮面的状态（大小、形态、有否渗出液及其性质）；疮口基底部和周围有无坏死组织、肉芽组织增生等。

（2）压疮处理的原则：局部出现红肿的，减轻受压、促进血循环；局部出现创面的，给予消炎、预防感染治疗；局部有坏死的，清除坏死组织，配合预防治疗以促进新的肉芽组织和表皮增生。

（3）压疮处理时需注意的护理问题：在更换体位局部除压时，切记动作轻柔并且不得拖拽，以防止再次损伤皮肤；当皮肤破溃有分泌液的，应留取分泌液作细菌培养和药敏试验，以便于治疗上选择用药。同时注意防止交叉感染问题；压疮严重需要手术者，应注意全身状况的观察和护理，并给予足量的营养和水分，以促进伤口的愈合。

六、日常生活活动的自理及其护理

（一）日常生活活动的概念和范围

所谓日常生活动活动，即指人在日常生活中所必不可少的动作，通过这些连续的动作群，完成人的日常生活活动。

范围包括有：饮食、排泄、更衣、清洁（个人卫生）、身体的移动、情感的交流（语言、文字、表情）等。为便于康复训练和康复评估，可以具体分解为如表 21－1 所列内容。

表 21－1　日常生活活动动作名称及其动作内容

日常生活活动动作名称	日常生活活动动作内容
饮食动作	使用筷子、勺等进食用具，将食物或水拿取，并能送进口中等的一组动作
排泄动作	排泄前衣物的解脱、排泄后衣物的整理；便后臀部清拭；便器或厕所的使用动作
更衣动作	衣、裤、鞋、袜、帽等衣物的穿、脱动作；扣带的松解和系结动作
清洁动作	洗脸、漱口、刷牙、拧毛巾、梳头、洗头、洗澡等动作
移动身体动作	体位的保持、体位的更换；肢具、助具的使用、身体移动动作
情感的交流动作	会话、写字、手势等的情感交流动作等

（二）日常生活活动自理的意义

人在新生儿阶段的日常生活活动能力很不健全，常需要母亲和抚养人的照顾和护理。例如：喂奶、喂饭、大小便处理等，这是正常现象。人随着年龄的增长，逐渐获得独立的日常生活活动能力，并且形成了个人的生活习惯。一般在正常情况下，成年健全人都可以按照个人的生活习惯，来实现自己意志所欲求的饮食、排泄、清洁、更衣、身体移动、情感交流等的各种生活动作。但是，当遇到疾病或者伤残并造成功能障碍后，往往不能达到个人日常生活活动的欲求。往往靠他人帮助解决，即依赖于他人的护理。但是无论他人照顾的多么周到和细致，总是不如本人获得日常生活活动自理的能力，更有利于实现个人日常生活习惯。所以应当通过康复训练，尽可能地使康复对象获得生活自理的能力，以达到康复对象生活质量提高的目的。另外，一般而言，只有在 ADL 自理的基础上，才能具备进一步获得职业康复和接受教育的条件，从而真正使康复对象回归家庭，回归社会达到全面康复目的。

（三）日常生活活动自理训练的康复护理

1. 营养与饮食

（1）意义：营养是维持生命的重要条件之一，饮食又是人体摄取营养的必要途径。康复对象存在着不同程度的功能障碍，都将会直接或间接的影响进食和营养的补充，继而体力不支，难以承担各种康复训练。所以营养与饮食对康复对象十分重要。

（2）护理措施：首先应当找出影响进食的问题，然后根据问题制定护理措施。主要有以下几个方面：①创造良好的饮食环境：不仅要创造良好的用餐环境，而且还要注意康复对象的心理环境因素，要保证有愉快的心情和排除干扰用餐的因素等。②提供适宜的饮食种类：对食物选择在外观的要求上，要注重能刺激产生食欲因素的色、味、香等；在食物状态的要求上，要注重选择适合康复对象所具备的进食功能的许可条件，根据康复对象的吞咽和咀嚼功能，手拿取食物的能力等，来选择普通食物，半流质食物或者流质食物。③保证足够的营养成分和足量水分摄入：根据康复对象的体重、每日康复训练对体力消耗程度以及消化和吸收能力状况，随时调整其饮食的质和量，以保证足够的营养成分和足量的水分的摄入。④给予必要的护理援助：对于不能独立完成进食动作的康复对象，必须给予一定的护理援助和必要的助具协助进食动作的完成。a. 进餐时给予坐位的维持，采用适宜高度的用餐桌椅；b. 对手的抓握功能不好、关节活动度受限、协调能力差的康复对象，需要配合必要的助具，或进行食具改良等方法来协助进食，如在餐饮具下面安装吸盘，以防止滑动，能够固定在桌面上便于就餐；佩带橡皮食具持物器等。

2. 排泄　排泄是指人体新陈代谢的废物，通过排泄器官排出体外的生理功能。主要是以便、尿、汗、分泌物等形式将废物带出体外。排泄不仅是维持生命的重要过程，而且也是人体生理功能的情报反映的来源之一。排泄功能的自理，是随着人的年龄增长，其自控能力独立心理欲求而逐步建立起来的。康复对象有排泄功能障碍者，对不能自控排泄的状态，会感到十分苦恼。因此，通过康复护理措施，使其排泄障碍得到改善，这对康复对象的全面康复，回归社会具有十分重要的意义。

排泄护理措施有：

（1）排尿功能训练：一般可采取三个方面的护理措施。①建立排尿反射的训练；②排尿方法的训练；③建立排尿规律，通过对水分的控制与排尿时间的配合建立排尿规律。

护理措施一般常采用压迫膀胱、一次性导尿、留置尿管（indwelling catheterization）或间歇导尿（intermittent catheterization）等几种方法解决排尿障碍。参照北美护理诊断协会

（NANDA）制定的标准，分别采取不同的处理方法，具体可参照表21－2。

表21－2 排尿障碍分类及其康复护理

排尿障碍分类	症状表现	护理诊断	护理措施
压力性尿失禁（stress incontinence）	在腹压增加时，如咳嗽、喷嚏等情况下出现漏尿，但量不多，约50 ml	膀胱出口阻力减低	采用盆底肌肉练习法：主动收缩肛门括约肌、臀肌，但不要收缩腹肌。每次持续10s，重复10次，每日3～4次。在漏尿前后训练效果更好
功能性尿失禁（incontinence）	因环境障碍或体能障碍而不能及时排尿导致尿失禁	定向力差或定向能力损失	1. 解决如厕困难：对体能障碍而不能及时解决排尿者，应在其身边备好便器，或训练指导使用轮椅如厕方法； 2. 养成按时排尿习惯，不要过于憋尿； 3. 定向力差者应给予如厕的护理帮助
反射性尿失禁（reflex incontinence）	有模糊排尿的感觉，但不能排空膀胱，伴有不自主性尿失禁	继发脊髓胸$_{12}$以上的外伤、肿瘤或血管性疾病，致使平面以下感觉、运动丧失	1. 使用外集尿器解决尿失禁 2. 激发排尿：轻叩耻骨联合上区或摩擦大腿内侧，牵拉阴毛或挤压阴茎龟头或扩肛门等，同时伴随流水声，以促使反射性排尿； 3. 间歇导尿：每4～6h进行无菌导尿一次，限制饮水量每小时100～125ml，导尿前作膀胱训练，可采用压迫膀胱排尿或激发排尿法
尿潴留（overflow incontinence）	膀胱出口阻塞，膀胱极度充盈，不能自主排尿；大量残余尿致膀胱逼尿肌收缩无力而出现充盈性尿失禁	膀胱出口阻塞，膀胱逼尿肌收缩无力	1. 手压法：双手拇指置于髂嵴，其余四指置于小腹膀胱区下压，力量逐渐加大； 2. 腹压法：采取坐位或蹲位，身体前倾屏住呼吸，增加腹压，用力将腹压传导至膀胱（心脏功能不好的禁止使用）； 3. 残余尿多的立即给予导尿

（2）排便功能训练：便秘是排便功能障碍的常见表现。有排便功能障碍者首先应注意平时饮食中摄入多纤维食物；有足够的饮水量（每日2500～3000ml）；养成按时排便的习惯，还要注意有合适的排便姿势和环境。

排便功能训练可采取以下护理措施：①手法按摩腹部促进肠蠕动而排便；②无排便能力的，可采取“手法摘便”，即操作人员戴指套蘸滑润油，在肛门内作环状刺激后将大便掏出，动作要轻柔；③必要时配合使用通便栓剂或灌肠方法等。

3. 清洁（个人卫生）

（1）意义：人体的清洁是保证健康的重要措施之一，特别是全身皮肤和黏膜的清洁，对于体温的调节和并发症的预防更具有重要的意义。另外，个人卫生如何，特别是头面部的清洁和衣着的整洁也影响着人的精神状态和人在社会的交往活动。因此，无论从生理上、心理上，还是社会上，清洁都是人不可缺少的需要。康复对象的生活不能自理，很多是体现在不能解决个人卫生的问题上，这对他们回归社会也是个很大的障碍。

（2）护理措施：①刷牙、梳头：采用助具协助进行，对手功能受限者，可用PT师选用的环套套在手掌上，将牙刷或梳子插入套内使用；②拧毛巾：可将毛巾中部套在水龙头上，然后将毛巾双端合拢，再将毛巾向一个方向转动，将水挤出。③沐浴：借助长柄的海绵刷协助擦洗背部和身体的远端，必要时需要有人协助。

对于存在上肢功能障碍的康复对象，根据其功能障碍的程度，按照康复医师的康复训练方案，督促和指导其在日常生活活动实际中的应用，同时，给予必要的护理帮助和配合；对观察到的问题，及时反馈给康复训练专业人员，以适当调整其训练方案。

4. 身体移动

(1) 意义：人体的体位保持和身体移动的能力，是进行各项活动的重要条件之一。体位和姿势的正确与否，不仅对于保证身体的平衡和稳定，防止发生不安全问题上起着直接的作用，而且对于保证连续的康复训练也是个基础条件。

(2) 护理措施：了解康复对象的功能障碍性质和程度，并掌握其出现体位不平衡的特点，分别给予调整和纠正。训练身体移动需要按一定顺序分步进行：①训练从卧位到坐位；②训练坐位的平衡；③训练床上肢体移动能力；④训练双上肢支撑身体并可使臀部抬起；⑤训练从床移至轮椅；⑥训练轮椅的使用。

5. 衣物的穿脱

(1) 意义：衣物不仅是防寒保暖，保持身体舒适的一种调节方式，同时也是人体个性表现的一种形式，因此，衣物的穿脱，是日常生活活动不可缺少的动作。对有身体功能障碍而不能完成衣物穿脱动作的康复对象，应当指导他们如何利用残存功能，运用合理的方法来解决衣物的穿脱问题。

(2) 护理措施：①衣物穿脱动作的训练，必须要在掌握坐位平衡的条件下进行；②在衣物选择上，应当选用大小、松紧、薄厚适宜，易吸汗，又便于穿脱的衣、裤、鞋、袜，以利于训练中动作自如，穿脱方便。③偏瘫患者在衣物穿脱顺序上，注意在穿时先患侧后健侧；脱时先健侧后患侧；④有双上肢功能障碍者，需要给予一定的协助。

6. 日常生活活动自理训练前后的康复护理

(1) 训练前要作好排空大小便的护理，避免训练中有排泄情况发生，而污染训练器具和影响训练进度。

(2) 如康复对象有携带尿管、收尿器或夹板等附着物的，应当在训练前固定好，以防止训练中脱落或者二次损伤等问题。

(3) 训练后，对康复对象的整体状况应作全面观察，如：精神状态如何，身体有否不适，有否过度的疲乏感等，以利于及时给予必要的措施。全面掌握训练的反应，还有助于准确把握康复对象的训练项目和训练量。

(4) 康复护士应当全面了解和掌握康复对象训练的计划和每日、每次的训练内容及其要求。其目的有两个：一是便于观察训练效果；二是利于康复对象在回到病房中的日常生活活动自理的督促和继续指导。

七、物理疗法、作业疗法者的护理

(一) 概念

1. 物理疗法即指应用物理作用，对身体某部功能障碍所实施的一种治疗手段。物理疗法的目的在于改善全身功能状态，矫正骨、肌肉、神经系统的功能，提高和改善日常生活活动的能力和条件。其作用为扩大关节活动度，预防关节挛缩；改善肢体的血液循环，提高运动的协调性。

2. 作业疗法即指应用有选择的手工作业活动,改善和提高日常生活活动能力的训练方法。其目的在于改善心理环境和提高认知能力(感觉、知觉),为日后职业训练奠定基础。其作用为训练肢体精巧动作能力,以提高日常生活活动的自理能力;培养作业环境的适应能力。

(二) 护理要求

1. 了解和掌握 PT、OT 疗法的禁忌证,以便及时发现问题,防止造成不必要的痛苦和损失。

2. PT、OT 疗法前后的护理

(1) 应选择大小、松紧、厚度适宜,易吸汗又便于穿脱的衣、裤、鞋、袜;

(2) 训练前应当排空大小便,避免因训练紧张出现大小便失控而影响训练;

(3) 如有尿管、收尿器或夹板等附着物者,事先固定好,防止训练中脱落;

(4) 训练后要及时观察精神状况如何,有否身体不适和需要照顾;

(5) 康复护士应当掌握训练内容和要求,以利观察训练效果和指导训练。

八、轮椅、拐杖的使用及其护理

(一) 轮椅

1. 轮椅在康复中的作用　轮椅是肢体障碍者或其他原因所致行动障碍者的一种代步移动工具,其康复意义可体现在以下几个方面:

(1) 是不能步行或步行困难者的代步器;

(2) 是护理人员移动病人的一种常用工具;

(3) 是下肢功能障碍者在 ADL 训练时不可缺少的助具;

(4) 是残疾人参加社会交往活动的交通工具;

(5) 是残疾人获得职业能力的补助措施。

2. 轮椅的大体结构和各部件名称　见图 21-1 所示。

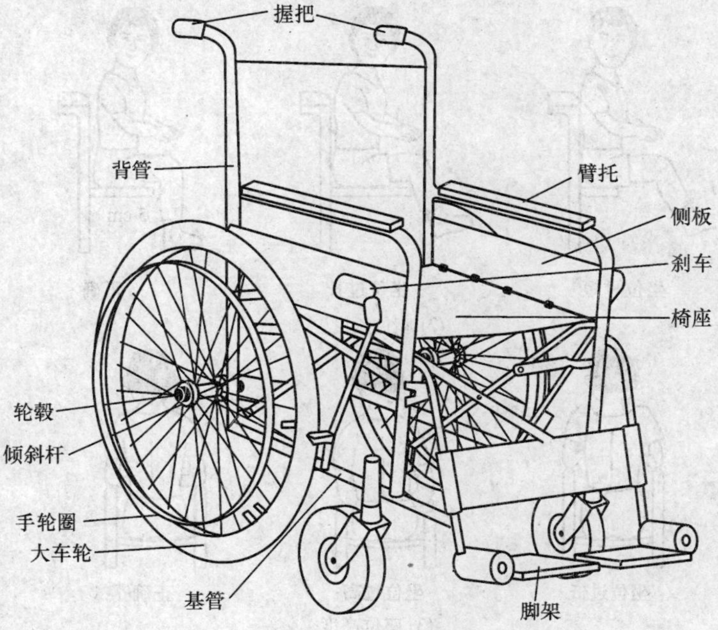

图 21-1　普通型轮椅

3. 轮椅种类及适用范围

(1) 普通型：一般病人或保健、疗养者使用。

(2) 单侧驱动型：偏瘫或单侧截肢者使用。

(3) 体育活动型：下肢功能障碍者在体育活动时使用。

(4) 三轮车型：户外长距离行走时使用。

(5) 电动型：四肢截瘫者使用。

4. 确认轮椅适合与否要点见图 21 – 2 所示。

(1) 座位宽度；

(2) 座位深度；

(3) 座位高度；

(4) 扶手高度及长度；

(5) 靠背高度及斜度。

5. 使用轮椅的注意事项

(1) 使用前全面检查轮椅各个部件的性能，以保障使用安全和顺利；

(2) 按医生的轮椅处方选择适宜的轮椅；

(3) 要保证病人乘坐轮椅的姿势正确：使身体置于轮椅的中部，抬头并使背部向后靠，

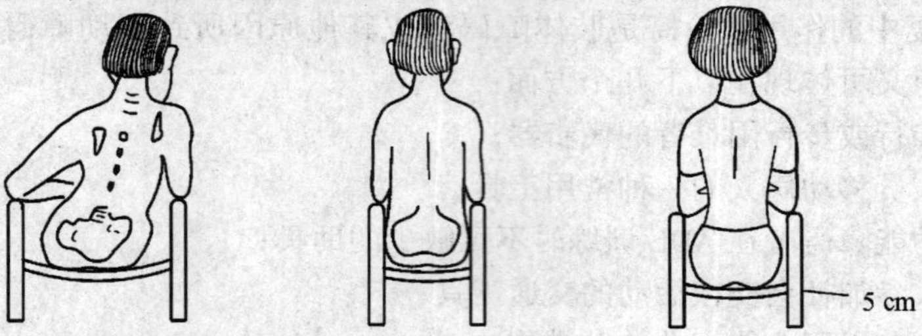

坐位过宽　　坐位过窄　　正确

(1) 座位宽度

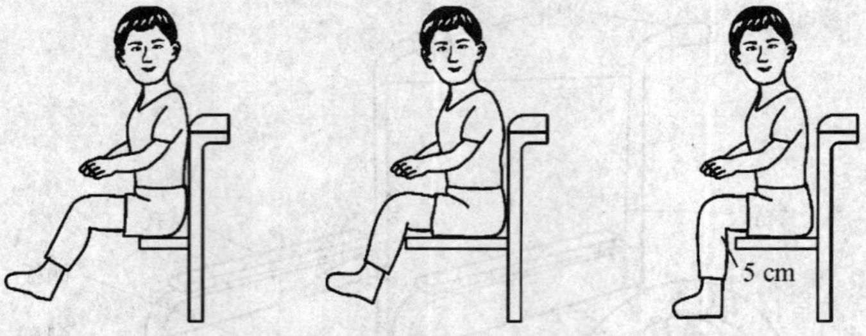

坐位过短　　坐位过长　　正确

(2) 座位长度

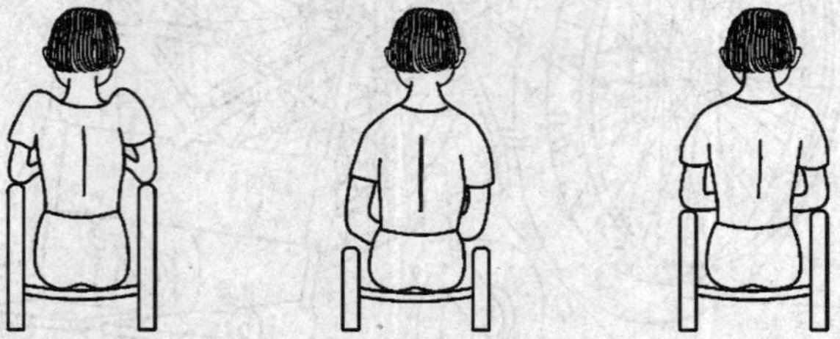

坐位过低　　坐位过高　　正确

(3) 座位高度

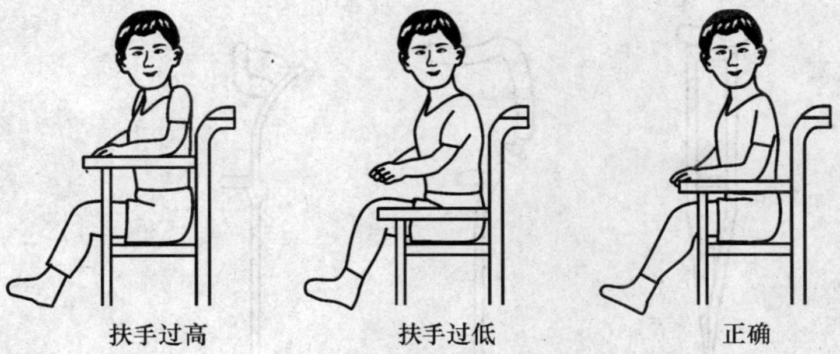

(4) 扶手高度及长度

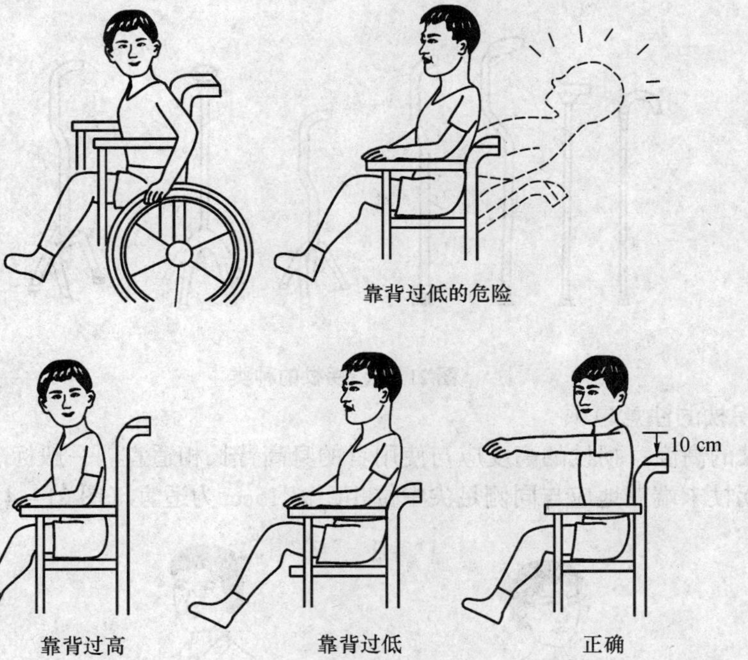

(5) 靠背高度及斜度

图 21 – 2　确认轮椅适合与否的要点

身体不能保持平衡者，应系安全带，以保证病人的安全；

（4）乘坐轮椅的病人在欲站立前，应先将轮椅的闸制动，以防轮椅滑脱跌伤；

（5）推乘坐轮椅病人下坡时，应倒向行驶，以保证安全；

（6）长时间乘坐轮椅者，要特别注意压疮的预防。应保持轮椅座面的清洁、干燥、柔软、舒适，定时进行臀部的除压，每 30min 抬臀一次，每次 3 ~ 5s。

（7）长时间使用轮椅者，应配带无指手套，以防止轮圈对手掌的摩擦；

（8）高位截瘫乘坐轮椅者，必须有专人保护。

（二）拐杖

1. 拐杖在康复中的作用　拐杖可以支撑体重，保持立位姿势的平衡，也是一种辅助步行的工具。是下肢功能障碍者在康复中的补偿措施；也是体弱者步行的辅助工具。

2. 拐杖的种类见图 21 – 3 所示。

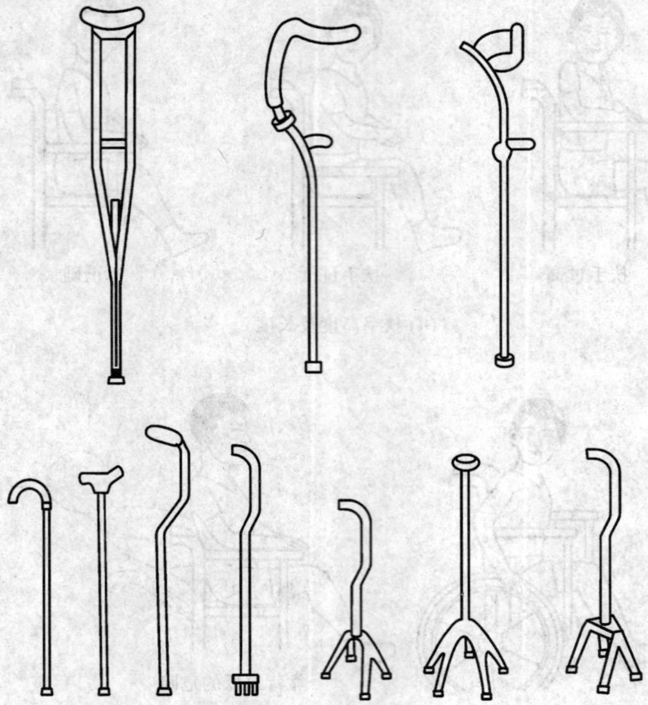

图 21－3　拐杖的种类

3. 使用拐杖的注意事项

（1）拐杖的高度：拐杖的高度应与使用者的身高臂长相适宜。一般标准为，从腋窝到地面的高度；拐杖末端着地应与同侧足尖中位相距离 15cm 为适宜（图 21－4）。

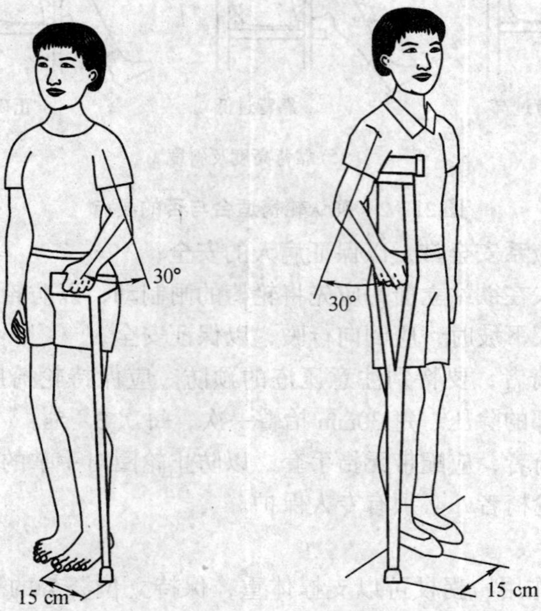

图 21－4　拐杖的高度及正确使用方法

（2）拐杖使用中，不仅仅靠腋窝支撑身体，拐的中部还有把手，使用者用手握住把手，以上肢的臂力与腋窝同时支撑身体，避免腋窝部位的长期压迫而损伤腋神经；

（3）使用单拐时，尽量置于健侧以促进患侧肢体部分负重的训练；

（4）步行时的两拐与健足呈三角形形成三点着地；

（5）注意安全：拐杖末端应有橡皮装置，以增加拐杖与地面摩擦阻力而防滑；同时注意保持地面的清洁、干燥、无水迹油腻，无障碍物，防止滑倒或跌伤。

（谢德利）

第二十二章 老年康复护理

一、老年康复护理的意义

随着医学技术的发展和人们生活水准的提高，人的健康水平得到了明显改善，因此人的寿命延长，老龄人口逐渐增加，北京市60岁以上的人，已占全市人口的14%，全国的60岁以上老年人已达到1.2亿（截止到2000年底）。随着老龄人口的增加，以及老年人身体特点的需要，老年人群必然是康复领域中的主要对象之一。

面对康复对象中的老年人的护理，特别要认识到他们的特点，首先，了解和掌握老年人伴随年龄的增长，机体各系统的生理功能都会有不同程度的降低而容易发生疾病。例如，心血管系统功能低下容易出现的动脉硬化、高血压、心功能不全等疾病；肺功能低下容易出现的老年慢性支气管肺炎、肺不张等疾病；神经系统功能低下所致的感觉迟钝而对疾病的自觉症状不能及时反应；骨骼系统由于钙的摄取或吸收障碍，极容易出现骨质疏松甚至骨折。其次，是疾病的病程长，并发症多，健康恢复得慢的特点。另外，还有老年人在心理上的影响和变化：常常因身体功能低下所致各个方面的能力，如思维能力、判断能力、生活能力以及各种刺激的承受能力都可能下降。或者退休（离休）离开工作环境，带来了自己在社会、家庭中角色和价值的变化，使老年人产生失落感，精神支持能力降低，甚至产生精神神经系统疾病。

因此，无论从疾病的治疗、疾病的预防、健康的维护、心理的支持，以及为了老年人生活自理能力的获得等，都离不开康复与康复护理，而老年人和儿童一样比成年人更需要呵护，所以，康复护理在老年康复中具有十分重要的意义。

二、护理目标

1. 健康条件的维护，预防疾病和意外伤残的发生。
2. 给予心理支持，减少或避免精神和心理上的伤害。
3. 配合治疗实施护理措施，促进疾病的痊愈。
4. 预防并发症，缩短病程，减少痛苦。
5. 提高日常生活活动的自理能力。
6. 健康管理指导，回归家庭和社会，提高老年人生活质量。

三、护理要点

1. 对原发疾病病情的密切观察和治疗的及时到位　由于老年人反应迟钝，自觉症状不明显，不能仅仅依靠主诉来发现身体变化，护士必须通过认真、仔细、严密的观察，主动发现病情变化，否则容易延误病情；治疗方案的实施需要护理手段去体现，如：静脉输液给药，因老年人的血管细又脆，且自己控制能力差，而常常静脉输液中途失败，护理上不可拖延时间，以免影响治疗。

2. 预防并发症　呼吸系感染、泌尿系感染、骨与关节的挛缩、骨质疏松或骨折、压疮、便秘等并发症，以及坠床、跌伤、走失等意外都是极其容易发生的问题，而且，也是严重影响疾病痊愈和健康恢复的障碍之一，因此，在护理上应当采取措施予以防止。

(1) 病情允许情况下，早期离床活动，采取动静结合的休养方式，促进血液循环和提高机体抗病能力，是预防各种并发症的积极措施；

(2) 良肢位的保持和关节活动度的训练，是预防骨与关节挛缩的重要护理措施；

(3) 加强基础护理的质量（如口腔护理、皮肤护理、尿管的管理等）是预防呼吸系感染、泌尿系感染的关键；

(4) 及时采取安全防护措施，如床档、拐杖、轮椅等辅助器具的正确使用，防止坠床、跌伤等意外问题的发生；为有心血管疾患的老年患者或无常人守护的老年人，配备呼叫装置，是保证急救的必要护理手段。

3. 日常生活活动自理的训练，是提高自理生活能力的基本条件。

4. 心理上的支持：不论老年人有无地位、是否富有或者身体有何疾病或残障，都应当尊重其人格，不应当使其心理受到伤害。

5. 对有生活自理能力的老年人，指导自我健康管理方法；发挥社会力量和社区作用，为老年人创造社会交往的环境；开展有益的社区文体活动，丰富生活内容，从而提高生活质量，使老年人健康长寿。

（谢德利）

第二十三章　社区康复护理

一、社区中康复护理的意义

“社区”一般是指特定的区域或人群所在范围（有的也称之为地域），是社会的一个组成部分。社区康复不仅是社区工作中不可缺少的内容，而且对人的社会生活具有重要的意义。人在社会生活中由于某方面因素，如：遗传、疾病、中毒、意外伤害、年老体衰等，可能造成残疾或身体某部功能障碍，从而带来生活、婚姻、家庭、教育、就业、经济等各方面的社会问题，这些问题只依靠医院中的康复是不可能完全得到解决的，更主要的是需要大量而持续性的社区康复才能得到全面解决。在社区康复中，康复护理与康复治疗具有同样重要的作用，因为全面的康复护理也不仅仅是住在医院里所能完成的，住院只不过是为其日后的生活，所作的暂短准备和训练阶段，只有回归到原有所在的社区环境中，依靠和利用社区条件，动员社区的人力资源、物力资源；调动康复对象本身的潜能以及自助、互助的机制，重建起因身体功能障碍或残疾所破坏的生活，达到可能达到的生活自理性，从而，再次发挥社会作用才能实现真正的全面康复。

二、护理目标

1. 做到以人群为焦点的康复护理。
2. 建立以个案为基点的康复护理。
3. 立足于人群保健的康复护理。
4. 注重残疾或意外伤害的预防的康复护理。
5. 实施管理与组织的康复护理。
6. 建立生活自理性的康复护理。
7. 实现提高生活质量为目标的康复护理。

三、护理要点

1. 健康人群的保健　健康人群是社区康复中的对象之一，对其保健即指在社区中对健康人群的保健知识的宣传和教育；定期的健康体格检查；预防接种或投药等。护理工作者要结合地区多发病的特点、年龄阶段的不同需要、流行病学的易感人群等，分别实施相应的护理措施，以达到预防疾病发生和提高健康素质的目的。

2. 伤残、意外伤害的预防　例如，对适龄儿童投服小儿麻痹糖丸，可有效预防脊髓灰质炎所造成的小儿肢体残疾；在缺碘地区指导补碘方法，及其注意事项，避免缺碘或无效补碘所造成的智力低下、儿童克汀病或痴呆等智力残疾；大力宣传避免近亲结婚、孕期的合理用药以及优生、优育知识，可减少先天性残疾的发生；广泛的安全教育可降低交通事故和体育运动的意外所致的后天性残疾；开展心理咨询，能积极预防长期心理障碍导致的精神残疾等。最终达到对社区人群的伤残和意外伤害的预防目的。

3. 并发症和二次损伤的减少或杜绝　病人回归到社区后，对并发症和二次损伤的减少或杜绝更重要于疾病恢复阶段的一系列护理，指导病人及其家属根据不同病情和体质，采取必要的安全护理措施，对常见的压疮、呼吸系、泌尿系、骨与关节系统的并发症进行相应的护理，对坠床、摔伤、骨折、脱臼等意外伤害要防范于未然，最大限度地减少和避免病人痛苦。

4. 对社区设施条件改善的指导，为残疾人和身体功能障碍者提供康复环境　为继续康复对象的康复训练和实现日常生活活动的自理，应本着康复对象的需求，对社区设施条件提出指导性的要求和建议，根据康复对象的康复程度和康复目标，在社区相关机构的支持下，充分利用和发挥社区条件，为其创造康复所需要的无障碍设施，如：残疾人出入常用的阶梯改建为坡道；取消门槛；电灯开关、门把手高度的调整等设施改建和利用社区条件，制造康复训练用具，从而，促进康复对象继续发挥潜能，实现日常生活的自理能力。否则，因社区条件的障碍而不能巩固已有的康复成果，将是康复对象最大的损失和失败。

5. 康复对象个案的管理　相同的康复对象也因其伤残或功能障碍性质、程度、个体差异情况不同而有其康复目标的不一致，因此，在社区康复中，其康复护理的实施，应当以其残疾或身体功能障碍、心理状态、家庭、婚姻以及经济状况等各方面情况为基础，进行个案分析和管理，不能常规处理和一律对待。在社区机构的支持下，动员和组织社区力量，发扬互助的社会风气，调动一切可以调动的社区资源，共同协力解决不同个案的问题。

6. 残疾人合法权益的宣传和贯彻　《残疾人保障法》是旨在保障残疾人合法权益的法律，它是代表残疾人利益的法律依据。无论从康复、教育、就业等各方面都有明确的法律规定。《残疾人保障法》的实施，必须通过社会行为才能得到具体体现，社区是社会的基础，因此，向社区机构及其相关部门大力宣传和贯彻《残疾人保障法》，也是康复护理工作者不可忽视的工作要点，更是社区康复护理工作者比一般护理工作者所特别具有的职责。在社区中《残疾人保障法》得到贯彻和执行，是残疾人生活质量的提高，享有如同健全人一样的权利和地位，实现全面康复回归社会最终目标的重要保障。

（谢德利）

第五篇　常见伤病的康复及护理

第二十四章　脑卒中的康复及护理

一、概述

脑卒中（cerebrovascular accident，CVA）又称急性脑血管病、脑卒中、中风，是一组急性起病的脑血液循环障碍疾病，以起病急骤，出现局灶性神经功能缺失为特征。本病病因主要为动脉粥样硬化、高血压，而心脏病、糖尿病、高脂血症、血液病、吸烟等是本病的主要危险因素。脑卒中按其病理过程分出血性（脑出血、蛛网膜下腔出血）和缺血性（短暂性脑缺血发作、脑血栓、脑栓塞）两大类，后者约占85%～90%。脑卒中患者可出现运动、感觉、语言、认知、颅神经功能等方面的障碍，最常见为偏瘫和失语症。如病后不进行康复或处理不当还可继发废用综合征和误用综合征，使功能障碍更为复杂化。

脑卒中大多发生在中老年人。但近年来其发病年龄有年轻化趋势。本病的发病率、患病率、死亡率、致残率及复发率均高，在我国约分别为219/10万人、719/10万人、116/10万人、80%及41%。本病致残后严重影响病人的日常生活及工作，给家庭和社会造成很大的负担。因此，对脑卒中进行积极的预防和早诊治、早康复甚为重要。本文主要讨论脑卒中引起偏瘫的康复，其康复的基本原则适用于颅脑损伤引起的偏瘫。

二、康复评定

（一）脑性偏瘫的本质

脑卒中引起的偏瘫属脑性偏瘫，其运动功能障碍的本质是由于上运动神经元受损，使运动系统失去高位中枢的控制，从而使原始的、被抑制的、皮层以下中枢的运动反射释放，表现为肌张力增高甚至痉挛，肌群间协调紊乱，出现异常的运动模式和反射活动，主要为共同运动、联合反应和紧张性反射等脊髓水平的运动形式。

（二）偏瘫恢复的过程

瑞典学者Signe Brunnstrom偏瘫恢复6阶段的理论，如图24－1所示。

（1）阶段Ⅰ：为脑卒中发病后急性期，约数日到2周，患侧肢体呈弛缓性瘫痪。这是由于锥体束休克所致。

（2）阶段Ⅱ：为发病约2周，瘫痪开始恢复，痉挛开始出现，无随意运动。而开始出现基本的共同运动、联合反应为主要表现的运动。

（3）阶段Ⅲ：可随意引起共同运动，痉挛加重。第Ⅱ、Ⅲ阶段约持续2周。

（4）阶段Ⅳ：共同运动模式减弱，开始出现脱离共同运动的分离运动，痉挛开始减弱。

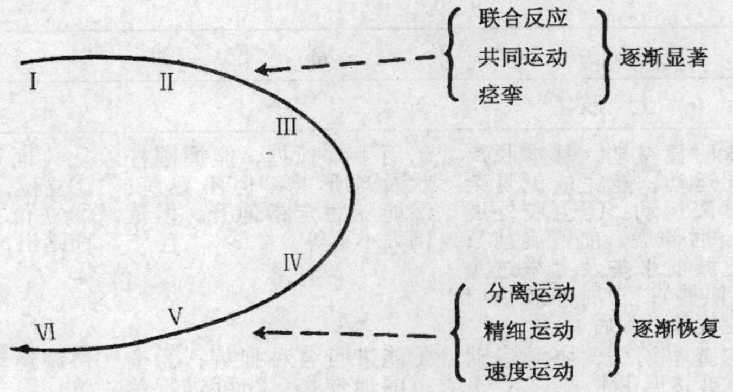

图 24－1 Brunnstrom 偏瘫恢复 6 阶段理论

(5) 阶段Ⅴ：以分离运动为主，能完成较难的功能活动，痉挛明显减轻。第Ⅳ、Ⅴ阶段约相当于病后第 5 周至 3 个月。

(6) 阶段Ⅵ：共同运动完全消失，痉挛基本消失，各关节运动较灵活。协调运动大致正常。

以上恢复过程实际上是由早、中期的异常运动模式向后期的正常运动模式的转变过程。这个理论是评定偏瘫病人的依据，也是临床治疗的理论基础。但是，此恢复过程依患者的病情和有无早期和正确的康复治疗而有差异。有的病人可停留在某一阶段上而不再进展。

（三）偏瘫评定方法

偏瘫全面的康复评定包括躯体功能、日常生活活动能力及社会参与方面的评定。本章重点介绍运动功能评定，其他评定请参阅有关章节。由于脑性瘫痪与周围性瘫痪的性质不同。对其评定就不能仅考虑肌力和关节活动度，而要有能反映偏瘫运动功能障碍的本质，并对其康复治疗起指导作用的评定指标。目前国际上对偏瘫运动功能评定的主要方法除 Brunnstrom 法外，还有 Fugl-Meyer 评价法、MAS 法、上田敏评价法和 MRC 法等。本章重点介绍 Brunnstrom 法，此法包括感觉与运动两部分，前者与神经科的感觉检查相仿，不在此列出，仅就其运动部分的评价简化为表 24－1。

表 24－1 Brunnstrom 偏瘫运动功能恢复 6 阶段

阶段	部位		
	上　肢	手	下　肢
Ⅰ	弛缓，无随意运动	弛缓，无随意运动	弛缓，无随意运动
Ⅱ	开始出现痉挛、肢体共同运动或其成分，不一定引起关节运动	仅有极细微的屈曲	最小限度的随意运动，开始出现共同运动或其成分
Ⅲ	痉挛显著，可随意引起共同运动或其成分，并有一定的关节运动	能全指屈曲，钩状抓握，但不能伸展，有时可反射性地引起伸展	①随意引起共同运动或其成分；②坐位和立位时，有髋、膝、踝的共同屈曲
Ⅳ	痉挛开始减弱，出现一些脱离共同运动模式的分离运动：①手能置于腰后部；②上肢前屈 90°（肘伸展）；③前臂能旋前、旋后	能侧捏及拇指带动松开，手指能半随意地、小范围地伸展	开始脱离共同运动：①坐位，足跟触地，踝能背屈；②坐位，足可向后滑动，使屈膝大于 90°

（续表）

阶段	部位		
	上肢	手	下肢
Ⅴ	痉挛明显减弱，基本脱离共同运动，能完成更复杂的分离运动：①上肢外展90°（肘伸展，前臂旋前）；②上肢前平举及上举过头（肘伸展）；③肘伸展位前臂能旋前、旋后	①用手掌抓握，能握圆柱状及球形物，但不熟练；②能随意全指伸开，但范围大小不等	从共同运动到分离运动：①立位，髋伸展位能屈膝；②立位，膝伸直，足稍向前踏出，踝能背屈
Ⅵ	痉挛基本消失，协调运动正常或接近正常	①能进行各种抓握；②全范围地伸指；③可进行单个指活动但比健侧稍差	协调运动大致正常：①立位，髋能外展；②坐位，髋可交替地内、外旋，并伴有踝内、外翻

三、偏瘫的康复治疗

（一）目标、机理及训练原则

1. 目标　通过以运动疗法为主的综合措施，达到预防并发症，减少后遗症，调整心理状态，充分发挥残余功能，最大限度促进运动功能恢复，争取达到生活自理、回归社会。

2. 偏瘫康复机理　中枢神经系统损伤后功能的恢复主要依赖于脑的可塑性（brain plasticity）和功能重组（functional reorganization）。在损伤后的急性期和早期（一般指3个月以内），可自发出现一定程度的恢复。其内部因素为病灶周围水肿的消退、侧支循环的建立、血肿的吸收、血管的自发再沟通以及远隔功能抑制（diaschisis）的消失、潜伏通路和突触的启用、失神经过敏的出现等，而药物、康复治疗及环境因素等是影响功能恢复的外部因素。在后期的恢复（3个月至2年）中，内部因素作用开始减弱，主要为轴突长芽，病灶周围脑组织和对侧大脑半球的代偿，继续启用潜伏通路和突触等；而外部因素的作用增强，其中的康复治疗以及环境、心理、社会因素的影响很重要。特别是功能再训练，无论在损伤早期、后期和晚期都十分重要。功能再训练是促进中枢神经系统可塑性发展和功能重组的必要条件，这是一个再训练或再学习的过程。

3. 偏瘫的功能训练原则　主要是恢复和加强高级中枢对低级中枢的调控作用，抑制异常的、原始的反射活动，减少肌痉挛，打破异常的痉挛模式，改善肌群间协调功能和运动控制，促进分离的、精细的活动，重建正常的运动模式；同时要正确地加强软弱肌肉力量的训练。训练的内容包括患侧的恢复和健侧代偿，但首先要把重点放在前者。训练中要求患者积极配合，主动参与，以主动活动为主，被动活动为辅。训练要个体化，应根据患者实际情况和不同时期采取相应的治疗手段，制定相应的短期的和长期的康复目标。要预防废用综合征和误用综合征的出现。前者指由于机体不活动或活动低下而产生的一类继发性障碍，如关节挛缩、废用性肌萎缩、心肺功能低下、易疲劳等。后者指在康复治疗中由于方法错误所致的一类继发性损害，如不适当的关节被动活动训练引起的关节周围软组织损伤；当脑卒中患者处在共同运动阶段时进行不适当的肌力训练，以致强化异常的运动模式等。

（二）康复治疗的分期

1. 急性期的康复治疗　发病后早期应以临床抢救为主。康复措施应早期介入，但以不影响临床抢救为前提。目前一般认为，患者神志清楚、生命体征稳定、神经体征48h不再进展即可进行康复；因此，除重症脑出血可稍延长外，康复大多应于病后1周内进行。急性期的康复目的主要是预防并发症、继发性损害和废用综合征，并为下一步的功能训练做准备。

(1) 预防并发症　包括预防褥疮、呼吸道感染、泌尿系感染及深部静脉炎等。早期活动对预防这些合并症大有好处。

(2) 预防继发性损害　如足下垂、内翻、肩关节脱位、肩痛等。

(3) 预防关节挛缩、变形等废用综合征　瘫痪肢体制动超过3周，易致关节挛缩、变形，应采取以下措施：①被动运动：病人昏迷或其他原因（如全瘫、严重合并症）在数日后仍不能开始主动活动者，应作患肢的被动运动，每日2次以上，直至主动运动恢复。活动顺序由大关节到小关节循序渐进，缓慢进行，幅度从小至大以牵伸挛缩的肌肉、肌腱和关节周围的组织。要多做与挛缩倾向相反的活动，但切忌粗暴和急于求成，因瘫痪早期关节周围的肌肉松弛，肌张力低，暴力易致软组织损伤，特别是肩关节周围软组织的损伤。这一点，在患者用健肢带动患肢做被动运动时亦需注意。另外，被动运动可与按摩交替或配合进行。②体位治疗：休息时肢体宜置于抗痉挛体位或称良姿位。仰卧位时，上肢应采取：肩稍上抬前挺，上臂外旋稍外展，肘与腕均伸展，掌心向上，手指伸展并稍分开，整个上肢可放在枕头上。骨盆和髋前挺，大腿稍向内夹紧并稍内旋，患侧大腿外下侧放置垫物以防下肢外旋。为避免伸肌痉挛，膝关节稍垫起使微屈并向内，踝关节呈90°，足尖向上。病人不宜长时间仰卧，应学会与健侧或患侧卧位交替。健侧卧时，在病人胸前放一枕头，使患肩前伸，肘伸展，腕、指关节伸展放枕头上，不能垂腕，大拇指与其余四指用布卷或纸卷隔开以防拇指内收；患侧髋关节自然屈曲放在身前另一支撑枕上。踝关节尽量保持90°；健肢自然放置。患侧卧时，患侧肩前伸，避免受压和后缩，肘伸展；前臂旋后，手指张开，掌面朝上；健侧腿屈曲向前置于体前支撑枕上，患侧腿在后，伸髋屈膝，踝关节尽量保持90°。③按摩：可促进血液、淋巴回流，防止或减轻浮肿，对患肢也是一种感觉刺激，有利于恢复。按摩要轻柔、缓慢和有节律地进行，作用中等强度，不使用强刺激手法；对肌张力高的肌群（如上肢屈肌）用安抚性质的推摩，使其放松；而对肌张力低者则予擦摩和揉捏。按摩可配合循经点穴以增疗效。

2. 恢复期的康复治疗　此期重在功能训练，目的是进一步恢复神经功能，争取达到步行和生活自理。要预防误用综合征的出现。恢复期一般可分为软瘫期、痉挛期和改善期。软瘫期即BrunnstromⅠ期，此期主要是利用各种方法恢复或提高肌张力，诱发肢体的主动运动。应鼓励病人在床上进行主动活动，这不仅可预防挛缩，更重要的是使他们认识到自己“能动”以增强对恢复的信心。还可配合针灸、电疗等以诱发主动运动。痉挛期相当于BrunnstromⅡ、Ⅲ期。此期的治疗主要是控制肌痉挛和异常的运动模式，训练运动控制，促进分离运动的出现。改善期相当于BrunnstromⅣ、Ⅴ期，治疗的主要目标是促进选择性运动和速度，灵巧性的更好恢复，同时继续控制肌痉挛，并可逐步加强软弱肌群的肌力和耐力训练。

运动训练大体按照人类运动发育的规律，从简到繁，由易到难的顺序进行：如翻身→坐→坐位平衡→双膝立位平衡→单膝立位平衡→坐到站→站立平衡→步行。大多数病人可跨越膝立位和跪行的阶段，由坐位直接进展到站位，但对躯干肌、臂肌力量太差的病人仍需训练跪立位和跪行。至于从哪个阶段开始训练要根据病人功能情况决定。

(1) 床上训练：由于锥体束约有15%的纤维不交叉而直接支配同侧躯干肌，所以，通常躯干肌的瘫痪不明显或较轻，大多数病人能很快从仰卧位转到侧卧位，故应尽早开始床上的积极活动。床上训练包括翻身和上下左右移动身躯等体位变换，伸髋练习（双侧桥式、单侧桥式动作），上、下肢训练，呼吸肌训练以及洗漱、进餐、使用便器等日常生活活动的训练等。

（2）坐起及坐位平衡训练：应尽早进行，以防坠积性肺炎、直立性低血压及全身脏器功能低下。进行坐位耐力训练，先从半坐位（约30°~45°）开始，逐渐加大角度，延长时间和增加次数；然后从仰卧位到床边坐起，最后坐到椅子或轮椅上，接着进行坐位平衡训练。要求达到三级平衡（见运动疗法节）。摇椅有助于平衡训练。

（3）从坐到站起训练：要点是掌握重心的转移，要求患腿负重，体重平均分配。动作要点是双足后移，屈膝稍大于90°，躯干伸直前倾，肩和双膝前移过脚尖，然后髋、膝伸展站起。坐下时，躯干前倾，膝前移及髋、膝屈曲而坐下。

（4）站立平衡训练：先作站立的准备活动，如坐位提腿踏步，患下肢或双下肢蹬圆木训练膝的屈伸，增强肌力；起立床训练，逐渐加大角度和延长时间，双足负重，对训练下肢伸肌，提高活动能力有好处。然后逐步进入扶持站立、平行杠间站立、徒手站立、患腿负重、重心左右移动及站立平衡训练，要求达到三级平衡。

（5）步行训练：步行能力是偏瘫病人维持整体健康，争取达到生活自理的重要一环。①步行前准备运动。如扶持立位下患腿前后摆动、踏步、屈膝、伸髋练习，患腿负重，健腿向前向后移动及在患腿逐渐增加负重的情况下练习患膝0°~15°的屈伸控制活动。②扶持步行或平行杠内步行，然后助行器步行（四足杖→三足杖→单足杖助行器）到徒手步行。③改善步态的训练。通过步态分析，找出主要问题，提出训练计划，重点是纠正划圈步态。要达到正确步态，以下4点是基本要求：患腿能负重，患膝在0°~15°的控制良好，患膝能屈，平衡能力好。④上下台阶训练。开始时要按"健腿先上，患腿先下"的原则练习，待安全可靠后再任其自然。⑤复杂步行练习。如高抬腿步、弓箭步、绕圈走，转换方向走，越过障碍走，各种速度和节律的步行，训练步行耐久力（如较长距离的步行、接力游戏等），增强下肢力量（如上斜坡、上楼梯），训练步行稳定性（如在窄道上步行、走直线），训练协调能力（如踏固定的自行车，踏脚踏式缝纫机、织布机）等。近年来报道，采用减重踩车训练（body weight support treadmill training，BWSTT），对改善脑卒中病人的步行能力和步态取得较好效果。

（6）上肢及手功能训练：上肢和手功能对生活自理和劳动至关重要。一般肩关节活动恢复较早较好，手的精细动作恢复较慢较差，需进行强化训练。①肩关节和肩带的活动。目的是诱发肩带肌肉的主动活动，训练运动控制能力，预防软组织的缩短，肩关节的退缩、下降、肩痛和肩关节半脱位。方法以仰卧位上举手臂，手臂向不同方向移动，用手摸前额、摸枕头；坐位直臂前伸、外展、后伸及上举等。②肘关节活动。如肘关节屈伸，前臂旋前旋后等。③腕关节屈伸及桡、尺侧偏，尤其要多做与功能密切相关的背伸和桡偏移的活动。④掌指、指间关节各方向的活动以及对掌、对指、手指的屈伸等。⑤手的灵活性、协调性和精细动作训练，如用匙、用筷、写字、梳头、拍球、投球、接球、投环等。近年有学者报告对偏瘫上肢采取强迫应用法（force use intervention，FUI）训练有一定功能恢复的患肢（如处于Brunnstrom Ⅳ、Ⅴ期者），取得较好的效果。方法是用吊带限制健肢，同时积极地训练患手，每日8h共2周。在进行上肢的功能活动时，要特别注意防止肩痛的发生，否则会影响康复治疗的进行。一般认为肩痛是多种原因所致，如软组织损伤，肩关节半脱位，肩关节周围肌肉痉挛，肩-手综合征，臂丛神经损伤等等。一旦发生要针对病因对症处理。

（7）作业治疗：偏瘫病人进行作业治疗十分重要。重点是日常生活活动训练。对吞咽困难的病人要进行吞咽障碍的评定与康复治疗，冰刺激对引发吞咽反射有较好效果。用鼻饲的病人可带着鼻饲管训练从口进食糊状饮食，呛咳不明显时可取掉鼻饲管，从坐位半流食过渡到正常饮食。洗漱方面，瘫痪重者先用健手，逐渐锻炼患手或以健手协助。衣服宜宽大柔软，操作简便。穿着时先穿患侧，再穿健侧，脱时相反。上厕所或洗澡时，开始应有人协助，以防站立时出现直立性低血压、摔倒或用力过猛再次发病。另外，要根据病情安排工艺活动以训练手的精细活动和双手的协调应用及安排适当的家务劳动和户外活动，后者要注意保护和安全。如有认知障碍，则进行认知训练。

（8）康复训练的注意事项：偏瘫病人在康复训练中要监护和防范脑卒中的复发、心血管合并症、摔倒致软组织损伤或骨折。同时要病人保持平衡的情绪，练习不要过度用力和速度过快，并要穿插适当的休息，避免过度疲劳。训练阶段如安静时心率超过100次/分，收缩压超过180mmHg，心绞痛发作或严重心律失常时应暂停训练。

3. 后遗症期的康复治疗　此期的开始时间目前无一致看法。有的学者认为，偏瘫后功能恢复一般在1年后停止；但也有学者提出，即使发病1年后，如过去未经正规的康复治疗者，仍可通过康复训练获得功能改善。此期患者不同程度地留下各种后遗症，如肌力减退、痉挛、挛缩畸形、共济失调、姿势异常甚至是软瘫状态。康复治疗的目的是继续训练和利用残余功能、防止功能退化；并尽可能改善病人的环境条件以适应残疾，争取最大限度的日常生活自理；对有工作潜力的未退休病人，应酌情进行职业康复训练，使其尽可能回归社会。

（1）继续进行维持性康复训练（包括增强全身体质的有氧运动和针对性的功能训练）以防功能退化。

（2）适时使用必要的辅助器具（如手杖、助行器、轮椅、支具、功能性电刺激等），以补偿患肢的功能。下肢支具的使用主要是使站立相稳定，摆动相容易控制，以获得接近正常的步态，预防挛缩畸形。下肢长支具主要用于严重的膝不稳定；下肢短支具或吊带主要用于足下垂和足内翻，功能性电刺激常用于纠正足下垂。

（3）对患侧功能恢复无望或恢复很差者，应充分发挥健侧的代偿作用。事实上，健手通过训练是完全可以达到生活自理的。必要时可加用自助器具。

（4）对家庭环境做必要和可能的改造，如去除门槛，台阶改成坡道或加栏杆，蹲式便器改成坐式便器，厕所及浴室加扶手等等。

（5）应重视职业、社会、心理康复。

（三）其他康复治疗方法

应贯彻综合治疗原则，根据病情选择应用。

1. 其他物理因子治疗　病情稳定后即可应用，其措施分为针对脑部病灶及瘫痪肢体两方面。

（1）对脑部病灶的治疗：有利于脑部病灶的吸收、消散及侧支循环的形成，改善脑组织的血液供应和代谢。①碘离子直流电导入法：电极置眼-枕部，适量，每次20min，每日1次，10～20次为一疗程。②超声波疗法：按脑部病灶的头皮投影区稍大的区域用接触移动法进行治疗，脉冲输出，剂量0.75～1.25W/cm^2，每次5～10min，每日1次，10～20次为一疗程。要注意声头与治疗区接触良好，宜剃去头发和适当增加接触剂。

（2）对瘫痪肢体的理疗：可改善患肢血液循环，降低肌张力，促进运动功能恢复。①超短波治疗：电极并置于患肢的近端和远端，微温量至温热量，20min，每日1次，10～20次为一疗程。②生物反馈法：对放松痉挛肌和训练瘫痪肌的主动收缩有一定效果。③痉挛肌电刺激疗法：以两组先后出现的方波分别刺激痉挛肌及其拮抗肌，脉宽 0.2～0.5ms，延迟 0.1～1.5s，频率 0.66～1Hz，每对肌肉刺激 10min，每次治疗可刺激 2～3 对肌肉，每日治疗 1 次，10～20 次为一疗程。④其他：如低、中频电疗对肩痛，水疗对瘫痪肢体、步态训练等均有一定作用。

2. 传统康复治疗 针灸对肢体瘫痪和言语障碍有一定疗效；按摩、气功等对肢体瘫痪也有一定效果。

3. 心理治疗 脑卒中引起偏瘫、失语等障碍对病人的精神打击很大，他们除具有一般病人的心理变化外，还有因脑部受损而产生较严重的心理和情感障碍，多数病人有程度不同的抑郁症，甚至有轻生的念头。另外，对情感释放失控，情绪极不稳定，有时轻微的刺激常会引起激动、发脾气或伤感、哭泣或傻笑等。上述心理、情绪的失控必然会影响病人参与康复治疗的积极性，甚至对家属的督促产生反感。因此根据情况对病人进行心理评测和治疗十分重要，此部分可参阅有关章节；此外，还要向病人家属进行解释，取得他们的理解与合作。

（四）预后

一般认为本病运动功能的恢复可在发病后数日开始，1～3 个月内可达最大程度恢复，因此，在发病后 3 个月内进行康复训练效果最好。根据我国"九五"攻关课题组关于"急性脑卒中早期康复的研究"报告，将发病 14 天以内的患者 1027 例分为康复组（511 例）和对照组（516 例）观察至 28 天时进行比较，结果康复组在神经功能缺损、运动功能和日常生活活动评分上均明显优于对照组，继发合并症发生率明显低于对照组，在康复组中无 1 例患者因康复训练而导致病情加重。在康复治疗 45 天与 28 天的比较中，45 天组在上述评分上明显优于 28 天组。因此提出，脑卒中的早期康复是安全的，最好在发病 14 天内开始，康复活动时间一般不应少于 45 天。同时应加强社区康复，使患者回归家庭后，能得到继续康复治疗。但也有学者认为，康复治疗在 6 个月内 90%病人恢复达到顶点，其中上肢的恢复第 1 个月 50%达到高峰，以后急剧减少。国内研究表明，本病发病 1 年后进行康复治疗仍可取得一定进步。据 WHO 报告，该病康复后第 1 年末，约 60%病人 ADL 不需帮助，20%复杂活动需帮助（如洗澡），15%需他人较多帮助，5%需全部依赖他人，30%工作年龄患者 1 年后恢复工作。影响康复治疗效果的因素很多，如病情轻重（损伤的部位与范围大小）、年龄、合并症，合并其他神经功能缺损情况，康复治疗的早晚、质量与持续时间，病人参与康复积极性等等。至于脑出血与脑血栓的康复效果比较，意见不一致，但康复有效是肯定的。目前一般认为下肢的恢复比上肢好，而肩又比手恢复较好，拇指恢复最慢，应加强对上肢康复的研究。有学者提出手与下肢步行能力恢复的预测（表 24－2，表 24－3）可供参考，以便于在康复治疗中及时采取一些代偿性措施，以利于病人达到生活自理。

表 24－2 脑卒中后手功能恢复预测

手指能在全 ROM 内完成协调的屈伸时间	手功能恢复程度
发病当天就能完成	几乎可以全部恢复为实用手
发病后 1 个月内能完成	大部分恢复为实用手，少部分为辅助手
发病后 1～3 个月内完成	少部分恢复为辅助手，多数为废用手
发病后 3 个月仍不能完成	全部为废用手

表 24-3　脑卒中后下肢步行能力恢复预测

发病初期仰卧位可完成的试验	将来步行恢复的可能性（%）			
	独立步行	辅助下步行	可以步行	不能步行
1. 能屈患侧髋 45°，然后将膝在 10°~15°的范围内屈伸	60~70	20~30	90	10
2. 患侧腿能主动直腿抬高	45~55	35~45	90	10
3. 能屈髋屈膝，将患膝直立于床上	25~35	55~65	90	10
4. 上述 1、2、3 均不能完成	33	33	60	33

四、康复护理

康复成功与否不仅取决于各种康复治疗，也取决于治疗以外的 20 多个小时的康复护理和各种康复治疗能否得到继续和巩固，因此，脑卒中的康复护理对实现其康复的总目标具有十分重要的意义。

（一）康复护理目标

脑卒中的康复护理，除一般护理外，重点是：

1. 提供良好的康复护理环境和心理护理。

2. 预防合并症、继发性残疾、废用综合征和误用综合征。

3. 配合各种康复治疗（如 PT、OT、ST 等），督促病人练习，并引导其贯彻到日常生活活动中去。尽量恢复患侧的功能，保存非患侧的功能。

4. 变“替代护理”为“自我护理”，训练病人及其家属的自我护理技术和能力，尽量让病人能生活自理。

5. 实施自我健康管理的指导和宣教，特别是防止脑卒中的复发和继续维持功能训练的教育。

（二）康复护理内容与方法

1. 良好的康复环境

（1）营造良好的心理环境和积极训练氛围。首先要调整病人的心理状态，使其积极乐观地面对现实，树立“训练有益、越练越好”、“自己能做的就不依赖他人”的理念，鼓励使用患肢。另外，环境要安静，排除干扰。

（2）病房大小要考虑到轮椅活动的空间，房门宽 90~100cm，不设门槛、地面防滑；浴室应有洗澡凳，墙上安置扶手，淋浴旁安装单手拧毛巾器；便器以坐式为宜，坐便器周围或坐便器上有扶手以方便和保护病人。洗脸盆最低处大于 68cm，便于轮椅进入，镜子离地面 105~115cm。

（3）病床应低于普通床，便于坐稳，以防跌倒，并使用活动床栏，防止患者坠床。

（4）房间的布置应尽可能使患者能接受更多的刺激。床的位置要便于使所有活动（如护理、医生查房、探视等）都发生在患侧；床头柜、电视机等应安置在患侧，有利于患者重视患侧。

2. 急性期的护理　除配合抢救治疗所需的处置和护理，严密观察病情外，重点做好：

（1）保持呼吸道通畅。昏迷者应平卧，头偏向一侧，及时吸痰及分泌物，防止呕吐物误入气管而合并感染或造成吸入性肺炎。

（2）定时变换体位，注意口腔、皮肤清洁，预防压疮、感染或坠积性肺炎。

（3）保持良肢位和维持关节活动范围，这是防止肌肉痉挛、关节挛缩和强化异常痉挛模式的重要措施。注意将踝关节置于90°位，避免被子卷压足背造成足下垂。护理中应从肩胛处托扶患肢，避免用力牵拉患肢以防造成肩关节软组织的损伤和肩痛。

（4）排泄管理。便秘者可给缓泻剂，急性期原则上禁止灌肠，避免强烈刺激，以免加重病情或引起脑出血；尿失禁处理详见有关章节，以防泌尿系感染。

（5）保障营养和水分供给。有吞咽障碍者要配合ST或PT进行吞咽训练。

3. 恢复期的护理

（1）坐位训练的护理。病情稳定后应尽早进行坐位训练，要逐步达到直坐位，要注意观察心率、血压、脉搏等以防直立性低血压。床上坐位时，患上肢要经常采取肩关节外展、外旋，肘、腕、指伸展的抗痉挛模式。

（2）在坐位训练的基础上逐步进行日常生活活动的训练。①饮食训练的护理：在确认没有咀嚼、吞咽功能障碍和呛噎现象的情况下，方可进行饮食训练；进食后，应及时做口腔护理，避免口腔内残留食物，导致并发症；食物容器要较重或底部带有吸盘，以便于固定，防止滑脱；自助具固定的松紧要合适，便于使用。②个人卫生训练的护理。首先尽量发挥患手的作用，必要时协助和指导病人用健手洗脸、刷牙、拧毛巾、擦拭身体等。详见有关章节。③衣物穿脱训练的护理。穿脱衣物时，护理人员要在旁守护，必要时予以协助，防止跌倒等意外，方法详见有关章节。④排泄训练的护理。训练病人养成按时排便的习惯，预防便秘。在有坐位平衡、衣物整理和身体移动能力时，要进行自立排泄的训练。

（3）配合PT辅助进行从坐到站和从站到步行的训练，并紧密与日常护理工作相结合和注意保护。使用矫形支具时，要注意松紧适度，观察皮肤有无红肿、破溃等问题。轮椅、拐杖的使用方法参见有关章节。

（4）失语症的护理　加强日常言语的训练，鼓励病人开口讲话，一有进步就予以表扬，以增强其信心。和失语症病人谈话时速度要慢，力求简练、通俗、易懂；病人听不懂时要耐心地指导；病人不能回答问题时，可用点头、摇头回答；病人谈话时要认真听，并及时点头反馈，以示鼓励。对失语严重并伴有认知障碍的病人谈话时，要配合手势、实物或图片以促进理解。

5. 出院前回归家庭的自立生活指导

（1）提高日常生活活动能力和各项动作的协调水平。

（2）进行有关的健康教育，特别是继续训练和预防复发的宣教。

（3）康复病房可建立外宿制度。在住院后期经医生批准可试行周末回家住宿，以适应院外生活；外宿前要向病人和家属交代注意事项和训练要求；病人回院后要针对外宿时出现的问题，进行有针对性的护理训练。

五、健康教育

1. 预防CVA的发生和复发　主要是对危险因素进行干预，对作为潜在病因的有关疾病进行治疗，以预防该病的发生和复发。其常用措施为：

（1）积极治疗原发性高血压、动脉硬化、高脂血症、糖尿病、短暂性脑缺血发作及有关的心脏病等。

（2）养成良好的生活方式。主要为戒烟、节酒、减肥/控制体重、合理饮食、适当运动、注意精神卫生等。

（3）对预防 CVA 复发，除上述措施外，还要强调松弛治疗、避免应激、保持情绪平稳以及注意保护，防止跌倒等。

2. 教育病人正确对待疾病及其残疾，积极治疗，对功能障碍要早期康复，要防止误用综合征，还要认识到后遗症的康复是一个长期的过程，要进行维持性训练以防功能退步。对长期卧床的患者，要教会家属正确的护理方法，以防褥疮、感染等合并症及废用综合征。

3. 按时服药，坚持训练，定期到医院检查，以获得治疗和训练的指导。

（黄永禧）

第二十五章　颅脑损伤的康复及护理

一、概述

颅脑损伤（head injury，HI）或创伤性脑损伤（traumatic brain injury，TBI）是一组用来描述由外在机械力或子弹对脑的损伤而导致意识丧失、创伤后记忆缺失和神经功能缺损的术语，很难在不同人群中简单测定发病率和死亡率。TBI 主要见于交通事故、工业和运动意外、企图自杀和人间暴力。其后遗症对人的生活方式和未来愿望造成破坏性影响，引起广泛的健康和社会问题，导致家庭成员关系的破裂和婚姻紧张，加重经济负担。

交通事故造成的创伤类型（如钝性碰撞或加速－减速）通常导致弥漫性脑损伤伴有不同程度的躯体、认知和行为障碍。由于年轻的 TBI 患者估计寿命经常接近正常人，因而备受人们关注，康复的作用是通过降低残疾和残障来最大限度提高生活质量。

意识丧失期过后，大多数患者遗留躯体和认知方面的障碍，其严重程度与损伤的严重性、脑损伤的性质和临床合并症有关。行为问题表现为从较轻的易怒和消极状态到不能克制的和精神病行为。认知、行为和个性的改变经常与长期的功能性残疾和家庭压力有关，而不仅是身体残障的原因。

20 世纪 80 年代中国 TBI 的患病率为 783.3/10 万人口，20 世纪 90 年代美国需要住院的 TBI 的发生率约为 200～225/10 万人口，而澳大利亚 TBI 的发生率约为 180～200/10 万人。

在所有的 TBI 研究中，患者的男女比例为 2∶1，男性更严重。在几个危险因素中，最常见的因素为损伤前饮酒，在所有的交通意外损伤中占一半。骑摩托车和自行车者带头盔可降低损伤的严重程度。

撞击时昏迷的、严重的 TBI 病人死亡率高，约为 33%～50%，15%～20%的存活者中伴有持久的和严重的残疾。

存活者中以格拉斯哥预后量表决定预后，如死亡、持续植物状态、重度残疾、中度残疾和恢复良好。即便格拉斯哥评分达到良好的患者也可有明显的心理障碍，妨碍他回到患病前的功能水平，对经济和社会的影响巨大。

丧失意识低于 6h 和创伤后记忆缺失（post-traumatic amnesia，PTA）低于 24h 的患者占 TBI 患者的大多数，这些患者中仅有一小部分遗有持久的问题。损伤中通常称为轻度的患者，没经历任何的意识丧失，尽管有短暂的意识改变，但患者几天后可恢复正常的活动而没有任何问题。在其他的“轻的”损伤中，脑震荡后遗症包括头痛、头晕、疲劳、眩晕或记忆损伤可持续几个月甚至几年。信息处理、注意力和反应时间的损伤可持续 3 个月，并且反复的小的脑损伤可以累积。动物研究和人类核磁成像已表明轴索损伤可发生于相对小的损伤患者。

二、康复评定

(一) 脑损伤严重程度的评定

昏迷的深度和持续时间是判断 TBI 严重程度的指标。临床上用格拉斯哥昏迷量表（Glasgow Coma Scale，GCS）简单、客观、定量地评定昏迷及其深度。GCS 分数小于等于 8 称为昏迷状态是重度脑损伤，9~12 为中度损伤，13~15 为轻度损伤（表 25-1）。

表 25-1　格拉斯哥昏迷量表

项　目	试　验	患者反应	评　分
睁眼反应	自发	自己睁眼	4
	言语刺激	大声向患者提问时患者睁眼	3
	疼痛刺激	捏患者时能睁眼	2
	疼痛刺激	捏患者时不睁眼	1
运动反应	口令	能执行简单命令	6
	疼痛刺激	捏痛时患者拨开医生的手	5
	疼痛刺激	捏痛时患者撤出被捏的手	4
	疼痛刺激	捏痛时患者身体呈去皮质强直(上肢屈曲，内收内旋;下肢伸直,内收内旋,踝跖屈)	3
	疼痛刺激	捏痛时患者身体呈小脑去皮质强直(上肢伸直、内收内旋；腕指屈曲,下肢同去皮质强直)	2
	疼痛刺激	捏痛时患者毫无反应	1
言语反应	言语	能正确会话,并回答医生他在哪、他是谁及年和月	5
	言语	言语错乱,定向障碍	4
	言语	说话能被理解,但无意义	3
	言语	发出声音但不能被理解	2
	言语	不发声	1

(二) 认知功能、言语功能和运动功能评定

参见第二章康复评定部分。

三、康复治疗

(一) 急性颅脑损伤的处理

1. 挽救生命和防止继发性脑损伤是脑损伤和多发性损伤急诊治疗的首要问题　头颅 CT 和核磁成像的应用可早期发现血肿和与 TBI 相关的并发症以避免它们引起神经功能的恶化。TBI 病人入院后首先应进行复苏、检查呼吸道和防止误吸。应在神经外科或脑外伤 ICU 病房进行护理。开始处理包括神经外科的干预，如清除血肿、减轻脑水肿和治疗脑积水。应常规

监测生命体征和昏迷，并在多数情况下检测颅内压。从损伤开始观察临床症状的进展是治疗的关键。任何病人意识水平恶化应考虑血肿，需马上检查。

2. 呼吸功能

（1）改善呼吸功能。

（2）防止呼吸衰竭和继发脑损伤。

3. 保持肌肉、骨骼的完整性

（1）一天中一定时间内应保持易于缩短的肌群和软组织处于伸长位（见脑卒中的康复治疗）。

（2）骨骼和软骨的负重。

（3）活动肢体以保持关节、软组织和肌肉的柔韧性（见脑卒中的康复治疗）。

4. 一旦生命体征稳定，病人应尽早在治疗师的帮助下坐和站　如果病人需要慢慢站起控制血压的变化，起立床（tilt table）是必须的。运用起立床是惟一使病人站立的方法，并可站立足够长的时间以牵拉易于缩短的软组织，使身体负重，防止骨质疏松及泌尿系感染。因为站立姿势对许多器官的适当功能是重要的，同时还具备其他优点：

（1）刺激内脏功能，如肠蠕动和膀胱排空。

（2）改善通气（腹部器官向下移动给肺扩张足够空间，重新分布气流到基底叶并改变灌注/通气比值）。

（3）如果自动调节正常，由于脑静脉回流增加可降低增高的颅内压。

5. 如果自动调节受损，让患者站立期间应监测血压和颅内压，因为直立位可导致脑血流的大幅度下降。

6. 如果运动和训练不能使肌肉足够主动拉长，应使用夹板固定关节于功能位和伸长位。

（二）昏迷病人的环境

昏迷是一种丧失意识的状态，既不能被唤醒也没有注意力，眼睛闭合缺乏睡眠/清醒周期（sleep/wake cycle）。这个定义包含了对指令没有运动反应和没有语言。昏迷存在于损伤的早期阶段，通常持续不超过3～4周。

应对昏迷的TBI病人安排一个适宜的环境，让家庭成员参与并对其教育和指导。家庭成员和治疗小组成员须了解对病人说话的重要性，在床边交谈时须考虑病人的感觉、尊重病人的人格并提供特定的刺激，鼓励病人的主动反应。家庭成员应提供一些重要的信息，如病人喜欢的名字、兴趣、爱好和憎恶。

（三）康复的概况

应对TBI病人提供全面的康复服务，成员包括物理治疗师、作业治疗师、矫形师、社会工作者、心理治疗师、神经心理治疗师和职业康复咨询师等。康复应从急诊外科手术和ICU阶段开始，持续到康复中心或患者从家里到康复中心治疗。应帮助病人安排从康复机构到社区的过渡。在每个阶段应帮助病人及家庭面对已发生的身体、精神和社会能力方面的变化。重度脑损伤患者的康复需要持续许多年，一些病人会需要长期照顾。

TBI是一种弥漫性、多部位的损伤，因此在躯体运动、认知、行为和人格方面的残损依据损伤的模式范围和严重程度的不同而有很多不同。治疗师应面对并理解身体认知和行为相互作用的复杂性。

1. 认知、记忆障碍和人格变化　人们已经认识到认知、记忆障碍和人格变化在康复和社会重建方面具有深远的意义。Jennett 和 Teasdale 描述了这些损害对家庭和个人的影响。正如这些作者指出的，患TBI、短暂的脑震荡对任何人是一个重要的经历。严重损伤病人几天、甚至几周醒来后不能回忆发生在当时的任何事情。患者个人不知道亲属为他的精神状态担心。深刻了解这种状况及对未来的暗示可能需要几周的时间，经常是只有当患者回到家中，损伤对个人及家庭的影响范围才真正被认识。

TBI患者最困难的心理障碍之一是缺乏适应和处理新的和不同的压力的能力。一些患者变得抑郁，一些患者否认他们的残疾，一些患者可因他们的状况而痛苦，变得愤怒和失意，将他们的状况归咎于治疗师、医生和亲属。亲属也可能做出失意、抑郁和否认的反应。另一个影响重度TBI患者的心理反应是外伤前个人和家庭的心理状态。

2. 据报道，颅脑损伤的认知障碍包括学习和记忆障碍、复杂信息处理障碍（包括速度和计划）、知觉障碍和交流障碍。记忆障碍从遗忘琐碎的事物到遗忘深远的和持久的事物（在这种情况下除了延迟记忆外，认知能力是健全的）。记忆障碍的真正情况（编码、储存和检索信息）难以搞清，不应包括其他的影响因素如主动性差、道德差和抑郁。很少有报道TBI后的记忆障碍的长期预后。然而，有证据表明，可帮助病人及家属解决每天遇到的困难。

3. Sarno的详细研究表明，TBI后常见交流受损。然而，还不清楚这种障碍应叫言语缺损或叫复杂过程的缺损和缺乏注意力。例如，虚构症、切线语言和保留语言可由注意力障碍引起。除了局限于左侧大脑半球的损伤，TBI后的语言障碍与脑卒中后见到的失语有明显的区别。失语的病人交流比谈话好，而TBI患者谈话比交流好，他们经常表达令人满意的语言但这语言无任何意义。请参照语言治疗一节改善语言和交流问题的方法，这些方法应包括所有方面，以便适应所有环境的需要。

4. 在交流受损的恢复阶段，运用熟悉的和有关的线索、策略来集中注意力（通过叫名字、等待眼光接触和运用提示来使注意力集中），并且积极地与患者交往。其他鼓励交流的方法包括：

（1）将语言从内容和形式上简单化。

（2）调整环境以便交流易于成功。

（3）运用自然的上下文的线索。

（4）交流时应尊重患者。

（5）改变激动的或保守的行为。

5. 人格改变有三个方面。内驱力（drive）降低和缺乏兴趣，表现为懒惰和动作缓慢。缺乏内驱力妨碍了患者成功地、积极地参与康复。缺乏内驱力的同时可有情感的（affective）变化，愉快和兴奋的感觉可导致患者声称他们比其真正的状态要好，这可能导致被动接受他们的目前状况。患者可出现情绪易变、无法解释的、爆发性的哭，也可出现不恰当的或夸张的笑。社会克制和判断（social restraint and judgement）的缺损是以对他人不得体的和伤害的行为为特征的。患者易于爆发丧失人格的愤怒，和不能控制其不喜欢和不满意的感觉。这些变化与患者的婚姻和家庭破裂、社会隔绝和失业有关。

6. 认知和人格的缺损可产生对不感兴趣的人公开的、不适当的性亲近。康复工作人员及其亲属对这些行为感到不适，并且难以有效地治疗他们。

（四）记忆障碍的处理和治疗

1. Wilson列出了8条鼓励记忆有问题的患者来编码储存和回忆信息的原则。

（1）将信息简单化；

(2) 每一次应减少给予的信息的数量；
(3) 确保最低限度的精神涣散；
(4) 确保理解信息，如请患者用他自己的语言重复信息；
(5) 鼓励患者将已知的材料与信息联系起来；
(6) 鼓励患者提问；
(7) 运用“少而经常”(little and often) 的原则；
(8) 确保学习发生于不同的内容中以提高普遍性。

2. 其他方法包括重新安排环境，如将房间贴上清晰的标签，在地板上贴上方向标记以便患者较少依赖记忆。也应鼓励运用外在辅助物，如笔记本、日记本和微型收录机。康复治疗小组成员和家庭成员需要鼓励记忆有障碍的病人运用上述的所有这些方法。

(五) 行为的处理

1. 康复小组和家庭成员在治疗患者时遇到的问题是社会不接受和社会的偏离活动(socially deviant actions)。这些活动非常严重地妨碍患者进行康复。这些活动持续存在，对他们进入社区是明显的障碍。有证据表明行为治疗能有效地改善行为，并提高与治疗师合作的倾向，如训练重要的生活技能。

2. 在有结构的环境中，行为的调整依据正面的加强（记号、特权、兴趣、注意和表扬）所有适当的行为，并严格避免加强不适当的和社会不接受的行为。

治疗的目标可归纳为：
(1) 奖励所有适当的行为；
(2) 拒绝奖励目前保持的错误适应行为；
(3) 在每次错误适应情况之后，短期内制止所有的正面加强行为（短期停止正面加强）；
(4) 在错误适应行为之后给予提前声明的惩罚；
(5) 在非常严重的或抵抗的错误适应行为之后给予不愿接受的处罚。

(六) 与作业有关的训练

由于 TBI 弥漫的特点，原发的感觉运动缺损是多种多样和复杂的，可包括虚弱、僵直、反射亢进、小脑运动失调、震颤、运动障碍、感觉丧失（基本的感觉或知觉的缺损），并且通常合并这些情况。除了这些神经功能损伤，一些患者可有其他的相关身体损伤，如骨折、脊髓损伤和颅神经损伤。这些情况妨碍了每天活动和技巧训练的进行。因此有氧能力低和疲劳增加可限制患者参与运动训练。物理治疗的主要目标是训练理想的和有效的活动，而这些活动患者不能进行或难以进行。

物理治疗师需要理解原发感觉运动损伤的病理生理及病人要进行每天活动时出现的适应和代偿。物理治疗师的主要角色是训练患者进行更有效的、每天的活动，如他们难以完成的行走、由坐到站、够物和手的功能，训练方法见本书相关章节。其他与 TBI 患者有关的康复方法如下：

1. TBI 患者物理治疗评定　包括：观察和分析感觉运动缺损，收集有关患者交流、认知、行为缺损的信息，如特殊感觉、听力、味觉或视觉（如视物成双、视物模糊）。所有这些缺损影响患者主动参与运动训练的能力。早期评定可能复杂，因为病人言语困难，具有注意时间短、有不适当的或对抗社会的行为及短期记忆损伤。物理治疗师需要考虑动作的躯体、认知和社会需要，以便搞清问题所在。换句话说，功能活动存在的问题不仅与原发的感觉运动缺损有关，也由于易激惹、短期记忆力丧失、注意时间短、缺乏兴趣或缺乏动力而使训练时分散注意力。

2. 运动训练TBI患者的一些关键因素

(1) 将患者注意力引到活动的关键生物力学点上;

(2) 调整作业以获成功;

(3) 安排环境来强迫运用和参与;

(4) 运用同样的语言线索练习常规的活动;

(5) 给予具体的目标(而不是抽象的);

(6) 当活动改善时减少提示;

(7) 应全天检测进行的活动;

(8) 为每一阶段确定目标;

(9) 当所做的动作具体而准确时给予正面反馈;

(10) 记录患者的进步;

(11) 用图片(和/或写)指导;

(12) 评定训练的有效性。

3. 物理治疗应配合具体作业、愉快的活动和练习功能活动来训练病人。

4. 为确保病人致力于练习,作业治疗师需要创造性地保证治疗中练习的活动与病人的需要有关。在现实的环境中训练,如在走廊行走、出入电梯、过马路,而不是在康复中心的人为设施内训练,这样有利于患者了解他的缺损及所需要的训练。

5. 由于患TBI后患者以认知和行为缺陷为主,需要有高结构性的、一致性的和强化的环境以保证患者主动参与训练和足够的时间在作业上以改善运动。在治疗过程中,在结构环境设施中改变行为的步骤包括系统的观察和评定,提供全面的连续一体的结构,由康复人员和亲属强化,贯穿于康复过程中。

(七)吞咽的训练、大小便失禁的处理、改善心血管功能的训练

请参照有关章节。

四、康复护理

对有感觉、运动功能障碍的长期卧床患者,应每2h翻身1次;对易发生压疮的部位应垫一软垫加以保护;应保持皮肤清洁、干燥,床单平整,粘上大小便后应随时更换;进行热疗及冰疗时应避免烫伤或冻伤。

五、健康教育

1. 康复应早期介入　只要患者生命体征稳定,应尽早进行康复治疗,以减少后遗症的发生。

2. 应选用综合的康复治疗手段　应根据患者的具体情况综合运用上述各种措施,如:各种运动疗法、心理康复、言语治疗、日常生活活动能力训练、康复工程、生活护理和药物治疗等。只有这样才能达到预期效果。

3. 应强调家庭参与的重要性　应尽早向家属及陪护人员传授最基本的训练方法和原则,使其了解康复训练的持续性、长期性和艰巨性。将颅脑损伤患者的康复训练贯穿于日常生活中去，以确保患者在家庭中得到长期、系统和合理的训练。

4. 应定期随访，防止意外发生　应定期对患者进行康复评定，确立康复目标。在家中训练时，陪护人员必须在患者旁进行保护，防止意外发生。不能急于求成，运动量过大，影响康复的正常进行。

（徐本华）

第二十六章　脑性瘫痪的康复及护理

一、概述

脑性瘫痪（cerebral palsy，简称脑瘫）是指出生前到出生后1个月内各种原因所致的非进行性脑损伤综合征，主要表现为中枢性运动障碍及姿势异常，可伴有不同程度的智力障碍、癫痫、视听觉障碍、言语障碍、感知障碍、心理行为障碍及学习困难等。它是具有不同临床表现的一组综合征，而不是一种单一的疾病。

脑性瘫痪患病率为0.1%～0.4%。近20多年来，由于围生医学的发展及产科、新生儿重症监护技术的提高，新生儿死亡率明显下降，大量危重新生儿得以生存，由此导致脑瘫的患病率不仅没有下降，反而有所上升。

脑瘫是儿童残疾中常见的致残性疾患之一，也是继脊髓灰质炎控制后引起小儿运动伤残的最主要疾患。

（一）病因

引起脑性瘫痪的病因很多，可以发生在出生前、出生时和出生后新生儿期，也有一些病例发病原因不明。具有脑性瘫痪发病因素的婴幼儿也并非一定发生脑瘫。常见的病因如下：

1. 脑缺氧缺血　导致脑缺氧缺血的因素可来自母体、胎盘及新生儿疾病。

2. 颅内出血　产伤、脑缺氧、脑血管疾病、出血性疾病等均可导致颅内出血。

3. 早产和低出生体重　在早产儿和低出生体重儿中，脑缺氧缺血和颅内出血的发生率明显增高，出生越早，体重越低，脑瘫的发病率就越高。

4. 感染　母妊娠早期患风疹、带状疱疹、病毒性感冒、弓形虫病、巨细胞病毒感染等均可影响胎儿脑部的发育。

5. 核黄疸或高胆红素血症。

（二）病理表现

不同程度的大脑皮层萎缩，脑回变窄，脑沟增宽，皮层下白质疏松，甚至形成囊腔。神经细胞数减少，有退行性变。

（三）临床表现

脑性瘫痪的临床表现较为复杂，不同的脑瘫患儿具有不同的临床表现，同一个患儿在不同时期也可以表现不同，但是，一般具有如下特点：

1. 肌张力异常　脑瘫患儿的肌张力可高可低，甚至在不同时期可发生改变。

2. 动作及姿势异常　脑瘫患儿具有异常的运动模式和异常的姿势。

3. 反射异常　脑瘫患儿常表现为原始反射延迟消失、平衡反应减弱或延迟出现。

4. 运动发育迟缓　脑瘫患儿的运动发育一般不能达到同龄正常儿的发育水平。

（四）临床分型

1. 按异常运动的特征分为：痉挛型、手足徐动型、肌张力低下型、共济失调型、强直型、震颤型及混合型。

2. 按瘫痪部位分为：偏瘫、双侧瘫（四肢受累、下肢重）、双重瘫（四肢受累、上肢重）、四肢瘫（四肢及躯干均受累，程度相近）、截瘫、三肢瘫及单肢瘫。

3. 按瘫痪的程度分为：轻度：可生活自理；中度：借助助具可生活自理；重度：不能生活自理，终身需照顾。

二、康复评定

目前，国际上常用的评定量表有大体运动功能评测（GMFM）、Peabody 运动发育量表等等。但是，国内临床上尚缺乏统一的量化评定表。脑瘫的评定主要有以下几方面：

1. 肌张力测定　包括主动和被动肌张力。常用的方法有检查围巾征、内收肌角（髋关节外展角）、腘窝角、足背屈角、足跟耳试验等。

2. 反射情况　包括原始反射、平衡反应、肌腱反射、病理征等。

3. 体格发育及运动功能发育。

4. 关节活动范围。

5. 协调功能　如共济运动、不自主运动等。

6. 特殊感觉检查　如视听功能。

7. 语言功能检查。

8. 智能测定　常用的方法有 Gesell 发育量表、韦氏学前儿童智力量表、韦氏儿童智力量表等。

9. 日常生活能力评定　常用的方法有儿童 FIM 量表。

三、康复治疗

脑性瘫痪是由固定的脑部病变引起，通常难以治愈。治疗以康复治疗为主，辅以必要的药物治疗和手术治疗。

（一）康复治疗目的

1. 改善运动功能，尽可能使其正常化。

2. 提高生活自理能力。

3. 提高交流能力。

4. 提高社会适应力。

（二）康复治疗原则

1. 早发现，早治疗，以达到最佳效果。

2. 抑制异常运动和姿势，促进正常运动发育。

3. 综合康复治疗，对各种合并功能障碍同时治疗。

4. 家庭训练与医院治疗相结合，鼓励家长积极参与治疗。

（三）康复治疗内容

康复治疗包括物理治疗（physiotherapy，PT）、作业治疗（occupational therapy，OT）、语言治疗（speech therapy，ST）、心理行为治疗及特殊教育等。

1. 物理治疗　常用的方法有 Bobath、Vojta、Temple Fay、Domain、Brunnstrom、Rood、PNF（proprioceptive neuromuscular facilitation，本体感觉神经肌肉促进法）等。这一类方法被称为促

进技术（facilitation techniques），它是根据神经生理学与神经发育学的原理，利用各种方式刺激运动通路上的神经元，调节其兴奋性，以获得正确的运动控制能力的一类康复治疗技术。此外，在脑瘫治疗方法方面还有一些其他学派，如引导式教育（conductive education），又称Peto系统；以及运动学习（motor learning）等，正在逐步推广。但对于脑性瘫痪的康复治疗，以Bobath法为主，同时借鉴其他方法的长处仍是目前常用的物理治疗技术。

2. 作业治疗　包括手的精细功能训练、日常生活能力训练、矫形器和辅助具的制作及环境设施的改造等。

3. 语言治疗。

4. 心理行为治疗。

5. 特殊教育。

（四）药物治疗

常用的药物有脑神经营养药、肌肉松弛剂、抗癫痫药、多巴胺类药、抗胆碱能药等。药物治疗只有在必要时才使用，它不能替代功能性康复治疗。

（五）手术治疗

主要用于痉挛型脑瘫患儿，目的是矫正畸形、改善肌张力、平衡肌力。只有在必要时才选择性使用，它同样不能替代功能康复治疗。在手术实施的前后，应有规范的康复治疗方案与之相配，严格选择手术适应证，切忌草率从事，加重残疾。手术包括神经手术、肌肉手术和骨关节手术。

（六）高危儿的早期干预

近年来，随着有关大脑可塑性及环境对脑发育影响的大量研究结果问世，脑瘫治疗被认为应从高危儿（即具有脑瘫病因的小儿）入手，对其进行积极的早期干预，进一步强调脑瘫的早期治疗。研究发现：0~2岁是大脑发育最迅速和代偿能力最强的时期，对高危新生儿进行早期干预和早期治疗是保证患儿潜在能力最大程度地发挥的惟一途径，具有事半功倍的效果。为此，应建立高危新生儿追踪随访制度，定期进行发育评价，同时指导家长早期干预方法，并进行有关宣教，一旦怀疑脑瘫，及时进行规范康复治疗。此项工作需要康复科、儿科、儿童预防保健科及家长等共同协作完成。干预治疗的原则是尽早给予高危新生儿多种感觉输入，并按小儿正常发育过程进行各种功能性训练。

四、康复护理

由于脑性瘫痪的临床表现多种多样，康复护理人员应根据患儿的具体情况，在康复治疗师的指导下，采用具有针对性的护理方式。例如，对于痉挛型脑瘫患儿，应采用抑制痉挛模式的方法摆放和操纵患儿；而对于徐动型脑瘫患儿，应采用增加其稳定性的方法控制患儿。这样，不仅易于护理，还有助于康复治疗。

五、健康教育

对脑瘫患儿家长进行有关知识的宣教是脑瘫康复治疗成功的保障，具有重要意义。主要包括以下内容。

（一）如何早发现、早治疗

对于具有脑瘫高危因素的患儿，应叮嘱家长定期带患儿到医院检查，一旦出现或怀疑异常表现，须马上到正规医院的康复科进行诊治，治疗越早，效果越好。

（二）患儿家长应采取正确的态度面对现实

脑瘫患儿家长常存在以下异常心态：①不适应，情绪低落，甚至抑郁或焦虑；②不以为然，回避现实，甚至隐瞒病情；③乱投医，寄希望奇迹发生；④甘愿自我牺牲，放弃正常的生活和工作。这些表现均不利于患儿的康复和成长。

（三）正确认识疾病，积极参与治疗

脑瘫虽然是非进行性疾患，但是，如果不采取康复治疗，其异常表现会定型，甚至恶化，出现继发性残疾，所以应尽早进行规范的康复治疗，使残疾降至最低限。家长应理解治疗的目的是使患儿尽可能正常化，不一定能达到治愈。脑瘫治疗是一个长期的过程，家长的积极参与至关重要，它不仅可以密切亲子关系，更重要的是可以将训练融入日常生活中，反复强化，确保训练量。此外，还可以选择在患儿愉快、合作时进行训练，这样，效果更好。当然家庭训练也节约了费用和时间。

（四）指导家长有针对性的训练和照顾方法

指导家长如何控制患儿躯干及肢体；如各种体位的正确姿势；如何抱患儿；如何照顾患儿日常生活等等。此外，不应忽视患儿智力、言语、心理及社会行为等方面的综合训练。家长应为患儿营造一个幸福和谐的家庭环境，使其人格得以正常发展。一个具有健康人格的孩子，无论他是正常或是残疾，都将会在社会上成功地扮演一个适当的角色。

（五）注意事项

1. 避免过分保护，应像对待正常儿那样对待脑瘫患儿。

2. 训练应不断重复，反复强化。

3. 训练目标不能过高，每次应让患儿获得成功感。

4. 应采用鼓励性和游戏化的训练方式。

（黄　真）

第二十七章 脊髓损伤的康复及护理

一、概述

脊髓损伤（spinal cord injurry，SCI）所造成的四肢瘫（颈髓损伤）和截瘫（胸腰髓损伤）多由各种外伤引起，常见于交通、工业、高空作业、体育事故或自然灾害、战争创伤等。当然，一些脊髓病（如脊髓血管畸形出血、脊髓炎、脊髓空洞症、脊髓肿瘤等）亦可引起脊髓损害，属于非外伤性脊髓损伤，约占脊髓损伤的30%。

脊髓损伤可引起脊髓结构及功能损害，造成损伤水平以下感觉、运动、反射的障碍，大小便失禁及性功能等障碍，继之出现各种并发症和心理上、社交上、生活上及职业上诸多障碍，给家庭和社会带来沉重负担。

脊髓损伤早期及中后期康复治疗中，始终离不开康复护理的重要参与，其中，早期的避免继发性脊髓损伤的正确固定和搬运、手术前后的康复护理以及康复治疗过程中的康复护理、心理上的护理、预防和治疗各种合并症（如压疮、异位骨化、深静脉血栓、痉挛、疼痛、泌尿系感染、骨质疏松、二便排泄困难等）的康复护理，以及培训家属进行康复护理的学习教育等方面，均为康复护理的重要内容。

康复的最终目标，是通过各种康复治疗和康复护理手段，最大限度调动脊髓损伤患者的积极性和主动性，最大限度调动残存功能，代偿已致残遗留的功能障碍，重新回归家庭和社会。

二、康复评定

康复评定是康复治疗和护理中极为重要的一环，因为康复治疗本身不是临床医疗中针对疾病制定治疗方案及由医生确定诊断和治疗方法。而是针对残疾人存在的障碍去制定一整套功能恢复的康复方案，这需要由医生、护士、PT师、OT师、心理医生、社会康复工作者及假肢矫形器师组成的康复小组共同协商制定合作方案，制定出一个康复目标分头去完成，实际上也是一个量化指标的制定。脊髓损伤不同损伤平面有基本的不同的康复目标。另外，针对个体差异和特殊情况，需要有特殊目标设定。护士的作用也由临床的“替代护理”转到患者或家属的“自我护理”，要在功能康复基础上，教会病人或家属如何自我康复训练和自我保健，防止合并症发生，这是个终生康复保健管理，不能指望仅在住院期间的康复治疗内容。这个协助PT、OT师的阶段康复训练内容的病房落实（指病房内实际生活动作的实践）全部重担放到护理方面，因而康复护理的任务很重，监督、指导、保护、教育的任务一刻也不能停止。而初期、中期、末期的评价，就可衡量康复护理的实际效果，起着举足轻重的关键作用。康复护理的作用将对残疾人终生的康复起着极为重要的影响。

现介绍有关脊髓损伤康复评定的主要内容。

（一）损伤水平的评定

损伤水平（以具有正常功能的最尾端节段为准）的评定见表 27－1。

表 27－1 损伤水平的评定

以运动（Ⅲ级以上肌力）为准	以感觉为主
C_2	枕骨粗隆
C_3	锁骨上窝
C_4 膈肌	（肩锁关节顶部）
C_5 肘屈肌（肱二头肌和肱桡肌）	
C_6 腕伸肌（腕桡侧伸肌长及短头）	
C_7 肘伸肌（肱三头肌）	
C_8 中指末节指屈肌（指伸屈肌）	
T_1 小指外展肌	
T_2	腋窝顶部
T_3	第 3 肋间隙（ics）
T_4	第 4 肋间隙，或平乳头连线
T_5	第 5 肋间隙（在 T_4，T_5 之间）
T_6	剑突
T_7	第 7 肋间隙（在 T_6，T_8 之间）
T_8	第 8 肋间隙（在 T_5，T_{10}之间）
T_9	第 9 肋间隙（在 T_8，T_{10}之间）
T_{10}	脐
T_{11}	第 llics（在 T_{10}，T_{12}之间）
L_1	T_{12}至 L_2 距离的一半（L_2 在股前之中点上）
L_2 髋屈肌（髂腰肌）	
L_3 膝伸肌（股四头肌）	
L_4 踝背屈肌（胫前肌）	
L_5 踇长伸肌	
S_1 踝跖屈肌（腓肠肌）	
S_2	腘窝中点
S_3	坐骨结节
S_{4-5}	肛周区

注：膈肌以有无自动呼吸运动为准

（二）损伤完全性的评定

损伤是否完全取决于：

1. 以最低骶节（S_{4-5}）有无残留功能为准 残留感觉功能时，针刺激肛门皮肤与黏膜交界处有痛感。

残留运动功能时，肛门指诊时肛门外括约肌有随意收缩。

完全损伤：$S_{4\sim5}$既无感觉也无运动功能。

不完全损伤：$S_{4\sim5}$有感觉（或）运动功能。

2. 参考体征　不完全损伤时，损伤水平以下往往有部分保留区（zone of partial preservation）。损伤平面尾端保留感觉或运动的区域或节段。完全损伤时，部分保留区的范围≤3 个节段，不完全损伤时，部分保留区的范围>3 个节段。

3. 完全与不完全损伤的分级　1992 年 ASIA 用与 Frankel 标准类似的病损分级（impairment scale，IS）即修订的 Frankel 分级。

（1）完全损伤：$S_{4\sim5}$无感觉与运动功能。

（2）不完全损伤：损伤水平下保留感觉功能，包括 $S_{4\sim5}$的感觉。

（3）不完全损伤：损伤水平下保留运动功能，但其关键肌的肌力<Ⅲ级。

（4）不完全损伤：损伤水平下保留运动功能，其关键肌的肌力>Ⅲ级。

（5）正常：运动感觉功能正常。

（三）运动功能的评定

1. 运动指数评分　运动指数评分见表 27－2。

表 27－2　运动指数评分

右侧的评分		代表性肌肉	左侧的评分
5	1. C_5	肱二头肌	5
5	2. C_6	桡侧伸腕肌	5
5	3. C_7	肱三头肌	5
5	4. C_8	中指固有伸肌	5
5	5. T_1	小指外展肌	5
5	6. L_2	髂腰肌	5
5	7. L_3	股四头肌	5
5	8. L_4	胫前肌	5
5	9. L_5	踇长伸肌	5
5	10. S_1	腓肠肌	5

2. 痉挛的评定　国际上均采用 Ashworth 量表。

（四）感觉功能的评定

感觉检查的必查部分是检查身体两侧各自的 28 个皮节区关键点。每个关键点要检查 2 种感觉，即针刺觉和轻触觉，并按 3 个等级分别评定打分：

0＝缺失。

1＝障碍（部分障碍或感觉改变，包括感觉过敏）。

2＝正常。

NT＝无法检查。

针刺觉检查常用 1 次性安全针。轻触觉检查用棉花。在针刺觉检查时，不能区别钝性和锐性刺激的感觉应评为0级。

两侧感觉关键点的检查部位见表27-3。

表27-3 感觉指数的评分表

左		关键感觉点		右	
痛觉（针刺）	轻触			痛觉	轻触
2 1 0	2 1 0	C_2	枕骨粗隆两侧	2 1 0	2 1 0
		C_3	锁骨上窝		
		C_4	肩锁关节顶部		
		C_5	前肘窝外侧		
		C_6	拇指		
		C_7	中指		
		C_8	小指		
		T_1	前肘窝内侧（尺侧）		
		T_2	腋窝顶部		
		T_3	第3肋间隙		
		T_4	第4肋间隙		
		T_5	第5肋间隙（$T_{4\sim6}$之间）		
		T_6	剑突		
		T_7	第7肋间隙（$T_{6\sim8}$之间）		
		T_8	第8肋间隙（$T_{6\sim10}$之间）		
		T_9	第9肋间隙（$T_{8\sim10}$之间）		
		T_{10}	脐		
		T_{11}	第11肋间隙（$T_{10、12}$之间）		
		T_{12}	腹股沟韧带中点		
		L_1	$T_{12}\sim L_2$距离的一半		
		L_2	股前面中点		
		L_3	股内髁		
		L_4	内踝		
		L_5	足背第3跖趾关节处		
		S_1	外踝		
		S_2	腘窝中线		
		S_3	坐骨结节		
		S_4	肛周区		
		S_5	肛周区		

评分标准：2分：感觉正常；1分：感觉异常（减退或过敏）；0分：感觉消失

（五）反射的评定

球海绵体反射是判断脊髓休克消失的指征之一（另一指征为损伤水平下的肌肉张力升高和痉挛的出现），但需注意正常人有15%～30%不出现该反射。此反射的消失为休克期，反射的再出现表示脊髓休克的终止。具体检查方法为：用带手套示指插入肛门，另一手刺激龟头（女性刺激阴蒂），阳性时手指可以明显感觉肛门括约肌的收缩。

其他神经反射和病理反射均同于神经科检查。

（六）性功能障碍的评定

此处只简述脊髓损伤男性性功能评定。

（1）检查有无精神性勃起的可能，睾丸的传入纤维进入T_9，因此如捏睾丸有不适感，

表示损害未波及 T_9，有精神性勃起的可能，反之则无。

(2) 检查有无触摸性勃起的可能，以一手指入肛门，另一手捏患者龟头，如肛门括约肌有收缩，表示圆锥、马尾和阴部神经完好，有触摸性勃起的可能，反之则无。

(3) 检查有无性高潮体验的可能，需按下列顺序作两项检查：先检查外生殖器有无痛、冷、热觉。如有，表示外生殖器的冲动传入外侧脊丘束至脑的通路存在。然后再让患者按命令收缩肛门括约肌。如能表示由脑－锥体束－外生殖器的通路仍存在。两种检查结果正常意味着有性高潮体验的可能。如有一项不正常，均不可能有性高潮体验，男性不能射精。

（七）日常生活活动能力的评定

日常生活活动能力的评定如下。

1. 截瘫改良巴氏指数评定表　参见有关章节。

2. 四肢瘫功能指数表

(1) 四肢瘫功能指数（QIF）评定　内容见表 27－4。

表 27－4 中各内容的评分采用 0，1，2，3，4 分的 5 级制，每项一般最高得分为 4 分，但由于各项的重要性不同，故需将得分乘以或除以权重系数，方得出表 27－4 中的分值，其权重方法如表 27－5 所列。

如表 27－4 中的Ⅰ项为转移，其下有 8 小项，如每项最高为 4 分，理应为 $8\times4=32$ 分，但应按表 27－5 的要求权重，即将 32 分除以 2，故得表 27－4 中的 16 分，其余各项类同。

表 27－4　四肢瘫功能指数（QIF）评定内容

Ⅰ. 转移（16 分）	Ⅳ. 进食（24 分）	粗糙地面上驱动轮椅 驱动轮椅上斜坡	2. 使用栓剂 A. 厕所 B. 便盆/床/垫上
床－轮椅	用杯子/玻璃杯喝水		
轮椅－床 轮椅－马桶/坐便器 马桶/坐便器－轮椅	使用勺子 使用叉子 倒出饮料/水	在座位里调整姿势 保持坐位平衡	3. 用手指抠 A. 厕所 B. 便盆/床上 4. 手指或机械刺激 A. 厕所 B. 便盆/床上
轮椅－汽车	打开瓶盖/罐头	Ⅶ. 床上活动（20 分）	
汽车－轮椅	涂抹面包	仰卧－俯卧	
轮椅－淋浴/浴盆	准备简单食物	卧位－长时间坐位	Ⅹ. 护理知识（20 分）
淋浴/浴盆－轮椅	使用适宜的设备	仰卧－侧卧位	1. 皮肤护理
		侧卧－侧卧	2. 饮食与营养
Ⅱ. 梳洗（12 分）	Ⅴ. 穿脱衣服（20 分）	长时间坐位保持平衡	3. 药物
刷牙/处理义齿	穿室内上衣		4. 矫形器或其他器械
洗/梳头发	脱室内上衣	Ⅷ. 膀胱功能（28 分）	5. 关节活动
剃须（男性）/处理月经带（女性）	穿室内裤子 脱室内裤子	1. 自主排空 A. 厕所 B. 便盆	6. 自主神经反射过度的控制
	穿室外上衣（较繁重）	2. 间歇导尿（ICP）	7. 上呼吸道感染 8. 泌尿道感染
Ⅲ. 洗澡（8 分）	脱室外上衣（较繁重）	3. 反射性膀胱	9. 深静脉血栓
洗/擦干上半身	穿脱袜子	4. 留置导尿	10. 获得别人的帮助
洗/擦干下半身	穿脱鞋	5. 回肠替代膀胱术后	
洗/擦干脚	扣纽扣	6. 挤压排尿	得分总和
洗/擦干头发 (如果患者在床上洗澡必须获得所有需要的东西)	Ⅵ. 轮椅活动（28 分）	Ⅸ. 直肠功能（24 分）	QIF 分类 $=\frac{\text{总分}}{200}\times100$
	转弯（角） 后退 刹闸	1. 完全控制 A. 厕所 B. 便盆	

表 27 – 5　QIF 得分的权重法

项目及权重法	
Ⅰ. 转移：各单项得分之和除以 2	Ⅵ. 轮椅活动：取各单项得分之和
Ⅱ. 梳洗：取各单项得分之和	Ⅶ. 床上活动：取各单项得分之和
Ⅲ. 洗澡：各单项得分之和除以 2	Ⅷ. 膀胱功能：取得分最高项的分数乘以 7
Ⅳ. 进食：各单项得分之和乘以 0.75	Ⅸ. 直肠功能：取得分最高项的分数乘以 6
Ⅴ. 穿脱衣服：把第 5 和第 6 项得分各乘以 1.5，再加上第 1 至第 4，第 7 至第 9 项得分，上述总分除以 2	

（八）功能恢复的预测

各损伤水平的功能预后见表 27 – 6。

表 27 – 6　各损伤水平的功能预测

	不能步行，在轮椅上仍需依赖程度				在轮椅上能独立，有步行的可能性		
	完全依赖	大部分依赖	中度依赖	小部分依赖	步行可能较少	用 KAFO 加双拐可步行，但能耗很大	用 AFO 加手杖或能独立步行
$C_{1\sim3}$	√						
C_4		√					
C_5			√				
C_6				√			
$C_{7\sim8}$					√		
$T_{1\sim12}$						√	
$L_1\sim S_1$							√

注：KAFO：膝踝足支具；AFO：踝足支具

（九）脊髓损伤康复疗效评定

脊髓损伤康复疗效评定见表 27 – 7。

表 27 – 7　脊髓损伤康复疗效评定

	ADL	
	截瘫（MBI）	四肢瘫（QIF）
优	≥75 分	≥80 分
中	≥50 分	≥50 分
差	≤25 分	≤20 分

注：显效：升级；有效：加分；无效：分数无变化

三、康复治疗

确切地说，脊髓损伤的康复应从急性期处理开始。有句话说：“康复是从车轮下开始的。”因为急性期抢救措施不当或不及时，都将造成脊髓的永久性损害。因此，在现场急救中，对估计有可能脊柱、脊髓损伤的患者，采取制动固定后再移动是至关重要的。尤其是颈椎损伤的可靠外固定，更是十分必要。因为，颈髓损伤每上升一个节段均意味着患者康复目标的明显降低和残疾程度的加重。后期脊髓损伤的康复应在生命体征稳定后即开始。

（一）康复目的

1. 预防和积极治疗各种并发症。

2. 进行功能锻炼及物理治疗。改善残存的肌力和关节活动度，尤其是上肢和背部肌力的增强更为重要。训练中要注意促进患者的身体平衡与协调作用，以及使用辅助装置（如自助具和支具、助行器、拐杖、轮椅等）使患者最大限度地恢复残存功能和具备独立生活（或部分独立生活）的能力，使患者重新站立和行走。

3. 了解病人的心理状况，增强自立信心，锻炼意志，进行职业教育，使之回归社会、自食其力、残而不废。

（二）康复治疗程序

1. 评定　通过问诊、检查；辅助检查；根据患者脊柱骨折及脊髓损伤的处理情况，全身情况，现有残疾及并发症，以及精神、心理智力状况，年龄，性别，社会经济背景等，对患者的残疾状况进行综合评定。

2. 制定康复目标　根据初期评估的情况制定合理的初期和远期康复目标。

3. 制定治疗程序及实施治疗　根据初期评估的情况及康复目标制定治疗程序，并按照该程序实施治疗。

4. 再评定　根据患者的病情变化及治疗进展情况，再次进行客观的评定，了解是否按预期康复目标进展，据此修正和补充康复目标及治疗程序。

5. 决定去向　通过康复治疗及反复评估，确认患者康复已达目标之后，决定患者今后的去向，回归原工作或调换工作、回归家庭或疗养院等，并提出相关注意事项。

（三）康复目标及治疗方法的制定

不同损伤平面的患者其康复目标不尽相同，治疗方法也有所区别，下面以完全性损伤为例分别叙述。

1. 完全性脊髓损伤　这类患者除头部能做自由活动外，四肢和躯干均不能活动，日常生活完全不能自理，完全需他人帮助。

由于这类患者头、口仍有一定的功能，应训练他们用嘴咬住一根小棍（口棍）或头部移动来操作一些环境控制系统或电动轮椅。

由于呼吸肌大部分受损，故呼吸功能差，应加强呼吸功能的训练，可通过做深呼吸、大声唱歌和说话来达到这一目的。

另外，每天应通过各种方法使患者有一定的站立时间，以减缓骨质疏松的发生和预防泌尿系感染及有利于排便。可采用斜床站立，逐渐抬高其角度，至接近90°为止。

每天都应由他人进行被动关节活动（即活动四肢关节），以预防四肢关节僵硬，每个关节每次活动10～15次，应为全关节范围活动，每天至少1次。

2. C_5完全性脊髓损伤　这类患者肩关节能活动，肘关节能主动屈曲，但缺乏伸肘和腕、手所有功能；由于肋间肌麻痹而致呼吸功能差，躯干和下肢完全瘫痪；不能独立翻身和坐起；自己不能穿戴辅助具；日常生活绝大部分需他人帮助。

对患者的训练主要有：①增强肱二头肌（屈肘肌）的肌力；②学习使用矫靠背轮椅，并在平地上自己驱动；③有条件时可使用电动轮椅；④学会使用固定于轮椅靠背扶手上的套索前倾减压（图27－1）；⑤可把勺子固定于患者手上，练习自己进食；⑥呼吸功能训练同C_4；

⑦站立训练同 C_4；⑧关节活动训练同 C_4。

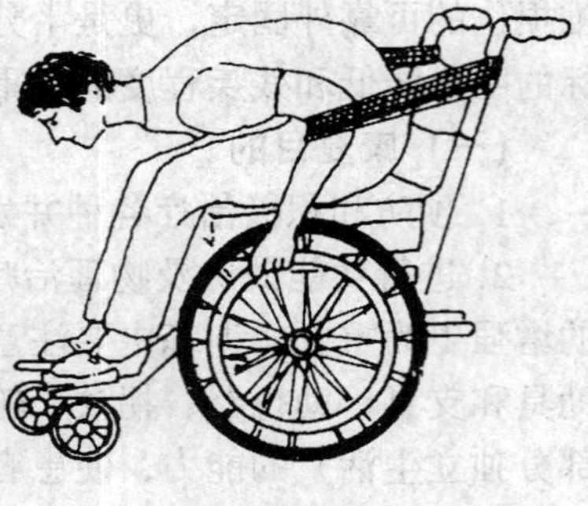

图 27－1　利用套索的前倾减压

3. C_6 完全性脊髓损伤　这类患者缺乏伸肘、屈腕能力，手功能丧失，其余上肢功能基本正常；躯干和下肢完全瘫痪；肋间肌瘫痪，呼吸功能减弱。这类患者能驱动轮椅（平地），可在手轮圈上缠橡皮条和戴防滑手套，以增大摩擦力；坐位时能给臀部减压；利用床栏能翻身；利用肘屈肌勾住系于床脚的绳梯可以从床上坐起；利用一个万能袖带（需要时套在手上，上可插勺、笔、梳子等）可完成进食、梳洗、写字、打字、打电话等。此类患者能部分自理生活，需中等量帮助。

对患者的训练：①驱动轮椅的训练；②单侧交替地给臀部减压（用肘勾住轮椅扶手，身体向同侧倾斜，使对侧减压），每半小时进行 1 次，每次 15s；③利用床脚的绳梯从床上坐起；④站立、呼吸、关节活动训练同 C_4；⑤增强肱二头肌（屈肘）和桡侧伸腕肌（伸腕）的张力。

4. C_7 完全性脊髓损伤　这类患者上肢功能基本正常，但由于手的内在肌神经支配不完整，抓握、释放和灵巧度有一定障碍，不能捏；下肢完全瘫痪；呼吸功能较差。这类患者在一般情况下在轮椅上基本能完全独立；平地上能独立操作轮椅；在床上能自己翻身、坐起和在床上移动；能自己进食，穿、脱衣服和做个人卫生；能独立进行各种转移。

对患者的训练：①上肢残存肌力增强训练；②坐在轮椅上可把双手撑在扶手上进行减压，每半小时 1 次，每次 15s 左右；③用滑板进行转换（图 27－2）；④关节活动范围、呼吸功能训练、站立训练同 C_4。

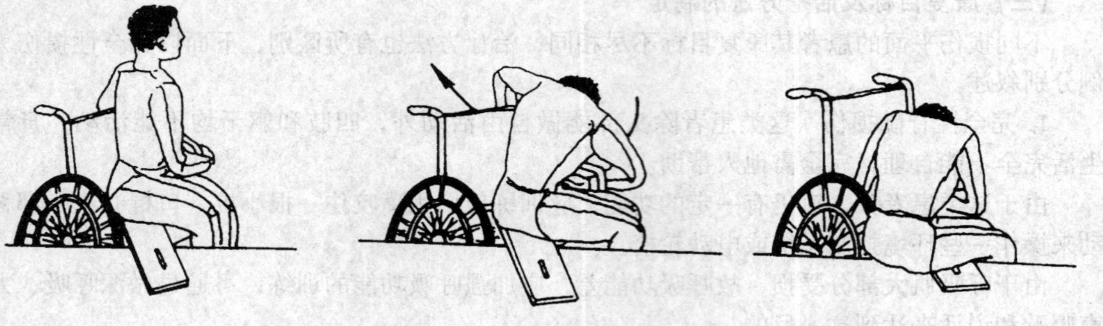

图 27－2　用滑板进行转移

5. C_8～T_2 完全性脊髓损伤　这类患者上肢功能完全正常，但不能控制躯干，双下肢完全瘫痪，呼吸功能较差。此类患者能独立完成床上活动、转移，能驱动标准轮椅、上肢肌力好者可用轮椅上下马路镶边石，可用后轮保持平衡，独立处理大小便，检查易损伤部位皮肤，能独立使用通讯工具、写字、更衣，能进行轻的家务劳动，日常生活完全自理，可从事坐位工作，可借助长下肢支具在平行棒内站立。

对患者的训练：①加强上肢肌肉强度和耐力的训练，可通过使用哑铃、拉力器等各种器材来达到这一目的；②坐位注意进行撑起减压练习；③尽力进行各种轮椅技巧练习，以提高患者的适应能力；④转移训练仍然必要；⑤由于上肢功能完好，应进行适宜的职业训练。

6. $T_{3\sim12}$完全性脊髓损伤　这类患者上肢完全正常，肋间肌亦正常，因而呼吸功能基本正常，躯干部分瘫痪，双下肢完全瘫痪。此类患者生活完全能自理，能独立使用标准轮椅和完成转移动作，可从事一般的家务劳动，可从事坐位的工作。利用长下肢支具、拐、助行器或平衡棒做治疗性步行训练，此种步行虽无实用价值，但给患者能独立行走的感觉，使患者改善心理障碍。下肢负重可减缓骨质疏松的发生。下肢活动可改善血液、淋巴循环，促进二便排泄，减少对他人的依赖，因此应大力开展这项训练。

此类患者除 $C_8\sim T_2$ 患者所做的训练之外，应主要进行站立和治疗性步行训练，其中包括使用长下肢支具、助行器、双腋拐，先在步行双杠内练习站立平衡和行走，然后在杠外练习行走，$T_{6\sim8}$损伤者练习摆至步，$T_{9\sim12}$损伤者练习迈越步。

7. $L_{1\sim2}$完全性脊髓损伤　这类患者上肢完全正常，躯干稳定，呼吸功能完全正常，身体耐力好，下肢大部分肌肉瘫痪，他们能进行 $T_{3\sim12}$损伤性患者的一切活动，能用短下肢支具（能固定踝关节）和肘拐或手杖在家中进行功能性步行，即能在家中用短下肢支具行走（距离短，速度慢），能上下楼梯，日常生活完全自理。在户外长时间活动或为了节省体力和方便仍使用轮椅。

对患者的训练：①训练患者用四点步态行走，这是一种很稳定的步态；②练习从轮椅上独立站起；③上下楼梯；④身体条件优越者应练习安全的跌倒和重新爬起，这对借助支具和拐行走的患者非常重要，以免跌倒时易于损伤和倒地后不能自主爬起；⑤其他训练同 $T_{3\sim12}$损伤的患者。

8. L_3 及 L_3 以下完全性脊髓损伤　这类患者上肢和躯干完全正常，双下肢有部分肌肉瘫痪，用手杖和穿高帮鞋即可达到实用步行的能力，L_5 以下损伤不用任何辅助用品亦可达到实用步行的目的。

对患者的训练：①因这类患者残疾程度相对较轻，康复训练主要以双下肢残存肌力为主，可利用沙袋等各种方法来提高肌力；②用双拐练习四点步态；③用手杖练习行走；④早期的训练方法同 L_1 和 L_2 损伤的患者。

（四）功能锻炼，实施康复计划

1. 致残肢体及所有关节每日至少两次大范围活动，残肢部分关节应被动活动，动作要轻柔，踝关节除每日活动以外，卧床时要注意防止足下垂。

2. 卧位锻炼　练习床垫上移动身体和翻身，加强上肢和背部肌肉锻炼，尽快增强残存肌肉的力量，应具备一定的训练设备（如哑铃、拉力器或专用训练设备）。

3. 坐位锻炼　利用背架起坐，角度由小到大，臀部要有软垫保护，以后练习坐位平衡，由双手支撑到双手离床，应有人保护进行，并且在平衡较好时给予一定推动力，训练再平衡能力。

4. 立位锻炼　可在斜板上直立训练，高位截瘫患者要固定好上胸、髋和膝关节。这有助于克服位置性低血压，减少泌尿系统并发症，防止双下肢久不支撑造成的骨质疏松。斜板的斜度要由小到大逐渐增加，直至完全直立。亦可利用双上肢玩球游戏，训练躯干平衡和调节能力。

5. 行走训练　根据不同截瘫水平，选择适合的支具固定膝、踝关节。利用双杠或双拐、助行器练习站立和行走。对于臀大肌未恢复患者，因站立步行髋部不稳，为了保持平衡，应使腰部前凸。

6. 日常生活动作训练　自行穿脱衣裤、鞋、袜、刷牙、洗脸、洗澡。自行进食，使用匙、筷。大小便应该用坐式马桶，周围要有扶手，利于从轮椅移动到马桶上。

四肢瘫患者通常需各种支具或特殊的装置才能完成穿衣、进食、个人清洁卫生和利用家庭电器设备等活动。作业治疗师就需根据患者上肢功能状况，制作不同的支具，如万能袖带（套在手掌上，其上可插匙、笔、按键杆等）或带支撑把的匙或叉子以及粗柄匙等，并教会其使用；并根据患者的经济情况，选用头控、颏控或手控电动转椅，选用气控、颏控、手控的环境控制系统来完成开关电灯、窗帘，看电视、打电话等，以提高患者的生活质量。

另外，作业治疗师应根据患者在医院内训练的情况，指导完成患者住房的改造，以利于患者回归社会和家庭。截瘫患者穿裤子的训练，见图 27－3 所示。

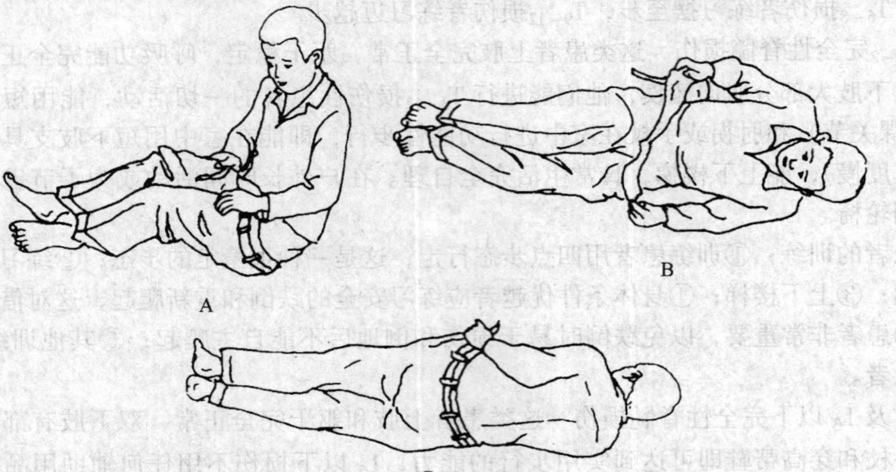

图 27－3　截瘫患者穿裤子

A. 伸腿坐位穿上裤子；B. 取右上侧卧位，将右侧裤子提起；C. 再转身成左上侧卧位，将左侧裤子提起，交替反复，将裤子提到腰部

（1）伸腿坐位穿裤子。

（2）取右上侧卧位，将右侧裤子提起。

（3）再转身成左上侧卧位，将左侧裤子提起，交替反复，将裤子提到腰部。脱裤子动作与穿相反。

7. 轮椅训练　轮椅是很重要的代步工具。其尺寸大小应适合患者，易操纵、轻便、灵活。最好双侧扶手可拆卸，利于患者上下床、上厕所，坐轮椅应可以靠近桌子或写字台。另外，要训练使用轮椅前进、后退、转弯、上下坡道、过障碍，熟练后可在轮椅上进行体育活动、上街购物。为防止压疮（褥疮）每半小时需抬起臀部一次。

8. 职业训练　根据患者自身条件、文化水平、爱好，选择一种致残后的适合职业（如写作、打字、编织、雕刻、绘图等）进行训练，为走向社会自食其力做好准备。

9. 心理治疗　外伤致残后患者多产生悲观、抑郁、焦虑、妄想、自卑、自责，甚至有自杀念头，需要耐心、细致地做好患者思想工作，使之树立战胜疾病的信心，能正视现实，努力锻炼身体，学习职业技能，重新回到社会中去，成为一个对社会有贡献的人。

10. 文体疗法　通过文娱活动（如下棋、看电影、文娱晚会、唱歌、旅游等）和适当体育运动（如射箭、球类、游泳等），改善不良情绪，在综合体育活动中，使身体更灵活、协调，并增加心肺功能。

11. 预防合并症　详见康复护理部分。

四、康复护理

脊髓损伤的康复护理是整个康复流程中极为重要的一个环节，始终围绕着全面康复（包括躯体的、精神的、社会的和职业的康复）目标，与康复医师、PT 师、OT 师、社会康复工作者、心理康复工作者、矫形器师等密切配合，最大限度地调动脊髓损伤患者的残存功能以代偿已经致残的部分。当然，脊髓损伤患者的心理障碍较大，合并症较多，需要生活动作训练内容复杂（包括轮椅、支具使用），因而除了在 PT 师、OT 师室内指导训练外，大部分时间是在病房完成生活动作训练，并且将学习到的功能训练内容付诸实践。这一切说明，脊髓损伤的康复护理要紧密配合康复目标和已经达到的训练效果，辅导、监督、保护各种日常生活动作的完成，防止各种并发症的发生并且指导家属完成回归家庭和社会后对患者给予辅助来完成生活动作的学习。这就是与临床护理（由护士单独完成的“替代护理”）完全不同的康复护理（由护士指导患者自己和家属协助的“自我护理”）。这种“自我护理”的训练将使残疾患者终生健康管理受益。正如“护士伦理国际法”所指出的“护士护理病人，担负着建立有助于康复的（包括躯体的、精神的和社会的）环境，并着重用讲授和示范的方法，预防疾病、促进康复。”

脊髓损伤康复护理具体内容如下：

（一）脊髓损伤康复病区的设施及条件

为了方便脊髓损伤患者的康复和护理，病区应具备一定的设施。

1. 病房内应宽敞，病床之间的间隙应不少于 1.5m，以利于轮椅出入和上下床，尤其是轮椅车（有压疮患者外出使用床式四轮手动车）出入应有足够空间。

2. 病房门应是侧拉门，以利轮椅出入。

3. 地面应防滑，有弹性，防止患者练习支具站立时滑倒骨折。

4. 厕所应宽大，均以坐式马桶为主，两侧要有扶手。

5. 洗澡间应有软管喷头，以利患者坐位时清洗外阴部。同样应有扶手，地面防滑。

6. 所有床头、走廊、厕所、洗澡间均应安装呼叫护士按钮。

7. 走廊墙上应安装扶手，以利站立行走训练时防止滑倒。

8. 病区最好设置活动室、餐厅、简易训练室，以利患者平时交流、活动、训练用。

9. 病房内要有空调，患者体温调节能力差，出汗少，防止高热时体温控制不良。

10. 病房内应有较大存放衣物柜。因住院康复时间较长，大小便失禁，换洗衣服较多。

11. 床应有护栏、可摇起，床垫应有适当弹性，必要时配备防压疮垫。

12. 病区应配备体位垫（方形或长方形，大小不等，用于交换体位时，将骨突起部分垫起防止压疮）。

（二）脊髓损伤早期护理

脊髓损伤早期应在受伤开始至 1 个月内，脊髓损伤的康复应在受伤现场开始，其含意是脊髓损伤实际上有 1/4 是由于现场处置和护理不当引起，有些患者受伤后，虽然有脊柱骨折和脱位，但脊髓损伤不一定存在或损伤不重（不全损伤），错误的搬动和移动会造成脊髓损伤或损伤加重（由不完全损伤转化为完全损伤）造成终生残疾。所以在脊髓损伤患者搬运过程中应注意以下几个方面：

1. 请医生现场检查患者，以明确诊断和抢救及护理注意事项。

2. 注意病人生命体征状况，做好记录。

3. 在医生指导下固定损伤部位，尤其是颈椎损伤，必须必备固定围领，在不明确损伤部位时应按损伤原位固定搬运，一般颈椎搬运应由4人完成（一个人专门固定头部，与身体同时轴向翻身和固定）、胸腰段损伤要3人同时搬运，运送中要减少颠簸。

脊髓损伤急性期护理内容：

（1）急诊与术后　应注意脊柱、脊髓术后常规护理，特别注意瘫痪以下肢体的护理，防止各种并发症的发生。

（2）防止压疮出现　详见康复护理概论。

（3）颈椎术后患者，除有手术内固定和颈部围领外固定外，翻身时一定要注意“轴向翻身”，头和躯干必须同时翻转，否则会使颈椎部位扭动，造成严重后果。

（4）注意二便处理　急性期输液较多，应留置导尿管，处于开放状态，尿道口要注意清洁护理，每周应交换一次新尿管，尿袋应是防止反流袋，如果不是防反流尿袋，应注意翻身时尿袋不能高于膀胱位置（即不能从身体上方转移），要从尿袋接口处拔掉尿管，翻身后再对接，防止反流，否则会引起尿路感染。

大便应定时排，可口服缓泻剂，并在肛内注入甘油。每次不少于20ml，一定要用力推入，以扩张直肠，引起排便反射。超过6日无大便需通知医生及时处理，否则会引起自主神经反射亢进。

（5）配合PT师，鼓励病人早期床上康复训练，尤其是残肢被动关节活动，防止关节挛缩，尤其是双踝关节，要用软方垫垫足底，保持90°，防止被子压迫造成足下垂。经常活动残肢亦可防止深静脉血栓形成。

（6）要配合PT师，经常给患者叩击胸背部，鼓励病人咳嗽、咳痰，防止坠积性肺不张、肺炎。有痰时，除叩击胸部还应注意体位排痰。

（7）要做好心理护理（详见心理护理章节）。

（三）脊髓损伤中、后期护理

脊髓损伤中、后期系指受伤后2～6个月内。这个时期属于病情稳定、脊柱骨折已愈合、康复训练进入全面进行阶段（即PT、OT、心理、社会、文体、配套支具、辅助具训练及家属配合康复训练教育等），也是为配合回归家庭和社会做好准备。在国外，住院时间仅1～2个月，其余康复均在社区康复中心进行，最终训练结束也需6个月左右，颈髓损伤可能需要更长时间，集中训练后也需在社区康复中心继续定期训练。康复护理亦是残疾人终生健康管理的重要组成部分，必须由患者本人和家属在集中康复训练期间掌握所有康复护理内容，才有可能预防各种合并症的发生，保证患者顺利回到社会中去。

在国内，如果不具备社区康复条件，在专科康复中心康复，住院时间应相对长一些，在医疗保险机构充分范围内，完成回归家庭、社会前所有准备，康复护理工作尤显重要。

脊髓损伤中后期护理特点为两方面内容：

（1）加强康复训练效果，使患者逐步达到生活动作的部分自理，尽量调动残存功能以代偿致残部分的功能，颈髓损伤患者应完成全部日常生活动作的25%以上。而胸腰段脊髓损伤患者应完成全部日常生活动作75%左右。特别指出的是，护士应配合PT师、OT师监督、保护、辅导患者去实践已学习到的日常生活动作，而不是脱离整体训练计划，单独指导患者去完成某些功能训练。康复护理不能取代 PT、OT 的工作内容。

(2) 中后期重点护理内容为防止各种并发症的发生及二便的正确护理，并通过教育使患者和家属均掌握康复自我护理内容，在回归家庭和社会后仍能保持一个良好健康状态。

脊髓损伤中、后期康复具体内容如下：

1. 配合 PT 训练　患者应在卧床时开始摇起上半身，约 30°渐抬高至 80°左右，逐步解决直立性低血压。后期转入站立斜床训练时注意给患者上双下肢弹性绷带。

2. 坚持 2 小时翻身，注意轴向翻身，防止压疮发生。已经坐轮椅的患者嘱其每半个小时抬高臀部一次，卧床时一定要将骨突起部分垫高。已学会自行翻身患者要坚持完成动作，有条件者可选用防压疮垫（如气垫床垫）。

3. 呼吸系统护理　鼓励患者多做深呼吸运动，有痰患者要做体位引流，叩击胸背部，要使家属予以配合，并且指导家属学会单手或双手推压下胸部协助排痰。高位颈髓损伤患者应停止吸烟，防止上呼吸道感染。病房内护士站必须配备呼吸骤停抢救器械（如气管喉镜、气管导管、人工呼吸器、吸痰管），病房内床旁负压吸引器一定要保证处于完好状态。

4. 消化系统营养护理　要注意患者饮食结构合理，与营养师合作，制定适合患者的食谱。首先要有足够营养和维生素的摄入，也要多吃富含纤维素的食物，有利于大便排出。在后期 PT、文体训练时要加强牛肉摄入，以增加肌力。否则，在强化训练时，会感到体力不支。另外，需注意钙的摄入。

5. 二便护理　进入中后期，脊髓损伤患者的泌尿系护理尤显重要。在早期输液结束后，留置导尿管应立即夹住，并且 4～6 h 定时开放一次，饮水也应定时，每小时为 125ml，以训练膀胱扩张和收缩能力。如果长期开放导尿管，将会造成膀胱萎缩，形成小膀胱，去除留置导尿管后，膀胱储尿量很小，造成长期溢尿，会给患者造成极大痛苦，也使得后期处理更为困难。

按照医嘱，并经过尿流动力学和 B 超检查，以确定后期乃至终生排尿方式。如果患者逼尿肌和尿道括约肌协调，残存排尿能力，残余尿量低于 50ml，从未发生过肾积水，则属于最理想的排尿方式。如果逼尿肌和括约肌不协调，膀胱内压力高，造成反流且合并有泌尿系反复感染，则在医生指导下进行间歇导尿方式，在上述白天定时饮水（夜间不饮水）基础下，每 4～6 h 导尿一次，注意记录排尿时间和尿量、尿的外观，每周化验尿常规一次，每月尿细菌培养一次，有异常及时通知医生。

间歇导尿护理中，需特别注意每次导尿前要首先向尿道内注入灭菌液状石蜡油 10ml（女性患者不需注入），以充分润滑尿道。另外，选用适合的导尿管（硅胶）导尿时，一定将阴茎头向上后方抬起，减少一个尿道弯曲，使导尿管顺利插入，动作要轻柔，防止损伤尿道、出血，造成瘢痕狭窄，老年前列腺肥大患者尤需注意。导尿时轻压下腹部，以保证每次彻底排空膀胱。尿道口要定时清洗消毒。

在泌尿系统护理中，还应注意病房大环境卫生，定时消毒地面、墙壁，定时更换被单、褥单。也要注意外阴部小环境清洁，阴毛浓密患者要剃除阴毛，每日用药皂清洗外阴部 1～2 次。大便后，外阴部及肛门区都应清洗，有条件的（尤其夏天）应鼓励患者多洗澡（淋浴），注意外阴部冲洗。

后期患者出院前要教会患者本人自我导尿，可用清洁导尿方法（如双手肥皂清洗两遍、有条件的用酒精消毒双手、使用消毒过的简易导尿包、尿道口用碘附消毒，导尿管使用一次性，包内配有消毒润滑剂）。高位颈髓损伤患者，应教会家属导尿技术，并教会局部消毒和无菌操作。

上胸段脊髓损伤患者大多可以建立膀胱排尿反射，指导患者寻找刺激区，如阴茎、耻骨上、下腹部、大腿内侧，拉阴毛等。定期查残余尿量，排尿后残余尿量 > 100ml，应及时通知医生处理。

对于一些尿道括约肌痉挛患者，如果医生已给予尿道括约肌切开、尿道支撑架或耻骨上膀胱造瘘术，则应指导患者选用适合的集尿器和伤口消毒，并指导患者学会观察尿液变化。

大便排便护理基本同早期，但要指导患者学会坐在马桶上自己注入开塞露，大便后清洁肛门，在医生指导下摸索出何种缓泻剂有利于大便排出。

6. 轮椅、拐杖、支具（自助具和双下肢矫形器）使用过程护理　患者在中后期，将在PT师、OT师指导下完成床→轮椅、轮椅→厕所马桶等转移动作，并且开始配戴自助具和下肢矫形器并使用拐杖（腋拐、肘拐）。护士应在PT师、OT师指导下，监督、保护患者完成特定动作，发现完成动作时出现的问题，及时反映给医生、PT师、OT师，并且在评价会上讲述护理中出现的各种问题，以便在住院期间及时修正康复方案，不遗留任何问题。

7. 心理护理　详细内容可参考心理护理章节。这里需强调指出，患者心理适应要有个过程，要充分了解这个过程是痛苦、复杂的，不是人为分期那么明确，而且是可以随时反复。要使患者成为你的知心朋友，不要以一种简单的同情心去对待患者，更不能居高临下以指导者身份出现。要深入地了解患者个人、事业、家庭、社会、经济等各方面情况，要在心理医生配合指导下，适时、适度地做心理工作，在患者心情不好向护士发泄不满时，一定注意自己态度，不能激发新的情绪波动。体贴、关怀、爱护、理解，正确引导是至关重要的。要帮助患者解决一些实际问题，要及时向医生、心理医生反映患者心理状态。一个有严重心理障碍的患者根本无法配合康复治疗，个别还会引发自杀等危险行为，需要及早发现和处理，个别患者需服用药物治疗。

8. 生活动作和文体活动的护理　在PT、OT师指导下，各种生活动作均需在指定时间内按阶段完成，一定要从护理角度及时配合生活动作的完成，这是回归家庭和社会的重要前提。

在文体活动方面，配合文体训练师，鼓励患者多参加各种文体活动，要适当地组织患者外出旅游、购物，做体育游戏，组织残疾人体育比赛，并且在病区内组织文艺活动（如卡拉OK歌咏比赛、球、棋类比赛、各种表演游戏活动）。在各种文体活动中所发现的问题要及时反映给医生和相关康复训练师，以使患者出院后能迅速适应回归社会。

（四）脊髓损伤合并症的护理

1. 压疮的护理　参见有关章节。

2. 自主神经反射亢进的护理　高位颈髓损伤或上胸段（T_6以上）损伤患者易出现自主神经反射亢进，主要表现为面色潮红、出汗、头痛、缓脉、血压升高、烦躁不安。应及时寻找原因，如膀胱是否过度充盈，导尿患者要检查导尿管位置，是否插入过深或有曲折梗阻，直肠内是否有大量粪块未排出，残肢部分是否有位置不当，扭曲或互相重叠有过伸、压迫，是否压疮出现或有深部感染，残肢部分有无外伤、骨折，指甲有无嵌甲、甲沟感染。发现问题及时报告医师，并及时采取措施解决存在问题。

3. 深静脉血栓的护理　应嘱患者卧床抬高患肢，2周内患肢减少活动，以防止血栓脱落。按医嘱，定期护送患者去做B超检查，观察血栓位置、大小和变化，患肢的被动活动要轻柔，患肢不可做静脉输液。按医嘱使用化栓或抗凝剂时，要加强巡视和护理，发现异常及时通知医生，防止突发肺栓塞出现。鼓励患者适当增加饮水，防止脱水或其他原因引起血液浓缩。患肢肿胀程度和变化要测量和记录，要做详细护理交班记录。

4. 痉挛的护理　大多数高位颈髓损伤或上胸段损伤患者易出现痉挛状态，这将严重影响患者日常生活动作的完成和被动、主动活动关节的运动。一定配合医嘱和PT师的指导，改变常规训练方法，避免过度关节活动，对抗痉挛过度引起肌肉拉伤、撕裂伤，出血后将引起血肿机化、骨化而形成异位骨，造成关节活动障碍。按医嘱服用抗痉挛药物（巴氯酚）后，要观察病人有无反应（如嗜睡、乏力、腹痛等）及时通报医生。转移动作时，一定要保护好患者，避免跌伤。洗澡时要注意与家属配合防止痉挛，造成滑落地面、意外伤害。痉挛控制后，要嘱患者定时服药，避免突然停药。

5. 疼痛的护理　脊髓损伤患者的残肢痛大多由于中枢性疼痛引起，同时也应注意局部原因。要从护理角度观察病人疼痛发作特点（发作时间、部位、性质、止痛有效的方法），及时将情况向医生报告，并按医嘱治疗后观察疗效。同时应做好患者心理工作，解除心理压力，多引导患者参加文体活动，转移注意力，以减少疼痛发作。

6. 骨质疏松的护理　由于脊髓损伤造成瘫痪及长期卧床，患者骨质疏松是非常多见的。应在骨密度检查基础上，与医生和PT师共同制定治疗方案，尤其是站立训练，每日应不少于2h（可分2次进行）。如果已配戴下肢矫形器，应保护病人，鼓励病人在运动中站立，会更快改善骨质疏松。要指导患者在饮食和药物中适当补充钙，并鼓励患者多到户外活动。骨质疏松病人在体位变化，被动活动、穿脱衣裤时都应动作轻柔，否则会引起病理骨折，更应避免坠床和跌伤。

7. 泌尿系感染的护理　患者泌尿系感染时，应按医嘱及时处理，包括开放留置导尿，使用抗生素，进行尿常规和尿培养检查，注意观察体温和尿液的变化，做好护理记录，鼓励患者多饮水，多吃有营养和富含维生素食物。

8. 异位骨化　异位骨化病因尚不完全清楚，一般认为是截瘫双下肢被动活动过度引起肌肉或肌腱撕裂出血、形成血肿，大多发生在髋关节前、内侧，血肿经过机化、骨化，形成异位骨，严重影响髋关节正常活动，使髋关节屈曲困难，使穿脱裤子、鞋袜、转移动作、坐轮椅等生活动作发生困难。临床表现为局部红、肿、热。肿胀消退后，髋关节前内侧有硬性包块，应与皮肤蜂窝织炎、深静脉血栓、化脓性关节炎及骨髓炎相鉴别。护理上应注意预防异位骨化的发生，一定嘱病人家属在髋关节被动运动时不宜过度用力，尤其不能过度屈伸、按压，每日只需轻轻活动髋关节几次即可（正常关节活动范围），当然，PT训练同样应注意这一点。

五、健康教育

脊髓损伤的健康教育关系到脊髓损伤患者终生的健康自我管理，是回归家庭和社会的根本保障，因而显得尤为重要。主要内容如下：

1. 教育患者和家属在住院期间完成“替代护理”到“自我护理”的过渡，重点是教育患者如何自我护理，避免出现各种合并症。也可以看成是一项残疾人合并症的预防康复工作，只有避免各种合并症的发生，才可以保持一个健康状态去面对未来，回归社会。

2. 教育患者培养良好的心理素质，正确对待目前的残疾状态，经过系统康复治疗，以一种重新获得新生的精神状态去面对新的困难和挑战，充分利用残存功能去代偿致残部分功能，能尽最大努力去独立完成各种生活动作，能利用轮椅、自助具和各种支具等辅助工具，去完成自身尚难完成的动作，能跨越各种障碍成为一个身残志不残、对社会有用的人。

3. 制定出一个长远的康复训练规则，目的是使患者出院后，利用当地条件、因地制宜地不断进行康复训练，以充分巩固医院集中康复训练的成果，保持旺盛的体能。这个规划要在出院前由医生、护士、PT 师、OT 师共同制定，并由患者和家属认可配合，且一定要适宜当地条件。出院前要多次试验性模拟配合，并且在出院后发现问题及时联络，有条件要定期返院复查效果并及时修订训练方案。

4. 配合社会康复和职业康复部门，协助患者做回归社会的准备，要向工作单位和家庭成员讲解环境的改善和适宜残疾人使用的设施要求，并定出改造计划，使患者回家后能立即适宜环境。另外，要鼓励患者住院期间，充分掌握职业技能，有目的地培养回家后能适应的工作能力，能真正地做到自食其力，成为一个新人。

5. 住院期间，要培养患者良好的卫生习惯，尤其是预防肺部和泌尿系感染，教会家属搞好大、小环境卫生。患者要定期到当地医院查体，防止主要脏器不受到合并症侵扰。

6. 注意饮食调节，制定出合理膳食食谱，注意营养。维生素、蛋白质、钙的合理摄入需要指导，这是增加体能、抗病能力和身体免疫能力的重要环节。

7. 加强二便管理教育，一定使患者学会自己处理大小便，高位颈髓损伤病人的家属要学会协助患者处理大小便问题。

8. 在康复医师协助下，给患者以性康复教育，并指导患者和家属使用药物和性工具。残疾人的性康复是维系家庭不破裂的重要手段。只有家庭完整、家属支持，残疾患者才会拥有最大的精神支柱，才会勇敢地面对未来。

（汪家琮）

第二十八章　周围神经病损的康复及护理

一、概述

周围神经是由脑髓发出的12对颅神经和由脊髓发出的31对脊神经组成。按其功能和支配的部位可分为支配骨骼肌、皮肤和感受器的躯体神经及支配内脏和血管壁上的平滑肌、心肌和腺体的自主神经。

周围神经病损（peripheral neuropathy）是指周围运动、感觉和自主神经的结构和功能的障碍。

常见病因有炎症、外伤、压迫缺血、中毒、营养及代谢障碍等。临床上常见的周围神经病损有：面神经炎（又称Bell's麻痹）、多发性神经炎、急性感染性多发性神经根炎（又称Guillain-Barre综合征）、臂丛神经损伤、桡神经损伤、尺神经损伤、正中神经损伤、坐骨神经损伤、腓总神经损伤、胫神经损伤、三叉神经痛、肋间神经痛等。

周围神经病损主要功能障碍有：

1. 运动障碍　相应神经支配区域的肌肉无力、肌张力降低、肌肉萎缩、腱反射减弱或消失。

2. 感觉障碍　相应神经支配区域深感觉及浅感觉减退、感觉过敏或感觉丧失。

3. 自主神经功能障碍　局部无汗、多汗或少汗，局部皮肤温度异常、色泽改变，指（趾）甲粗糙等。

二、康复评定

周围神经病损患者就诊时，不仅要详细询问病史、进行全面的身体检查，同时要进行康复功能评定，以便了解患者病损所引起的功能障碍部位及程度，为制定康复治疗方案打下基础。详细的康复评定还有助于判断病损的预后。

康复评定内容包括：

1. 运动功能评定　包括肌力测定及关节活动度测定，同时应对肌腱反射及肌张力进行评定。

2. 感觉功能评定　感觉的评定方法与内科或神经检查感觉的方法相同。对感觉功能进行评定，有利于指导患者在感觉功能障碍的情况下，如何避免日常生活活动中的损伤，如温度觉障碍的病人如何避免烫伤，同时指导康复计划的制定。

3. 日常生活活动能力评定（ADL评定）　临床常用Barthel Index（即巴氏指数）量表进行ADL评定。

4. 电生理学检查　有条件的医院或康复机构可以采用神经肌电图、直流－感应电检查或强度－时间曲线检查（*I-t* 曲线），对周围神经病损做出客观、准确的判断，指导康复治疗并估计预后。

5. 其他功能评定　支配上肢的周围神经病损需进行手功能评定；支配下肢的周围神经病损可能需要进行步态分析及平衡能力评定。自主神经病损需进行出汗试验测定等。

三、康复治疗

（一）康复治疗的原则

1. 促进病损神经的恢复与再生　对于炎症、外伤、营养及代谢障碍所引起的周围神经病损，发病后除及早应用神经营养药物及促神经再生药物治疗以外，还应尽早应用物理因子治疗（超短波、脉冲短波、微波、超声波等），促进病损部位的水肿消退及炎症吸收，改善局部血液循环及组织营养、代谢，加快周围神经的恢复与再生。

2. 促进运动功能的恢复　周围神经病损早期可采用按摩、被动运动、肌电生物反馈及功能性电刺激治疗，维持关节正常活动范围，增加感觉输入，防止或延缓肌肉萎缩，促进肌肉收缩功能恢复。

周围神经病损恢复期，应根据受损部位肌力的状态，选择主动助力运动、主动运动或抗阻运动，以便有效增加肌力及肌容积，同时鼓励患者尽可能主动进行各关节的全范围活动，从而恢复运动功能。

3. 日常生活活动能力训练　在进行病损部位运动功能训练的同时，应该指导患者结合自己的生活方式，在日常生活、工作过程中多使用患肢，使康复治疗贯穿于日常生活、活动之中，既增加患者对康复治疗的兴趣，又能促进患者独立完成日常生活活动。

4. 感觉功能训练　如果患者存在浅感觉障碍，可以选择不同质地（旧毛巾、丝绸、卵石等）、不同温度（凉水、冰块、温水）的物品分别刺激健侧及对应的患侧皮肤，增加感觉输入。开始训练时让患者睁眼观察、体会，逐渐过渡到让患者闭眼体会、辨别。

如果患者存在深感觉障碍，那么在关节被动运动、肌力训练过程中，应强调局部的位置觉及运动觉训练，让患者反复体会、对照。

5. 其他康复治疗　神经病损早期，为了防止关节畸形、挛缩，在夜间睡眠时可以佩带相应的功能位支具。感觉障碍严重的患者应采取适当的保护、预防措施，避免再损伤。因外伤造成的周围神经病损，必要时可进行手术治疗。

（二）常见周围神经病损的康复治疗

1. 桡神经损伤的康复　桡神经支配肱三头肌及前臂后群全部伸肌，浅支支配前臂背侧部分感觉及手背桡侧两指半皮肤感觉。桡神经损伤最常见的原因是肱骨中、下段或肱骨髁上骨折、桡骨颈骨折或长时间用头枕上肢或上肢垂挂椅背睡觉压迫等，上述原因引起的桡神经损伤不累及肱三头肌，而只产生垂腕、屈指、拇指不能外展，手背桡侧皮肤感觉障碍。

桡神经损伤后，在进行必要的手术、药物治疗的同时，可以进行适当的物理因子治疗。下面重点介绍运动疗法：

（1）被动伸腕、伸指训练　患者用健侧手抓握患侧手指，尽量柔和用力将患侧手指伸展，同时将手腕向手背方向伸展。此动作也可以让家人帮助完成。目的是维持腕关节及手指各关节正常活动度，防止腕关节掌屈及手指屈曲挛缩。被动运动过程中避免用暴力牵拉关节。见图 28－1、28－2 所示。

（2）侧方伸腕、伸指　对于患侧伸腕、伸指肌有主动收缩，但不能克服重力收缩的患者，为了增强伸腕、伸指肌力量，将双侧上肢前伸放在桌面上，拇指向上，双手掌心相对，用力背伸双侧腕关节及手指各关节。见图 28－3 所示。

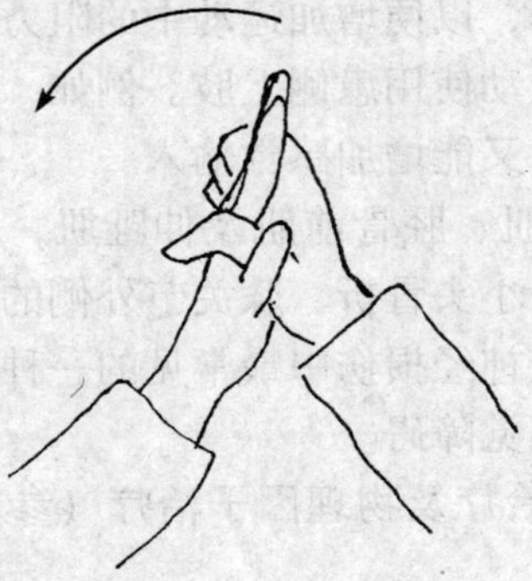

图 28－1　被动伸腕

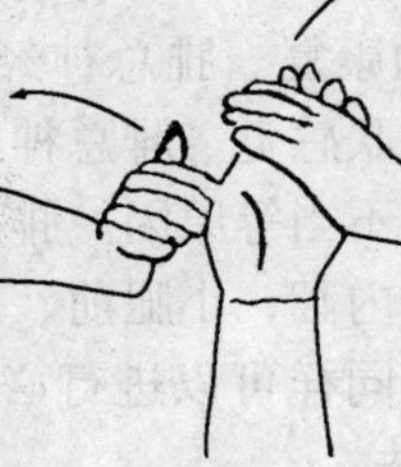

图 28－2　被动伸指

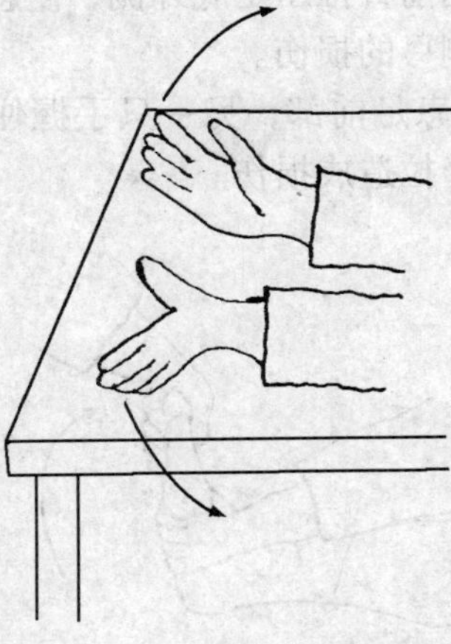

图 28－3　侧方伸腕、伸指

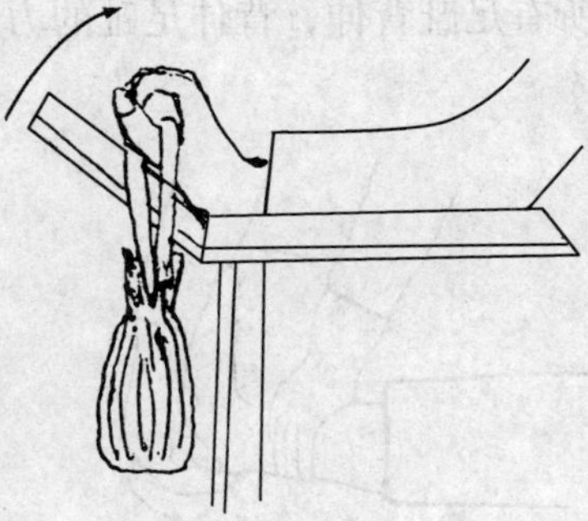

图 28－4　抗阻伸腕

(3) 抗阻伸腕　随着患侧肌力的恢复，如果患者能够手背向上进行克服重力的腕关节、指间关节背伸，则应逐渐进行伸腕及伸指的抗阻训练，施加于患侧的阻力可以用健手完成，也可以用抓握沙袋或其他重物完成。见图 28－4 所示。

(4) 抗阻伸指（图 28－5、28－6）　如果患者的手指能够在手背向上的体位下伸直，则

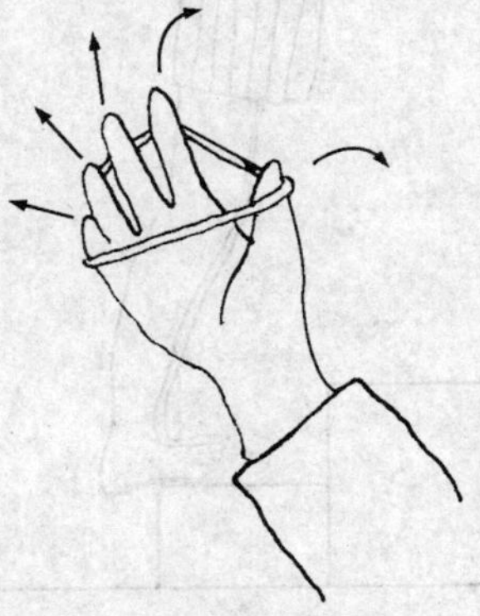

图 28－5　抗阻伸指

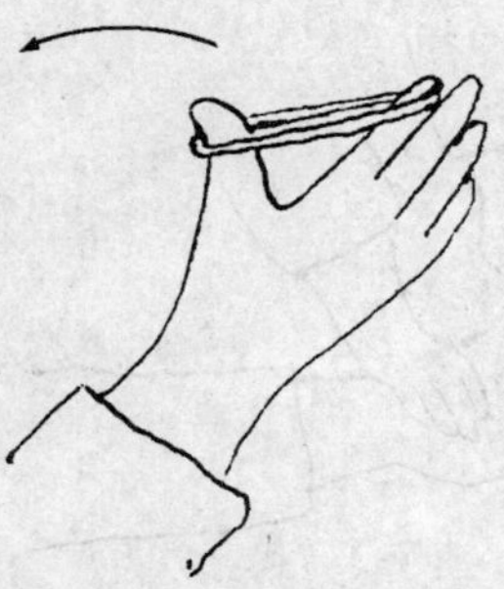

图 28－6　抗阻伸拇指

应该进行抗阻训练。将橡皮筋套在患侧手指末端，用力背伸各手指，使用的橡皮筋松紧应合适。从使用一根橡皮筋开始，逐渐增加到使用多根橡皮筋，以便增加运动中的阻力。

除上述运动训练以外，在日常生活及工作中应注意主动使用患侧上肢。例如，使用患侧手洗脸、擦桌椅、抓握水果等，既有助于运动功能改善，又能增加感觉输入。

2. 腓总神经损伤的康复　腓总神经支配腓骨长、短肌、胫骨前肌及伸趾肌，同时支配小腿前、外侧及足背皮肤感觉。腓总神经损伤常见于腓骨小头骨折、膝关节外侧的创伤、小腿石膏固定或夹板固定不当等原因。腓总神经损伤是下肢神经损伤中最常见的一种。腓总神经损伤后出现足下垂并内翻，小腿前、外侧及足背皮肤感觉障碍。

腓总神经损伤后，同样可以进行必要的手术、药物治疗及物理因子治疗（参见治疗原则）。下面介绍运动疗法：

（1）被动背屈踝关节（图 28－7）　治疗师或护理人员用一只手固定患侧小腿下段，用另一只手握住患侧足跟，患足外侧抵治疗师前臂，治疗师用前臂推压足底外侧，使患侧踝关节背屈。训练过程中避免推压足内侧弓，以免造成足底内侧弓的损伤。

（2）被动伸展足趾（图 28－8）　治疗师用一只手抓握患足前部，另一只手握住患足足趾，将所有足趾背伸，背伸足趾的力量要柔和，避免暴力牵拉造成损伤。

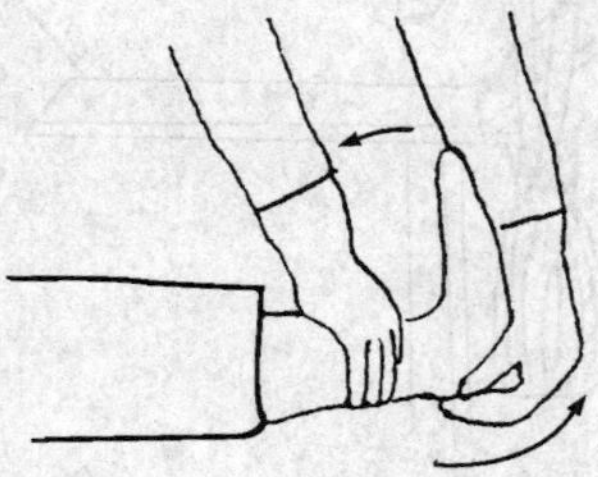

图 28－7　被动背屈踝关节

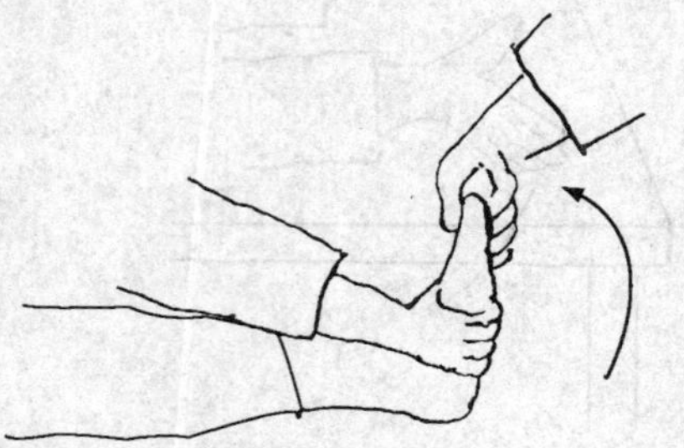

图 28－8　被动伸展足趾

（3）被动足外翻（图 28－9）　治疗师用一只手固定患侧踝关节前方，另一只手从患足外侧握住足前外侧，使足外翻。

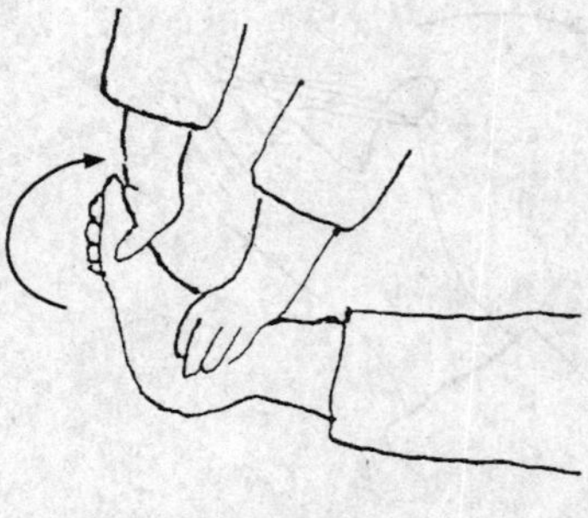

图 28－9　被动足外翻

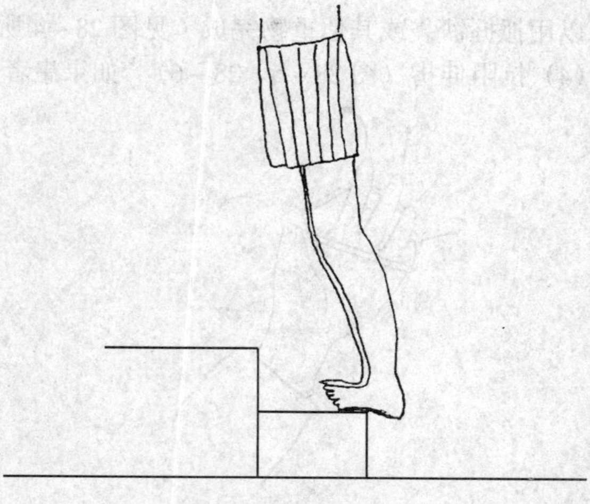

图 28－10　自我牵伸踝关节

（4）自我牵伸踝关节（图 28－10） 患者用双足前部踩台阶，膝关节伸直，双足跟悬空，躯干稍前倾保持站立平衡，用力背屈踝关节，使双足跟平行低于所踩台阶。目的是维持踝关节背屈活动范围，防止小腿后侧肌肉挛缩。训练过程中尽量将身体重心放在患侧下肢上，增加训练难度。

（5）主动背屈踝关节、背伸足趾（图 28－11） 一旦患侧踝关节背屈肌出现主动收缩，患者应进行主动关节运动。患者仰卧或坐位，双下肢伸直平放在床面上，双足趾用力背伸，同时踝关节背屈，踝关节背屈过程中尽量使足外翻。

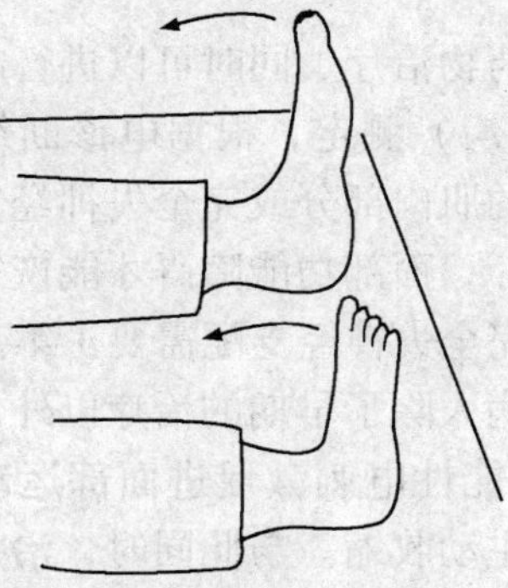

图 28－11 主动背屈踝关节、背伸足趾

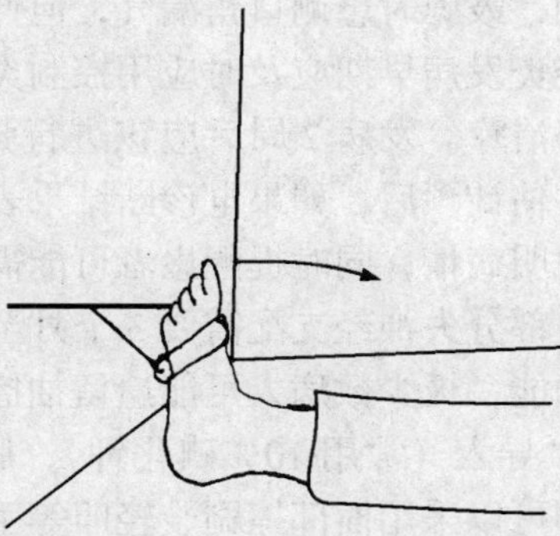

图 28－12 抗阻背屈踝关节

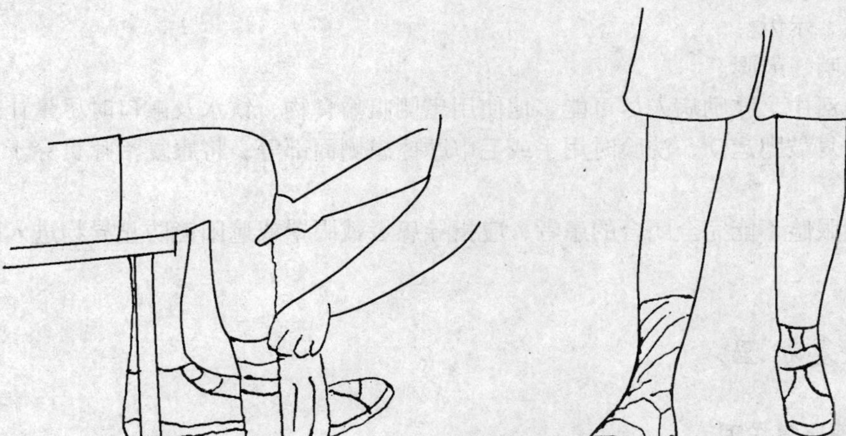

图 28－13 纠正足下垂、内翻

（6）抗阻运动（图 28－12） 患者坐位或仰卧位，将宽松紧带套在患者双足前部，患侧足背屈，而健侧足用力向下蹬，患侧足背屈同时尽量使足外翻。也可以将松紧带或弹簧固定在床头，用患侧足牵拉松紧带或弹簧进行踝关节抗阻背屈训练。

除上述训练外，在日常生活活动中应该注意纠正踝关节的姿势。如行走过程中注意患侧踝关节尽量背屈；女性患者在腓总神经完全恢复以前，尽量不穿高跟或坡跟鞋，以免加重足下垂。腓总神经损伤早期，患者行走时，可以用弹力绷带纠正足下垂、内翻（图 28－13），必要时可使用踝关节背屈支具。

桡神经损伤及腓总神经损伤是周围神经病损中最常见的，而且损伤后对患者的日常生活活动影响较大，通过学习上述神经损伤的康复，希望大家能够掌握简单、实用的康复方法，同时在遇到其他部位的神经病损时能够根据损伤部位的具体情况，制定出正确、合理的康复方案。

3. 面神经炎的康复　面神经炎又称 Bell's 麻痹，是面神经的茎乳突孔内段急性非化脓性炎症，引起面神经核下麻痹（又称周围性面神经麻痹）。面神经炎可引起同侧面部所有表情肌无力，表现为患侧眼睑不能闭合或闭合力弱，额横纹变浅或消失，鼻唇沟变浅，示齿时口角歪向健侧，鼓腮时患侧口角漏气，但伸舌居中。

面神经炎发病早期应及时应用控制炎症及营养神经等药物治疗。同时可以进行超短波或红外线局部治疗。发病 2 周后应该进行强度 – 时间曲线（I-t）测定，根据电诊断结果调整治疗方案并估计预后。如果电诊断结果表明患侧神经支配的肌肉部分或完全失神经支配，应该向患者说明病情，同时提醒患者可能需要较长时间的治疗，面部功能障碍才能恢复。一般来说，肌肉部分失神经支配需要 3 个月至半年才能恢复，完全失神经支配需要 1 年甚至更长时间恢复功能，极少数病人可能遗留抽搐、流泪等。上述病人除了早期的治疗以外，应该进行直流电 I^- 导入（常用 10% 碘化钾），肌电生物反馈及功能性电刺激促进面部运动功能恢复。治疗师可以采用面部擦刷、轻叩等手法诱导患侧肌肉主动收缩。与此同时，治疗师还应指导患者进行面部表情肌主动运动。简介如下：

（1）抬眉、瞪眼。

（2）用力闭眼。

（3）微笑、示齿。

（4）吹口哨、鼓腮。

在日常生活中，鼓励病人尽可能多地使用患侧咀嚼食物，饮水及漱口时尽量让患侧口角闭紧并进行反复鼓腮运动，洗脸时用手或毛巾摩擦患侧面部等，将康复治疗贯穿于患者的日常生活之中。

对于患侧眼睑不能完全闭合的患者，应指导患者戴眼罩或遮阳镜防止异物进入眼内，造成感染。

四、康复护理

（一）心理康复护理

康复护理应该与康复治疗紧密配合，才能使病人最大限度地恢复功能。首先要通过心理康复护理使患者保持良好的心理状态。一般来说，周围神经损伤的病人患病早期由于不了解神经损伤后需要较长的时间才能恢复，对疾病的严重性认识不足，对预后过分乐观，而随着功能障碍的加重及功能恢复速度较慢，对患者的工作、学习及日常生活活动带来不便，病人又会产生忧郁、紧张、不安等心理反应。因此，要及时了解患者的心理状态，根据病人的具体情况及时进行合理解释及引导，使病人了解周围神经损伤后可能出现的功能障碍及其恢复过程，鼓励病人保持积极的心理状态，参与康复治疗，让患者充分认识到良好的心理状态对预后的重大影响。

（二）日常生活活动康复护理

患者应保证进食充足的营养，以利于神经的恢复，避免因不良心理状态造成食欲不振。合理的休息及睡眠也同样有利于神经恢复，但睡眠时应注意保护患肢，使患肢处于功能位，并抬高患肢。患肢皮肤完好的部位，应每日进行患肢皮肤清洁 2 ~ 3 次，同时用毛巾摩擦患肢皮肤，增加感觉输入，促进神经功能恢复。因病情需要进行静脉点滴用药的患者，为保证患肢康复治疗，静脉点滴原则上在健侧进行。

康复护理人员还应该配合治疗师督促患者进行康复训练，并注意询问、观察患者康复训练前、后的反应，发现问题及时与康复治疗师沟通，确保患者的功能恢复。

五、健康教育

周围神经损伤病人多数是在门诊或社区接受康复治疗，因此对患者进行健康教育十分重要。首先要指导患者学会日常生活活动自理，对于患肢功能障碍较严重的患者，指导患者如何进行生活方式的改变，例如指导患者单手穿衣、进食。在日常生活活动中注意保护患肢，防止再损伤，例如用患手端热锅、热水壶时，如果患手感觉障碍，应该戴厚手套避免烫伤。患者外出时应该避免他人碰撞患肢，必要时应佩戴支具使患肢保持功能位。在避免再损伤患肢的前提下，指导并鼓励病人在工作、生活活动中尽可能多地用患肢，将康复训练贯穿于日常生活活动中，促进其功能早日恢复。

（付桂敏）

第二十九章　骨折后的康复及护理

一、概述

骨折（bone fracture）是骨小梁即骨质的断裂，在日常生活中较为常见，其中尤以四肢骨折和脊柱骨折更为多见。骨折常伴有肌肉、肌腱、韧带、血管、神经和皮肤等软组织损伤。骨折原因多为直接或间接暴力，也可因肌肉突然的强力收缩或过度疲劳引起。骨折可分为各种类型，例如，根据骨折同时软组织损伤情况分为开放性骨折和闭合性骨折；根据骨折线是否进入关节分为涉及关节骨折和不涉及关节骨折；根据骨折是否容易固定分为稳定性骨折和不稳定性骨折等等。骨折的主要表现有：疼痛、肿胀、压痛和轴心扣痛、骨摩擦音、异常活动等等，骨折移位时有畸形，骨折后一般出现局部功能障碍。X线检查是骨折临床检查的重要依据。骨折的治疗主要有复位、固定、功能锻炼三个环节。康复和护理工作在固定和功能锻炼环节能发挥重要的作用。

二、康复评定

以各种方法评价功能障碍发生的原因、部位、性质和程度，是制订和评价治疗计划的基础和标准。

（一）病史及病程

详细了解骨折时间；骨折种类；骨折部位；骨折性质；有无合并伤；临床诊断是什么；何时经过何种治疗；如经过手术，是在何时经过何种手术、固定的方式、固定的范围和固定的时间。这些可以帮助了解功能障碍的原因。

（二）局部情况

观察骨折局部有无疼痛、压痛、肿胀、淤斑；有无肢体的短缩、成角和旋转畸形；有无骨折部位及邻近关节的不稳定现象；骨折部位及肢体远端有无皮肤发凉、颜色苍白或青紫等血液循环不良的表现；有无神经支配区感觉麻木、感觉减退或丧失等神经损伤表现；骨折晚期局部有无肌肉萎缩、关节僵直等表现。可借助量角器和皮尺等器具进行测量以了解功能障碍的性质、范围及程度。

（三）全身情况

骨折早期有无休克、呼吸衰竭等情况和其他重要器官损伤的表现；骨折晚期有无坠积性肺炎、血栓形成、便秘、尿路结石或感染等并发症。了解全身情况可以有助于制定正确的康复治疗计划，不会顾局部而误全身。

（四）对患者的观察和评价应注意连续性和阶段性

不仅有治疗前和治疗后的评价，也要有治疗过程中不同阶段的评价，这样可以及时发现问题予以纠正。评价中发现功能的改善，可以增加患者功能练习的信心和积极性。对长时间练习后功能改进不明显者，要及时检查，找出原因，并据此修改治疗计划，以使治疗的效果能达到预期的目的，使患者的功能逐渐恢复正常。

（五）骨折后功能障碍的程度

1. 轻度　单纯闭合性骨折，无血管、神经损伤，关节活动范围较正常相差较少，日常生活活动大都能自理。

2. 中度　开放性骨折，同时有血管、神经损伤，肢体肿胀，关节活动范围较正常相差较多，日常生活活动能部分自理。

3. 重度　关节强直，血管、神经断离，感觉大部分丧失，肢体功能受到严重影响，日常生活不能自理。

三、康复治疗

骨折经过复位和固定，患者病情稳定后即可进行康复治疗。其目的和方法如下：

（一）物理疗法

物理治疗方法种类繁多，作用各异，及时选用适当的物理治疗方法，可以达到中止和缩短骨折后的病理过程的目的。比如，在骨折早期，肢体肿胀时可以选用短波、超短波电疗，电磁疗等方法，能起到快速消除肿胀的目的。骨折合并血管损伤，有轻度血液循环不良表现时，可以选用红外线等热疗方法增加局部的循环能力。骨折后的伤口出现感染迹象时，可以选用短波、超短波和紫外线的治疗方法，对消除局部感染具有明显而确实的作用。为促进骨折的愈合，可以选用脉冲电磁疗的方法进行辅助治疗。骨折合并有神经损伤，进行神经吻合后，对神经吻合部位可以选用短波、超短波进行治疗，能促进神经的愈合。对失去神经支配的肌肉，为防止其产生失神经萎缩，可以选用低频电刺激的方法刺激肌肉的收缩，维持肌肉的营养，延缓肌肉萎缩的产生，也促进神经的恢复。肌肉力量较小时，可以选用中频的电体操方法进行治疗，辅助运动疗法共同增加肌肉的力量。为减轻患肢的疼痛，可以选用红外线、蜡疗等热疗法，短波、超短波和中频电疗等方法进行治疗。对创伤和手术造成的瘢痕和组织粘连，可以选用蜡疗、音频电疗和超声波疗法进行治疗。对骨折后期关节活动范围减少者，可以选用蜡疗、水疗、红外线等热疗方法，增加组织的弹性和延展性，辅助运动疗法，逐渐恢复关节的正常活动范围。

（二）运动疗法

运动疗法需要遵循循序渐进的原则。随着骨折稳定性的增加和患者全身情况的改善，功能活动范围由小到大，次数由少到多，力量由小到大。功能练习以恢复肢体的生理功能为主，如上肢的活动以增强手的功能为主，下肢以增强负重、步行的能力为主。进行功能练习时，不应急于施行手法牵引和对骨折部位的被动按摩。任何练习都不应引起剧烈疼痛。有时练习可产生轻微疼痛，但在停止活动后应消失。锻炼不应让患者感到疲劳，不应在骨折部位发生疼痛。如运动后疼痛剧烈，甚至出现肿胀，表示运动过量，应停止锻炼，并采用止痛消肿的物理治疗。严格控制不利于骨折端稳定的活动。例如，外展型肱骨外科颈骨折的肩关节外展活动，桡骨远端骨折的腕背伸和桡偏活动，股骨下 1/3 骨折的下肢内收活动，胫腓骨骨折的小腿内外旋活动，踝部骨折的足跖屈活动等都不利于骨折的稳定，应加以控制和避免。医务人员应细心地把功能练习的原则、方法、注意事项、重要性向患者详细介绍清楚，使患者有治疗的信心和积极性，能主动地配合治疗，刻苦进行功能的练习。对功能练习中方法不对者要及时纠正，对运动量不足或运动过量者也要及时进行运动量的调整，使功能练习的作用和效果达到最佳状态。

（三）作业疗法

以训练患者的日常生活能力为主。日常生活能力是一个人独立生活的基本能力，骨折后因肢体功能下降，日常生活能力受到一定影响。同时，骨折后，患者的畏惧、依赖心理增加。一些能做的活动，因为怕引起疼痛，怕骨折移位而不敢动，久而久之，这些活动能力就会逐渐降低。家属和陪伴人对患者一般也存在照顾过度的问题，他们不知道，他们的周到照顾减少了患者进行功能练习的机会，从而延长了功能恢复的时间，减少了功能恢复的程度。因此应教导患者及早开始无伤肢体和患肢非固定部分的功能练习。练习以综合活动能力训练为主，增加关节活动范围和增加肌力为基础，增加完成肢体的基本动作的能力为目标进行训练。上肢以取放物品为主，下肢以站立、下蹲和行走为目的。只有增加了这些肢体的基本活动能力，才会使患者的日常生活能力逐渐增加，直至正常。

（四）心理疗法

骨折后患者一般经历后悔、沮丧、消极和害怕等心理变化的过程。而康复治疗师和护士在病房进行治疗和护理时，有大量的机会与时间接触患者，可以随时观察患者的这些心理变化，利用支持性心理疗法，对患者进行针对性的疏导、解释、劝说、训练、培养兴趣和改变环境等，使患者树立接受现实，与伤患抗争，配合治疗、训练等积极正确的心理定势，为恢复肢体功能打下心理上的基础。

四、康复护理

1. 病情的观察

详细了解受伤原因、经过、治疗情况及目前状态，在骨折后早期，尤其合并有严重创伤时，主要观察的内容有：

1. 全身情况　①生命体征：血压、脉搏、呼吸是否正常、平稳；②体温是否正常；③疼痛的情况是否与伤情相符；④患者的精神状态如何。

2. 骨折部位情况　①伤肢的肿胀情况是否符合伤情的发展；②伤口有无渗血，有无感染；③肢体末端的血液循环是否正常；④肢体的姿势与位置是否利于骨折的稳定和愈合；⑤外固定器具是否安放正确和稳妥。

在骨折中、晚期主要观察：肢体是否还有疼痛和肿胀；肌肉萎缩情况；固定部位相邻关节的活动范围是否减少；在日常生活中有哪些活动不能进行；外固定如未去除，固定是否稳妥，如已去除，原外固定范围内的关节活动范围有无减少，减少的情况怎样。

（二）保持外固定的确实与可靠

骨折后的固定期是一个较长的过程。在此期间，患者的日常生活会因此受到很大的干扰，同时日常生活也会对固定产生一些不利的影响，使固定的稳固性产生一些改变，如石膏的松懈和移位、夹板的松动、牵引器具的位置或牵引力量的改变等等，对此需要及时发现和予以纠正。

（三）保持正确的肢体姿势与体位

正确的肢体姿势与体位可以使患者放松全身肌肉，减轻骨折部位的异常应力刺激，减轻疼痛，也防止骨折移位，同时有利于肢体的血液循环，减少畸形的发生。比如将患侧肢体置于高于心脏的位置可以促进患肢的静脉回流，减轻肿胀；小腿骨折时把足放于踝关节背伸

90°的位置，可以减少患足因重力的关系和被子压迫而造成垂足畸形。

（四）保持非固定关节和肢体的全范围活动

在患肢非固定关节和非固定肢体的关节应每天进行1~3次全关节各轴向全范围的活动，每次活动5~10下即可。活动以主动为主，如有困难可适当加以助力。这样的活动可以防止这些关节的关节囊挛缩、关节液减少、关节粘连，最后造成关节的活动范围减少。同时也可使肌肉得到运动，减少肌力的下降和肌肉萎缩。

（五）维持肌肉的力量和肌肉容积

骨折固定期间，患者害怕患肢疼痛，害怕骨折移位，而不敢运动。时间一长，会使骨折部位的肌肉收缩力量逐渐减少，严重时会产生废用性肌肉萎缩，使肌肉的容积也减少。肌肉的力量是运动的动力。肌肉力量的减少会直接影响到运动的质量，严重时使运动不能产生。为维持肌肉的力量和容积，需要保持肌肉的适当运动。健肢可以使用等长肌肉收缩或等张肌肉收缩的方式进行运动，可以加上适当的阻力。患肢可以使用等长肌肉收缩的方式进行运动。一般每天进行2~3次，每次10~20下的运动练习即可减少和延缓肌肉力量和肌肉容积的减少。

五、健康教育

1. 注意心理调节　骨关节骨折对患者的躯体和心理都会产生巨大的影响，产生抑郁或焦虑，护理人员应予以充分的理解，积极进行心理疏导，使患者能面对现实，保持乐观情绪，积极配合康复治疗。

2. 教会正确的功能恢复方法　功能恢复有赖于正确的固定和适当的活动，做到动和静的统一。肢体运动不能太早也不能太晚，早期应注意固定的稳妥，在肿胀消退和疼痛减轻后再开始运动。运动要循序渐进，持之以恒。遵照医生制定的康复治疗计划一步一步进行，不能冒进，也不能偷懒，才有可能尽早把肢体的功能恢复到最大程度。

3. 注意劳动保护和交通安全，预防骨折的发生。

4. 老年人要注意预防和治疗骨质疏松。

（张连玉）

第三十章 颈椎病的康复及护理

一、概述

颈椎病（cervical spondylosis）是中、老年人群中的常见病、多发病，近年来有向低龄人群发展的趋势。国内调查表明，总发病率约为7.3%~17.3%。

颈椎的椎间关节（椎间盘、钩椎关节、关节突关节）退变累及神经（神经根、脊髓、交感神经）、血管（椎动脉）产生相应的临床表现（症状与体征），称为颈椎病。

颈椎病是多种发病因素共同作用的结果，随着年龄增长而发生的退行性改变是颈椎病的主要病因。椎间盘变性、脱水，椎间隙变窄，椎间关节（关节突关节、钩椎关节）应力分布异常，出现骨质增生性改变，病变累及椎间结构，造成颈椎不稳，不稳定进一步促进退行性改变。椎间盘病变还引起椎管、椎间孔移位变形。同时黄韧带、关节囊因退变而增厚。上述退变增生组织造成颈椎管狭窄，压迫椎管内重要结构：脊髓、交感神经、神经根、椎动脉。慢性劳损（疲劳、过度使用、不良体位）和外伤等因素加速退变过程。

二、康复评定

（一）常见颈椎病类型的临床表现

1. 神经根型颈椎病　为最常见的类型，占65%。颈、肩、臂、手疼痛和麻木，疼痛向肩、上臂、前臂、手和手指放散，并伴有指端等区域麻木感。出现上肢无力，握力减退，持物坠落等现象。不同平面神经根发病症状表现各异，例如，第五神经根受累时，肱二头肌腱反射减弱。

2. 脊髓型颈椎病　为可能致残的类型。起病缓慢，逐渐加重。手、足、肢体麻木，僵硬不灵活，握物不稳，精细动作障碍，下肢有踩棉花感，行走困难，易摔倒。

3. 交感型颈椎病　主观症状多，客观体征少。头疼，面部麻木，无汗或多汗，眼胀痛，视物不清，耳鸣，心动过缓或过速，情绪不稳定等。

4. 椎动脉型颈椎病　表现为颈性眩晕，恶心，偶有猝倒，但意识清楚。颈部扭转时症状加重。一过性耳聋，失明。

（二）各种诊断方法

1. 物理学检查　神经根型颈椎病可呈现颈部生理前突减少，僵直，活动受限，在正常活动范围内出现疼痛。在受累的颈神经支配区域内，如棘突、棘突旁、肩胛骨内上缘等处可触及压痛点，上肢肌肉萎缩，肌力减弱。脊髓型颈椎病常可见四肢肌张力增高，肌萎缩，步态异常。

2. 神经学检查　神经根型颈椎病受累区域如手指、皮肤感觉减退，肱二头肌、肱三头肌肌腱反射减弱。脊髓型颈椎病可出现四肢躯干感觉减退或消失，温度觉减退，本体感觉消失，四肢肌腱反射亢进，踝髌阵挛。病理反射如Hoffmann征、Babinski征呈现阳性。几个与神经根型颈椎病有关的特殊试验：压顶试验、椎间孔压缩试验、臂丛神经牵拉试验，阳性者为引起颈神经根刺激症状。

3. 影像学检查　①X线检查为最常用和基本的方法。至少要有正、侧、斜位照片。可观察到下列内容：骨质破坏性改变，颈椎排列曲线，骨质增生，椎间隙、椎间孔形态。②CT检查　可观察额状面椎管和神经根管形状，确定有无狭窄。③MRI检查　精确地反映脊髓受损部位和损害程度。

（三）诊断和鉴别诊断

确定颈椎病的诊断必须同时具备三个条件：①具有典型临床症状；②客观检查具有神经、血管损害的体征；③影像学检查证实神经、血管受到压迫或刺激。三者之间应该具有可以解释的因果关系。如X片显示骨质增生，但本人无临床症状，也不应诊断为颈椎病。颈椎病分型不是绝对的，例如，根型和交感型可以同时存在。颈椎病的一些临床表现特异性不强，因此要注意与其他非颈椎病性疾病相鉴别。

1. 神经根型颈椎病　诊断依据：颈椎退变累及神经根相应支配区域感觉和运动障碍，主要表现为周围神经损害。颈神经挤压牵拉试验阳性。X线平片显示：颈椎排列曲线生理前突消失，相应椎间隙变窄，颈4、5、6椎体后缘骨质增生，椎间孔变小。应与肩周炎、颈肩综合征、假性心绞痛鉴别。

2. 脊髓型颈椎病　诊断依据：颈椎病变损伤颈髓长束，如皮质脊髓束、皮质丘脑束等，并出现受损的症状和体征，临床表现为中枢神经损害。X线片显示椎间关节退变，CT和MRI提示椎管狭窄和脊髓受压。应与颈椎间盘突出征、强直性脊椎炎（AS）、椎管内肿瘤等鉴别。脊髓型颈椎病功能评定见表30－1。

表30－1　脊髓型颈椎病功能评定法（40分法）

项　目	功能状态	评分
1. 上肢功能（左右分别评定，每侧8分，共16分）	无使用功能	0
	勉强握食具进餐，不能系扣、写字	2
	能持勺进餐，勉强系扣、写字扭曲	4
	能持筷进餐，能系扣，但不灵敏	6
	基本正常	8
2. 下肢功能（左右不分，共12分）	不能端坐、站立	0
	能端坐，但不能站立	2
	能站立，但不能行走	4
	拄双拐或需人费力搀扶勉强行走	6
	拄单拐或扶梯上下楼行走	8
	能独立行走，跛行步态	10
	基本正常	12
3. 括约肌功能（共6分）	尿潴留或大小便失禁	0
	大小便困难或其他障碍	3
	基本正常	6
4. 四肢感觉（上、下肢分别评定，共4分）	有麻、木、痛、紧、沉等异常感觉或痛觉减退	0
	基本正常	2
5. 束带感觉（指躯干部，共2分）	有紧束感觉	0
	基本正常	2

3. 交感神经型颈椎病　诊断依据：由于受到刺激，在交感神经所分布的区域出现相应功能异常的临床表现。X线检查可见颈椎退行性改变。应与神经官能症、更年期综合征、心脏疾病、屈光不正、青光眼鉴别。

4. 椎动脉型颈椎病　诊断依据：椎动脉受到压迫或交感神经受到刺激引起反射痉挛，造成颈动脉血流减少，产生脑部缺血症状。X线片呈现颈椎退行性改变，多普勒检查显示椎－基底动脉供血不足。应与梅尼埃病、脑动脉硬化症、原发性高血压鉴别。

5. 少见类型颈椎病　食管受压型：颈椎椎体前缘骨质增生，挤压食管，引起吞咽困难。

三、康复治疗

颈椎病康复治疗的目的是：①减轻对神经根、椎动脉、脊髓的刺激和压迫；②减轻神经根水肿、粘连；③缓解颈、肩、臂肌痉挛。④重建和保持颈椎稳定。

（一）休息与制动

卧床休息2～4周，减少颈椎载荷所致的应力刺激，使颈椎获得稳定，利于椎间关节的创伤炎症消退。颈围领可维持正常生理曲度，限制颈椎的异常活动，长期使用可致颈部肌肉萎缩，关节僵硬。

（二）物理治疗

运动疗法（颈椎医疗体操）的主要作用是增强颈部肌力，放松肌肉，改善颈椎关节功能，巩固疗效，防止复发。具体做法是：①头颈前屈—后伸—左右侧屈—左右旋转—前屈左右旋转—后伸左右旋转。②伸肩垂肩—抬肩缩颈—头颈前伸—头颈后缩—左右旋转。运动次数因人而异，量力而行，以无不适感为度，每单元5～10次左右。脊髓型、椎动脉型患者忌做大幅度快速头部运动。理疗具有消炎止痛，消除神经根和脊髓水肿，减轻粘连，扩张血管和缓解肌痉挛，调节自主神经功能，促进神经和肌肉功能的作用。常用的有超短波、红外线、超声波疗法。其他疗法如蜡疗、激光、直流电离子导入，也有一定效果。

（三）牵引

牵引是颈椎病最有效最主要的治疗方法之一。可以解除颈肩肌痉挛，增大椎间隙与椎间孔，椎间隙后缘可增宽3～4mm，减轻骨赘对椎管内容物压迫。主要适用于神经根型颈椎病，脊髓型和椎动脉型慎用或忌用。颈椎不稳定者禁用，因可能损伤脊髓。具体方法见运动疗法章。

（四）药物

颈椎病疼痛大部分为无菌性炎症刺激引起，非甾体药是常用有效药，主要用于急性疼痛期，不宜长期服用。注意防止和减轻此类药物对肾、胃肠等器官或系统的毒性作用。尽量选用选择性COX抑制剂。其他可用的药物有神经营养药和扩张血管药等。

（五）中医中药

中药具有息风清热，燥湿化痰，补虚养血，活血化淤作用，抑制疼痛和麻木。针灸、推拿、按摩可达到松解粘连，改善血微循环，防止关节僵直和肌肉萎缩的目的。

（六）手术治疗

目的是放松肌肉，重建颈椎稳定，改善椎间关节活动功能和椎间盘营养，拉开椎间隙，扩大椎间孔，减轻骨赘对神经根刺激和压迫，松动嵌顿关节，适用于根型、交感型颈椎病。脊髓型者慎用，以防对脊髓造成伤害。详见运动疗法章。

（七）其他

颈段硬膜外封闭，可以阻断感觉神经和交感神经在椎管内的刺激点，抑制椎间关节创伤反应。适用于交感神经型和神经根型颈椎病。醋酸泼尼松龙 125mg + 2% 普鲁卡因 4ml，每周 1 次，共 2 ~ 3 次。颈肩痛点也可采用局部封闭治疗。经半年保守治疗，症状进行性加重的脊髓型颈椎病可考虑手术治疗。

四、康复护理

（一）日常护理措施

1. 颈枕　可保持睡眠时头颈处于适当体位，“高枕”有害。枕高度约 10cm，或同肩宽，主要目的是使颈椎在睡眠时置于生理前突位置，避免过伸过屈位对颈椎造成的应力损害和引起颈肌劳损，有预防颈椎病的作用。

2. 日常保健　保健指导贯穿于整个康复护理过程，日常注意生活、学习、劳动时颈部体位，不弯腰不低头，挺胸收腹，躯干挺直，保持头颈部于颈椎前凸的生理位置。避免头颈长时间处于某一固定姿势，持续体位 1 h 左右要变换位置并进行头颈肩的多方向活动。避免颈肩部过度负荷。椎动脉型病人应避免颈部突然快速转动以防止眩晕、猝倒。脊髓型病人要特别注意保持颈椎稳定，防止过伸过屈造成脊髓损伤。

（二）牵引疗法护理

牵引前使病人大致了解原理和作用，取得主动配合。严格掌握适应证。牵引过程中仔细观察病情变化，一旦发现头晕、恶心、窒息感等病情加重情况，应立即停止治疗。根据患者的感觉对重量和时间作适当调整。

（三）心理护理

1. 精神情绪紧张可改变颈椎曲度和重心关系，引起疼痛。应设法减轻患者的心理压力。

2. 颈椎病是良性疾病，绝大多数预后良好，并且有自限性倾向，护理治疗得当，终生生命质量基本不受影响。仅极少数脊髓型者可能需要手术。不必焦虑和过分夸大病情及恐惧病程后果。

3. 预防和治疗并重，预防为主。颈椎病治疗方法繁多，各自都有一定疗效，一次治疗或一种方法治愈是不切实际的，克服急躁厌烦的情绪，主动配合治疗。

五、健康教育

1. 颈椎病是常见病，多产生不适症状，影响人们的学习、工作和生活质量，应引起足够的认识。

2. 退行性改变是颈椎病的重要因素，但有退变不等于一定是颈椎病。颈椎病的确诊一定要具备颈椎病变和临床症状之间肯定的因果关系，通常要由医生根据各种检查结果做出。

3. 颈椎退行性改变不可阻止，但经过积极预防和适当治疗可以避免或推迟发病。

4. 虽然随着年龄增长颈椎可发生不同程度退变，但颈、肩肌肉劳损是加重颈椎退变的另一个重要因素。特别应强调在青少年人群中提倡合乎生理卫生的体育活动和其他保健措施，避免颈椎受到不良应力损害，对预防和减少颈椎病的发生有极其重要的意义。

5. 日常生活工作中，应保持正确体位，避免固定一个姿势过长时间，注意随时变换体位。经常做颈肩部肌肉锻炼和活动。

6. 颈椎病是良性疾病，绝大多数经积极防治，预后良好，不会引起瘫痪等后果。严重脊髓型患者经手术等治疗，也会获得满意的生活质量。

（张晓林）

第三十一章　肩周炎的康复及护理

一、概述

肩关节周围炎简称肩周炎，是一种发生于肩关节周围软组织的无菌性炎症，临床以肩关节疼痛和运动功能障碍为主要特征。此病多见于中老年人，因而有“五十肩”之称；另因大多有运动功能障碍，故亦有“冻结肩”（frozen shoulder）之称。该病病因尚未很明确，一般认为是由于年龄增长，软组织发生退行性变，加上外伤（甚至轻微外伤）或过劳引起慢性劳损或肩部缺乏活动而发病；局部受风寒也是诱发因素。其病理过程为肩袖和肱二头肌长头腱结缔组织老化→肩周软组织急、慢性无菌性反应→局部疼痛、反射性肌痉挛→局部纤维化、肩关节挛缩→肩关节运动功能障碍。该病病程较长，可迁延数月甚至2年左右。一般又分3期。

1. 急性期　约1个月，可延续2～3个月，主要为肩周部疼痛，晚间较重，可在不随意活动中诱发剧烈的疼痛，持续30s左右。由于局部疼痛反射性引起肌肉痉挛，肌腱韧带、关节囊等结缔组织挛缩，可有一定程度关节功能活动受限。

2. 粘连期　约2～3个月，此期疼痛明显减轻，主要为肩关节功能活动受限，因肩周软组织广泛粘连所致，活动范围以外展和内旋受限为主，甚至活动丧失而形成冻结肩，严重影响日常生活活动。

3. 缓解期　该病大多有自愈倾向，自然转归约需6～24个月。随着日常生活、劳动和治疗，疼痛减轻，肩关节软组织挛缩、粘连逐渐消除，肩关节活动逐渐恢复。如无特殊情况，一般不再复发。

肩关节周围炎的症状、体征可归结为以下4点：肩关节周围疼痛；肩关节活动受限；肩关节压痛点（不固定，可在肩峰下、肩前方相当于肱二头肌肌腱处，冈上肌及小圆肌缘处有压痛）；肌肉萎缩（以三角肌最明显）。

二、康复评定

全面评定肩关节功能有Rowe法、Constant-Murley法、全美肩肘外科医师学会法等，它们大多从疼痛、稳定性、功能、活动度及肌力五个方面进行评定。其中疼痛、功能、活动度项最常用。疼痛可分无疼痛、轻度痛、中度痛和严重痛。功能方面为用背包、清理会阴部、清理对侧腋窝、用餐具吃饭、梳头、穿衣、可向患侧卧、可做普通工作来评定。内旋可用拇指达腰骶、背的水平（hand behind back，HBB）来表示。

三、康复治疗

康复治疗的主要目的是止痛和恢复肩关节的运动功能，采取综合疗法，但各阶段有所侧重。

（一）急性期

此期以消炎止痛、缓解肌肉痉挛、改善局部血液循环，预防关节功能障碍为主。

1. 物理治疗　可选择应用低中频电疗、超短波疗法、微波疗法和蜡疗等。冷疗可使感觉的敏感性降低，从而有解痉、镇痛等作用，方法可用冰袋、冰按摩，每次治疗时间为30min左右。

2. 运动疗法　急性期疼痛严重者可短期用三角巾悬吊使肩暂时制动。但在不引起明显疼痛的情况下仍可作适当活动。如于站立或坐位，患肩悬吊下，上体向患侧侧屈，并稍前倾使肩离开胸壁和外展至最大幅度；再同上体位做肩前后、左右摆动与以垂直轴为轴心绕环动作，以上各作3~5次。目的在于松弛肩部肌肉，改善局部血液循环。

3. 按摩与推拿手法　用较轻的手法，以放松肩部肌肉和改善血液循环。

4. 药物　适当应用非甾体消炎止痛药，如布洛芬、吲哚美辛等。

（二）粘连期

此期主要是治疗关节功能障碍和防治肌肉萎缩、肌力减弱，并辅以消炎止痛。

1. 运动疗法　以肩关节活动度练习为主，辅以肌力练习。肩关节活动度练习，可徒手和使用体操棒、肋木、吊环等作主动和助力运动练习；同时合并使用被动关节活动度练习和中西医结合的按摩手法治疗。

(1) 下垂摆动练习　躯体前屈90°左右，使患臂自然下垂，将肩关节的肌肉、肌腱放松。然后作前后、内外、画圈摆动练习。摆幅要由小至大，每次要摆动到手指微有发胀、麻木感为止。直腰稍休息后，然后手持约1~2kg重物，再按上法进行练习。以上每日练习数次。合并高血压患者，前屈体位不应过低。此法亦可在俯卧位下进行，即将患臂垂于床边，按上法进行练习。

(2) 体操棒练习　以健肢带动患肢活动。①持棒上举　两手持棒，直臂上举，此动作锻炼患肩前屈。②棒后置运动　两手持棒稍宽于肩，上举再屈肘置棒于肩后，此动作锻炼患肩外展外旋。③持棒侧举　两手掌心持棒两端，两臂交替侧屈时向对侧上推，此动作锻炼患肩内收外展。④持棒后举　两手于体后持棒尽量后举，此动作锻炼患肩关节后伸。⑤持棒体后上拉　健侧手在上，患侧手在下于体后持棒，健侧手将棒向上拉患侧手，此动作锻炼患肩关节内旋、内收。

(3) 肩梯或爬墙练习　患肩正对或侧对肩梯或墙，用手指逐步爬高以扩大肩前屈及外展范围。

(4) 吊环练习　主要利用健侧手拉动患侧手，使患侧肩关节作各个方向的运动。

进行(2)、(3)、(4)项活动时，只在无痛或轻度范围内活动，以免反射性地引起或加重肌痉挛，并在活动后不应引起疼痛加重，在肩关节活动中可使用压肩带，以免用肩带活动来代偿。

(5) 肌力练习　以三角肌练习为主，可用哑铃、拉力器等器械进行抗阻练习。

2. 按摩与手法治疗　可改善血液循环，减轻肌痉挛、松解关节粘连，但要避免手法粗暴。我国传统滚法、揉法、拿法、摇法、扳法、搓法、抖法等配合点穴，有良好效果。近年国外的关节松动术（joint mobilization）对治疗肩周炎已得到肯定，对增加关节活动范围有较好的作用，其方法详见运动疗法章。

3. 理疗　此期以改善血液循环，松弛肌肉、韧带为主，为运动疗法和按摩手法做准备，但超短波治疗的疗程不宜过长，以防使粘连加重。

4. 其他治疗　针灸有一定疗效；痛点明显和局限者亦可用局部封闭疗法；对极少数长期不愈的冻结肩可考虑采用手术治疗。

（三）缓解期

此期疼痛基本缓解，但尚残留某些功能障碍。康复的目标是针对尚存功能障碍，继续应用上述康复方法进行康复治疗，以达到肩关节活动范围和肌力基本正常，增强日常活动和工作的功能。

四、康复护理

1. 良肢位和保护肩关节　枕头长度以超过自己的肩宽 10～16cm 为宜，枕头高度为仰卧时与其本人拳头等高。理想睡眠一般取仰卧位，并在患侧肩下放置一薄枕，让肩关节呈水平位，以使肩关节和软组织得到较好的放松与休息。一般不主张患侧卧位，以免对患肩造成挤压。健侧卧位时，在胸前放一枕头，将患肢放在上面。避免俯卧位，因不利于保持颈、肩部的平衡与生理曲度及影响呼吸道的通畅。在肩关节疼痛时注意让其休息，放松肌肉和局部自我按摩，防止过多地活动肩关节和使用患侧手提举重物。在疼痛减轻时要尽量使用患侧进行日常生活的活动。

2. 指导肩关节功能障碍患者进行功能锻炼和日常生活活动的练习。

五、健康教育

针对前述的发病因素，应做好以下各点以预防肩周炎的发生。

1. 工作要劳逸结合，运动要适量，避免肩部过度劳累以至劳损。

2. 注意肩关节保暖，避免肩部受寒受湿，特别要注意夏季不要靠窗口睡觉，以免肩关节长时间受冷风吹袭。

3. 避免肩关节外伤、劳损，或损伤后要及时治疗，以免遗留后遗症。

4. 避免肩部长时间不活动。如前臂骨折固定患肢时要作肩部的主动运动，偏瘫病人的患上肢，要根据病情作主动或被动运动，以防肩部软组织的粘连。

5. 中老年人要经常作肩部操，例如：

（1）双手十指交叉于颈后，作后扩和前夹动作。

（2）双手十指交叉于背后，手心向上作上抬动作。

（3）双手十指交叉于体前，手心向上抬，于胸前翻掌，上举过头。

（4）旋肩和耸肩。背靠墙，臂垂体侧，肘屈 90°，前臂作左右摆动，然后作耸肩动作。

以上动作根据体力做二八呼或四八呼。每日 1～2 次。

（黄永禧）

第三十二章　腰椎间盘突出症的康复及护理

一、概述

腰椎间盘突出症是指腰椎间盘在退行性改变的基础上，由于急慢性损伤，导致椎间盘纤维环破裂，髓核突出，压迫或刺激神经根和硬膜囊，引起相应神经症状的一种疾病。此病的主要症状是腰腿痛，可以因突然的外力导致急性发病，尤其在弯腰负重的体位；也可以因长期姿势不良或反复多次的劳损积累致慢性起病。损伤好发于 $L_4 \sim L_5$ 或 $L_5 \sim S_1$ 椎间盘，且髓核多向侧方或侧后方突出，故临床以坐骨神经痛和 L_5、S_1 神经受损为主要表现，向前弯腰或腹压升高常使症状加重，卧床休息后症状减轻。若马尾神经受压，可出现膀胱或肛门括约肌功能障碍，鞍区感觉异常。

二、康复评定

（一）询问病史

了解患者的现病史、既往史、治疗史、职业史、个人史及社会经济状况等，其中现病史包括发病的原因、症状的特性、病情的进展以及相关的辅助检查和用药情况等等。如果患者以腰腿痛为主要症状，可以采用目测类比评分法（visual analogous scale，VAS）对疼痛的程度进行评定。此方法是用特制的评分尺或划一条 10cm 直线，评分尺和直线的一端代表无痛，另一端代表极痛，让患者指出评分尺或直线上可代表其疼痛程度的一点，记录该点在评分尺上的读数，或量出该点至无痛端的距离，以便治疗前后对比。VAS 法是目前临床上疼痛评定的常用方法。

（二）体格检查

主要包括观察患者的动静态姿势、测量有关的关节活动度以及相关的神经系统检查等等。常见的体征有：腰前弯受限，腰椎侧突，腰椎和坐骨神经走向压痛，直腿抬高试验及加强试验阳性，患侧下肢肌力减退（如踇长伸肌肌力弱），下肢远端感觉减退，腱反射减弱等等。

（三）其他检查

包括 X 线、CT、核磁共振、电诊断等。在影像学上，腰椎间盘突出主要分为膨出、突出、脱出。

三、康复治疗

腰椎间盘突出症是康复科门诊常见病之一，除少数需手术治疗外，大部分可经非手术治疗得以缓解。治疗目的主要是减轻椎间压力、镇痛、解痉、消炎、松解粘连、恢复腰椎及其周围组织的正常结构和功能，并维持疗效，预防复发。

（一）急性期的康复治疗

1. 卧床和制动　当疼痛严重，激惹性强时，此方法可防止损伤进一步加重。通常建议患者卧质地较硬的床，以卧位时保持正常生理弯曲且身体各部位均有支撑为宜。对于腰椎稳定性差，轻微活动便症状加重者，应佩戴腰围，起制动作用。

2. 物理因子治疗　包括短波、超短波、微波、红外线、低中频电疗、磁疗等。其主要作用为改善血液循环、减轻炎性反应、缓解肌肉痉挛及镇痛等。

3. 腰椎牵引　通过对软组织的牵拉、椎间盘的减压和椎间孔的增大，使肌肉痉挛、椎间盘突出、神经根及椎管受压等得以缓解。

4. 关节松动术、推拿及按摩　通过治疗师被动活动患者关节及按摩软组织，起到镇痛、解痉、复位、松解粘连、改善血液循环的作用。常用的关节松动术有 Maitland 法、McKenzie 法等等。具体的方法请参见有关章节。

5. 其他治疗　如针灸、药物治疗、封闭等。

（二）恢复期的康复治疗

随着症状和体征的明显改善，除继续进行急性期的有关治疗，如物理因子治疗、牵引、关节松动术等，应及时增加腰背部柔韧性及稳定性的训练，以保持疗效，防止复发。

1. 腰椎柔韧性训练　包括腰部关节活动度训练，以及腰背部和下肢的软组织牵拉。训练时应注意速度缓慢，幅度逐渐增大，避免引起症状加重。

2. 腰部稳定性训练　主要包括腰背肌和腹肌的肌力训练。其中，腹横肌对维持脊柱的稳定性起重要的作用，肌力训练时不可忽视。腹横肌收缩时表现为下腹部内收，且骨盆保持不动，呼吸自然而不受影响。

（三）手术后的康复治疗

对于非手术规范治疗无效、腰椎间盘脱出、症状严重者，应采取手术治疗。手术后，在了解手术方式的基础上，与担任手术的骨科医师协商，制订康复方案，以提高手术疗效，预防复发。康复治疗原则基本与恢复期治疗相同。

四、康复护理

1. 根据康复治疗的原则，指导患者日常生活，鼓励患者积极主动参与治疗。

2. 指导患者正确起床方式　先健侧卧于床边，利用上肢支撑并推床，同时双足放置地面，避免腰部用力，必要时，先戴好腰围再坐起。

3. 进食或大小便时，尽量避免腰部前倾坐位，因为该体位可加重腰椎间盘后突。

4. 保持大便通畅，减少过度增加腹压。

五、健康教育

腰椎间盘突出症是一种发病率和复发率均较高的疾病，且患病和复发与日常生活中的不良姿势密切相关，因此，健康教育对该病的防治具有重要意义。主要包括以下内容：

1. 纠正患者不良的姿态，指导正确的卧、坐、站、行等姿势。

2. 教会患者日常生活和工作中常用动作的正确方式。如搬重物时应下蹲，腰部挺直，用腿部力量站起；移动重物时应向前推，而不是向后拉；避免腰椎持续前弯操作等等。

3. 根据患者的职业，有针对性地建议保护腰椎的方法。如对于小轿车司机，进车时应先坐稳，再收腿入车，座椅调整适当，腰部放置靠垫，定时下车活动，做腰部后伸的动作。

4. 对患者常用的家具，如椅凳、桌子、床等，应提出建议，使患者易于保持良好姿势。

5. 教会患者一些增加腰部柔韧性和稳定性的体操，如腰椎活动、软组织牵拉、腰背肌和腹肌的肌力训练等。

（黄　真）

第三十三章　关节置换术后的康复及护理

一、概述

关节置换术是指用人工关节替代和置换病损或损伤的关节。关节置换术是骨科手术领域中较为成功的手术之一。据统计，20世纪90年代美国的置换手术，以全膝关节置换术为例，与20世纪80年代相比增长速度达3倍。在中国，越来越多的病人接受了关节置换手术。关节置换术后康复的目的是不仅要最大限度地增加病人的活动及日常生活的功能，而且要最大限度地减少术后合并症。另外，康复还将使病人回到家庭中过正常人的生活，并最终回归社会，重返工作。

疼痛、功能受限及影像学检查示关节腔内结构改变成为关节置换手术的主要适应证。以全膝关节置换术为例，接受此手术的病人大多为那些长期患有膝骨关节炎和风湿性膝关节炎的患者，接受药物或保守治疗效果不明显。而病人伴有膝关节周围肌肉瘫痪，膝关节已融合、不伴有疼痛及畸形，精神疾患等将不适合接受关节置换术。

二、康复评定

1. 术前评定　包括评测上，下肢肌力；各关节，尤其手术关节的关节活动度，确定有无关节挛缩畸形；观察步态，确定步态类型，有无使用助行器；测定手术肢体的长度和X线检查。

2. 术后评定　可分别对术后1~2天，术后1周，2周住院病人以及术后1月，3月和半年门诊病人进行评测。住院病人要评测其心、肺功能；伤口情况，有无感染；关节水肿；关节疼痛；关节活动状况；肌力；活动及转移的能力。门诊随访，要了解关节的稳定性和关节的活动度；分析步态；评估功能性活动能力。

三、康复治疗

（一）术前康复治疗

1. 术前康复教育对病人了解手术，手术并发症，术后康复具有重要的意义。

2. 增加患肢及其他肢体的肌力训练。

3. 教病人学会深呼吸及咳嗽，预防卧床引起肺部感染。

4. 教病人术后应用的训练方法　床上及转移活动，各关节的主动–助力主动活动，助行器的使用等。

（二）术后康复治疗

术后的康复重点包括增强肌力，关节活动范围的训练，负重练习和步态训练，以及日常生活活动能力的训练。

1. 增强肌力 大多数病人由于关节的疼痛使肌力减弱。当疼痛减轻时，肌力会因肌肉不断收缩而改善，并伴随行走能力的改善。然而，有报道，肌力弱可持续至术后2年，其原因尚未知。手术关节的肌肉训练，无论等长、等张或等动都应持续相当一段时间。手术后1～2天，进行手术一侧关节周围的肌肉等长收缩，以及非手术关节周围的肌肉等张或等动收缩。手术后1周，渐进性抗阻训练可逐渐从屈髋、伸膝开始，直到关节无痛时，再增加阻力，最后达到耐受程度。除增加手术关节周围肌肉的肌力外，增加上肢的肌力以帮助病人自理及转移同样非常重要，同时，对未做手术的一侧下肢进行肌力训练，以增加病人站立、行走的能力。肌力训练可作为术前教育的一部分，并持续到手术后的康复训练中。

2. 关节活动范围的训练　保持良好的关节活动范围是完成各种功能活动的必备条件。非手术的关节应具有全范围关节活动度。如果未达到全范围，必须进行关节活动范围的训练。对于手术的关节，例如，全膝关节置换术后，膝屈曲和伸展受限，从而影响站立、行走、上下楼梯等功能。对于膝屈曲受限，进行膝关节活动范围的被动牵拉、主动助力、主动活动的训练，并在手术后尽早进行。正常情况下，膝屈曲大于90°，可以上、下楼梯；膝屈曲70°，正常行走（包括摆动期）；膝屈曲105°可在无助下作蹲－站立的转移。出院时，病人的膝屈曲应达到90°。

（1）持续被动运动（continuous passive motion，CPM） 1975，Salter等首次报告应用CPM机在兔子身上的关节活动的效果。根据这一研究，Coutts等第一次将CPM机应用在全膝关节置换术后的病人身上，取得了短期内获得关节活动度等功能恢复的效果。之后，对于全膝关节置换术后是否应用CPM机引起世界广泛争论。不仅如此，CPM的应用程序也不相同。例如，应用5～24 h，每天增加5°～10°左右。除了应用CPM机的早期外，关节活动范围明显改善，许多学者发现膝关节活动范围在术后6周与未用CPM机比较无显著性差别。使用CPM机也曾报道用来减轻水肿，预防术后下肢深静脉血栓形成，并有可能缩短住院日期。

（2）牵伸练习 术后2～4周可以开始对关节进行牵伸练习。牵伸练习的目的是重新获得关节周围软组织的伸展性，防止不可逆的关节或软组织挛缩，增加或恢复关节活动范围，从而尽早地独立完成功能性活动。对于髋关节，可进行屈曲、外展、外旋的牵伸；膝关节，可进行屈曲和伸展的牵伸练习。牵伸练习可以利用病人自身体重、治疗师或外界的力量。牵伸力量的方向应与肌肉或软组织挛缩的方向相反。在关节可动范围内，先主动，后被动活动关节到受限处，然后固定关节近端，牵伸关节远端，以增加肌肉长度和关节活动范围。牵伸练习前给予物理治疗可以增加牵伸练习的效果。牵伸不可用强力，使关节超过正常活动范围。如果牵伸后肌肉酸痛超过24 h，甚至出现关节疼痛，说明牵伸力量过大。避免牵伸水肿组织，因为牵伸后使水肿扩散，增加肿胀和疼痛。

3. 负重原则　限制负重的时间长短仍未有明确。动物实验显示骨内生长发生在手术后3周内。最大的拉力产生于手术后8周。尽管6周后人体的骨折可以愈合，但重塑的过程可以持续1年或更长。临床上负重限制在6周，之后病人可以逐渐达全负重状态。有些学者认为较长时间的负重限制仍是必要的。

4. 负重练习和步态训练　当病人具有一定的肌力和平衡能力时，可进行负重练习。负重练习可借助平衡杠、助行器，从部分负重，逐步过渡到完全负重的练习。

步态训练可分为站立相和摆动相。在站立相，训练病人的髋伸展，膝关节屈、伸控制，髋、膝、踝的协调运动，以及患肢的负重练习。在摆动相，训练病人摆动时屈髋屈膝，伸髋屈膝，足跟着地时伸膝和足背屈。除此之外，骨盆的移动和旋转，行走时各关节的配合协调运动和行走姿势要仔细观察和分析。

5. 功能性独立能力的训练　术后鼓励病人立即进行床上的功能性活动，如桥式运动及翻身练习。病人尽早从卧位转为坐位，良好的躯干旋转是病人完成床上功能活动的重要基础。术后1周，鼓励病人自行穿衣，如厕。作业治疗师要教会病人行走，上、下楼梯，骑自行车和乘车等功能性活动。

四、康复护理

1. 病情观察　手术后第1、2天，密切观察病人的生命体征和一般状况，包括血压、呼吸、心率、体温、尿量等。

2. 体位摆放　符合功能位的体位摆放是康复训练的内容之一，也是护理工作的内容。体位摆放对日后功能的正常恢复起着非常重要的作用。除此而外，病人卧床时需要定时翻身，以防止褥疮形成。

3. 伤口护理　观察早期伤口的渗出，伤口周围有无红肿，并了解伤口疼痛的情况。

4. 药物护理　手术后病人大多使用静脉泵或硬膜外给药（止痛药），要对输液管及皮肤定时观察、护理，防止脱落、移位或感染。嘱病人按时服口服药。

五、健康教育

让患者了解关节置换手术前、后的医疗和康复的内容以及日常注意事项，将有利于获得患者的积极配合，取得更满意的治疗效果。可以通过宣传手段，如小册子、电视、讲解等使病人了解以下的情况。

（一）需要做关节（膝、髋关节等）置换手术的疾病

1. 关节炎：各种药物或保守治疗无效。

2. 关节严重畸形。

3. X线检查有骨改变或破坏。

（二）关节置换术的好处

1. 使关节疼痛减轻或消失。

2. 获得关节自主活动功能。

3. 提高生活质量。

（三）新关节的构成

1. 人工关节由钛金材料构成。

2. 骨水泥固定。

（四）怎样确定是否要做关节置换术

1. 医院骨科就诊，医生根据病情决定是否手术。

2. 如医生确定要做手术，病人必须向医生提供是否有牙病、血液史、心脏病史等情况。

（五）术前准备事项

1. 配合医生做必要的检查和评定。

2. 按医生要求服药及术前准备。

3. 在康复治疗师的指导下做术前康复和功能训练。

4. 了解术后短期内日常生活习惯的改变及应对的措施。

（六）术后注意事项

1. 术后根据医生的要求进行特殊体位的摆放，如髋关节置换术后，为防止手术后人工髋关节由于不适当的位置摆放造成的移动或脱位。

2. 术后弹力绷带或弹力袜等控制手术肢体的肿胀。

3. 术后第1天在治疗师的指导下，逐步进行康复训练。

4. 保持伤口干燥。

（七）术后康复

1. 床上活动，床上转移。

2. 手术肢体的肌力训练。

3. 手术肢体关节活动度的被动、主动活动的训练。

4. 功能训练，如穿衣、如厕、坐、站、行走等。

5. 心理辅导。

（八）出院后注意事项

1. 按照康复计划或方案训练。

2. 定期复查。

3. 如有下列情况请立即看医生：

（1）手术关节进展性疼痛。

（2）手术周围组织肿胀或疼痛。

（3）伤口红、肿或渗出。

（4）呼吸困难或胸痛。

（王宁华）

第三十四章　截肢后的康复及护理

一、概述

截肢（amputation）是截除没有生机和/或功能或因局部疾病严重威胁生命的肢体。近年来，随着生物力学基础理论研究、生物工程学的发展，新材料、新工艺的应用，假肢制作技术水平的提高，尤其是假肢新型接受腔的应用，使传统的末端开放式接受腔改变为闭合的、全面接触、全面承重式接受腔，它具有残肢承重合理、穿戴舒适、假肢悬吊能力强、且不影响残肢血液循环等优点。

随着康复事业的发展，近 20 多年来在发达国家截肢者康复已成为一门新的康复学科，它对截肢者的功能恢复起到了极为重要的作用，并推动了截肢理论和技术的发展与提高。

截肢康复是指从截肢手术到术后处理、康复训练、临时与正式假肢的安装和使用，直到重返家庭与社会的全过程。它是个复杂的系统工程，是应用医学与工程相结合的多种康复手段，包括各种医疗和康复方法，其中有外科手术、药物、中医按摩与针灸、运动疗法、作业疗法、理学疗法（声、光、电、水和蜡疗等）、假肢装配、心理疗法、职业前训练与社会工作的参与等综合措施，对截肢者进行共同服务，使残肢或假肢发挥最佳的代偿功能，努力达到生活自理和从事力所能及的工作。截肢后的康复已越来越多地受到重视，人们已认识到只有对截肢者进行尽早的全面康复工作才能在配戴假肢后获得更佳的代偿功能。

（一）全面康复的理论

截肢后康复的最终目标是帮助截肢者发挥残肢最佳的代偿功能，回归社会，从事力所能及的工作。为此，专业人员必须自始至终地通过医疗和工程相结合的手段使截肢者得到满意的康复。

要对康复的不同时期进行认真的评定和处理，从对患者全身及残肢的评定、手术后护理、物理治疗、对不适合假肢穿戴的非理想残肢的处理、临时与正式假肢的穿戴和训练、心理康复和职业前训练一直到回归家庭和社会。只有进行全面康复工作才能一步一步地实现最终目标。

（二）截肢后康复的组织形式——截肢康复协作组

它是以截肢康复协作组的形式进行工作，它需要有一组对截肢康复有各方面知识和技能的工作者，共同为截肢者服务，而不是截肢手术医师与假肢工作者的分段互不了解的工作。这个协作组的组成人员包括医师，具有专科训练掌握截肢理论和技术的外科、骨科或康复医师；护士；物理治疗师；作业治疗师；假肢技师；心理医师；职业顾问；社会工作者。截肢康复协作组应对截肢康复流程中的每一个环节进行认真的评定和处理，对患者的服务不是一次性的，而是自始至终地进行，甚至为患者服务终生。

（三）截肢后的康复流程

理想的流程应该是从截肢手术后护理，截肢者评定开始，经过多环节工作，直到病人回归社会的全过程。其主要流程如下：

截肢手术或非理想残肢修整手术后护理→安装假肢前的康复训练→安装临时假肢（试样、初检、调整）→穿戴临时假肢后的康复训练→安装正式假肢（试样、初检、调整）→穿戴正式假肢后的康复训练→职业前训练→回归家庭和社会。

二、康复评定

评定工作贯穿在康复流程的全过程，在康复流程的不同阶段有其重点的评定内容，从而制定下一步的康复目标。

（一）患者全身状况的评定

患者年龄、性别、截肢日期、原因、截肢部位、截肢水平、术后伤口处理，患者心理素质及精神状态，家庭和工作情况，经济状况，住院及假肢费用的来源等。特别要注意截肢的原因，是否患有其他系统的疾病，目的是判断患者能否装配假肢，能否承受配戴假肢后的功能训练和有无今后终生利用假肢活动的能力。

（二）残肢的评定

1. 理想残肢与非理想残肢的概念　残肢要安装良好的假肢才能发挥最佳的代偿功能，这就要求残肢要有一定的长度，残肢越长对假肢的悬吊和控制能力越强；残肢无畸形；关节活动正常；皮肤及软组织条件良好；皮肤感觉正常；肌力正常；血运良好；无幻肢痛和残肢痛。这就使残肢能对假肢有良好的悬吊、承重和控制能力，并且提供了假肢正确对线的条件。符合以上条件的残肢称为理想残肢。

非理想残肢是相对理想残肢而言的，其残肢不完全满足理想残肢的条件，给假肢穿戴带来困难，一部分非理想残肢穿戴假肢后代偿功能发挥不理想，如短残肢、关节挛缩畸形与其他残肢并发症等。而其中一部分非理想残肢影响假肢的穿戴，甚至不能穿戴假肢，对这些非理想残肢就需要应用各种康复处理手段，为穿戴假肢创造较为良好的条件，以利于假肢的穿戴，使之变为相对理想的残肢。

2. 残肢评定内容

（1）残肢外形　以圆柱形为佳，而不是圆锥形。

（2）关节活动度。

（3）残肢畸形。

（4）皮肤情况。

（5）残肢长度　一般分为三种，即短、中、长残肢。它对假肢种类选择、残肢对假肢的控制与悬吊、稳定性、步态和代偿功能等有着直接的影响。

（6）肌力。

（7）残肢血运。

（8）皮肤感觉。

（9）残肢痛与幻肢痛　残肢端骨突出或骨刺，残肢端皮肤紧张，残肢端血液循环不良，神经瘤等都是造成残肢痛的原因。幻肢痛也是比较常见的，截肢后患者可能仍然感觉到原有肢体的疼痛，甚至疼痛非常严重。

（三）其他肢体的评定

其他肢体的状况直接影响截肢后的康复过程，如其他一侧上肢麻痹，将影响对侧上肢假肢的配戴，影响下肢假肢的功能训练，当其他一侧下肢功能障碍时就会严重影响对侧下肢假肢的安装。

（四）假肢的评定

假肢分为临时与正式假肢。临时假肢是在截肢术后，残肢尚未定型良好，为穿着训练制作的接受腔，一般使用石膏或高分子材料制作而成，在这种接受腔上安装骨骼式支撑部件等而用于训练的假肢称为临时假肢或称试验用假肢。正式假肢是在残肢状态稳定后，使用耐久性强的材料制作接受腔，并且支持部和外装饰用材料也选择可长期使用的材料，由这些部件制作的假肢称为正式假肢或永久假肢。

1. 穿戴临时假肢后的评定　临时假肢又分成普通临时假肢和手术后即装临时假肢。一般手术后切口拆线，愈合良好时，大约术后 3 周即可配戴临时假肢。

（1）临时假肢接受腔适合情况的评定。

（2）假肢悬吊能力的评定。

（3）假肢对线的评定。

（4）穿戴假肢后残肢情况的评定。

（5）步态的评定。

（6）上肢假肢背带与控制索系统的评定。

（7）假手功能的评定。

1. 穿戴永久假肢后的评定　除去对临时假肢的评定内容外，应该强调的评定内容如下：

（1）上肢假肢的评定　假肢长度；接受腔适合；肘关节屈伸活动范围；前臂旋转活动范围；肘关节完全屈曲所需要的肩关节屈曲角度；肘关节屈曲所需要的力；控制系统的效率要在 50% 以上；肘关节屈曲 90°假手动作；假手在身体各部位的动作；肘关节组件的不随意动作，即步行时及外展 60°位时，肘关节不得锁定；对旋转力和拉伸力的稳定性；上肢假肢日常生活活动能力的评定等。

（2）下肢假肢的评定　①站立位的评定：残肢是否完全纳入接受腔内、残肢长度（小腿假肢，双侧下肢应等长；大腿假肢，假肢侧一般较健侧短 1～2 cm）、足底的内外侧是否完全与地面接触、膝关节的稳定性。②坐位的评定：坐位时，接受腔是否有脱出现象，膝关节屈曲 90°时，假肢侧膝部比健侧高出的最小量、小腿是否垂直。③下肢假肢代偿功能评定：a. 平衡功能评定：可以利用平衡功能检测仪进行定量评定。b. 步态评定：对异常步态要正确判断，分析原因，进行处理和矫正。c. 行走能力评定：一般以行走的距离，上下阶梯，过障碍物等指标进行评定。一般截肢水平越高，行走能力越差。d. 假肢部件及质量的评定。

三、康复治疗

（一）术后处理

1. 软绷带包扎。

2. 硬绷带包扎　用石膏绷带作为主要材料缠在已用敷料包扎好的残肢上，有效地减少残肢肿胀，使残肢尽早定型，为尽早安装正式假肢创造条件。

3. 手术后即刻临时假肢　临时假肢的安装是在手术台上完成的，称为截肢术后即装临时假肢。由于接受腔的压迫，限制了残肢肿胀，加速了残肢定型，减少了幻肢痛，术后尽早离床，对患者也起到鼓舞作用。

（二）截肢后的运动训练

一是对全身情况，二是对残肢本身进行运动训练。就全身情况而言，不是指全身各系统的疾病，而是指身体健康状况，尤其是穿戴下肢假肢，在行走时要较正常人消耗更多的能量，截肢水平越高耗能越大，因此，要求截肢患者全面提高身体的素质，对年老体弱者就更显得重要。

1. 使用假肢前的训练

（1）增加全身体能的运动训练：可以进行各种适合患者的运动训练，如轮椅篮球、坐地排球、引体向上、上肢拉力训练、水中运动、利用残肢端在垫上站立负重训练、单腿站立训练等。

（2）残肢训练：①关节活动训练；②肌力训练；③增强皮肤强度（特别是负重部皮肤）的训练；④使用助行器的训练：对使用拐杖进行指导；⑤站立与步行训练：残肢端站立负重训练、单腿站立及单腿跳训练、双拐步行训练等。

2. 穿戴假肢的训练

（1）穿戴临时假肢的训练：①穿戴假肢方法的训练；②站立位平衡训练：开始在平衡杠内进行训练，先是双下肢站立位平衡，再进行单侧肢体站立位平衡训练，要从健侧肢体单腿站立训练开始，过渡到假肢侧单腿站立，只有当假肢侧单腿站立平衡良好时才能进行迈步训练，要求假肢侧单腿站立能保持一定的时间，一次以站立 5～10s 为标准；③ 迈步训练：开始在平衡杠内进行，双足间隔保持 10cm 左右，从假肢侧的迈步训练过渡到健侧肢体的迈步训练；④ 步行训练：在完成迈步训练以后，在平衡杠内进行交替迈步训练，即步行训练。由平衡杠内到平衡杠外，由单手扶杠到完全单独步行训练，也可以借助手杖进行步行训练。

（2）穿戴永久假肢的训练　加强假肢应用的训练，进一步矫正假肢应用中存在的问题，提高协调性与灵活性，使之获得最佳的代偿功能。①穿戴永久假肢的条件：a. 残肢条件：残肢成熟定型是最基本的条件，也就是经过临时假肢的应用，残肢弹力绷带的缠绕，残肢已无肿胀，皮下脂肪减少，残肢肌肉不再继续萎缩，连续应用临时假肢 2 周以上残肢无变化，接受腔适配良好，不需要再修改接受腔。b. 训练情况：经过穿戴临时假肢后的各种康复训练已达到基本目的和要求，也就是当穿戴永久假肢后就可以立即很好地应用假肢。②上肢假肢的训练：上肢假肢的使用训练远比下肢假肢复杂和困难得多。基本训练方法是，首先从熟悉假肢和控制系统开始，然后训练手部开闭动作和抓握不同形状和大小的物体。对单侧截肢者，先要进行利手交换训练，使原来不是利手的健肢变成功能性更强的利手，而假手主要是起辅助手的作用。对双侧上肢截肢，假肢的功能训练就要更加困难和复杂，训练要求所达到的标准也相对高得多。通常要为截肢者选用各种工具型手部装置，进行实际操作训练。③下肢假肢的训练：让截肢者面对镜子观看自己用假肢行走的步态，对各种异常步态予以纠正。还要能在石子路、砂土地等不平路面上行走，要进行上下阶梯、迈门槛、跨过窄沟及障碍物的训练，灵活性训练，倒地后站起，搬运物体，对突然意外做出快速反应能力的训练等。

（三）截肢术后并发症

常见的并发症有出血和血肿、感染、皮肤坏死、溃疡和窦道、关节挛缩畸形、残肢痛和幻肢痛等，这些并发症对假肢的穿戴及代偿功能的发挥将产生很大影响。

（四）影响假肢穿戴的非理想残肢的康复治疗

其康复原则是尽可能改善残肢条件，使之变成可以穿戴假肢的较为理想的残肢，以发挥假肢的代偿功能。

1. 各种康复疗法的应用　如对关节挛缩畸形可以应用理疗、被动手法矫正、牵引、砂袋加压，或通过管型石膏楔形矫正等方法。对皮肤瘢痕也可以通过理疗、中药熏洗等，也可以采用穿戴硅橡胶残肢套等方法。

2. 通过假肢的调整适应非理想残肢的条件　如假肢设计、制作材料和装配技术的改进，调整假肢力线，减少或避免假肢接受腔与残肢异常部位的摩擦和压迫，假肢与矫形器联合应用等。

3. 手术处理　只有当采用各种康复疗法仍不能穿戴假肢时，最后才利用手术来改善非理想残肢条件，使其可以穿戴假肢。如因瘢痕挛缩造成的严重关节屈曲畸形，残端骨突出于皮下经常破溃、神经瘤所致的疼痛、不愈合的溃疡窦道等，要根据不同情况进行手术处理，如再截肢手术、残端修整术、神经瘤切除术、瘢痕松解游离植皮或皮瓣移植术、窦道切除、骨畸形矫正术等。

四、康复护理

截肢康复护理是重要的一个环节，良好的护理可以预防和减少并发症，缩短康复时间，使假肢发挥更好的代偿功能。

（一）综合护理

首先是针对截肢原因的主要疾病如糖尿病、周围血管病、神经系统性疾病等或创伤性截肢的复合伤进行护理，并要对全身系统疾病作好护理工作。

（二）残肢护理

1. 截肢术后应常规在患者床头备好止血带，严密观察残肢的渗血量，以防残肢端的大量出血。残肢抬高时不要使近端关节过多地屈曲。应用石膏固定的残肢要作好石膏护理，避免石膏压迫造成溃疡，又不要发生石膏松脱。

2. 手术后保持合理的残肢体位　保持合理的残肢体位，避免发生关节挛缩是十分重要的，如膝上截肢，髋关节应伸直且不要外展；膝下截肢，膝关节应伸直位。每天应让患者俯卧位 3 次，每次保持 15min 以上。

3. 弹力绷带的应用　当残肢去除石膏后，为了减少残肢肿胀和过多的皮下脂肪沉积，使残肢尽早定型成熟，弹力绷带的正确使用是非常关键的。因此，应由医护人员正确指导使用弹力绷带，其要点如下：弹力绷带的标准是小腿及上肢须使用 10cm 宽，大腿使用 12 ~ 15cm 宽，约 2 ~ 4m 长；缠绷带的步骤是先沿残肢长轴方向缠绕 2 ~ 3 次，以后应斜行从远端向近端缠绕成螺旋状，大腿残肢应缠至骨盆部位，小腿残肢须缠绕到膝关节以上，上臂残肢应缠绕至胸廓，前臂残肢要缠绕至肘关节以上；全日缠绕，但是每天要更换缠绕 4 ~ 5 次，夜间一定不能除去；弹力绷带的压力以远端比近端大为宜。凡是穿戴假肢的患者，只要是脱掉假肢期间，残肢就要用弹力绷带包扎，假如一段时间没有应用弹力绷带包扎，残肢的体积就可能增加，给假肢穿戴造成困难。

4. 术后应尽早离床，在指导下进行关节活动和肌力训练，尤其是臀大肌、内收肌和股四头肌的训练。

五、健康教育

1. 保持适当的体重　现代假肢接受腔形状、容量十分精确，一般体重增减超过 3kg 就会引起腔的过紧过松，使接受腔变得不适合。下肢截肢穿戴假肢行走消耗能量比正常人大得多，如一侧大腿截肢穿戴假肢行走时，同样的速度和距离，就要比同样体重的正常人多消耗能量0.5～1倍。体重越大，能耗越大，所以保持适当的体重是非常重要的。并且肥胖者残肢长度与残肢横径的比值减少，残肢外形接近半球形，残肢的杠杆作用减弱，对假肢的控制能力减弱。

2. 防止残肢肌肉萎缩　训练残肢肌肉，防止萎缩是非常重要的，但常被忽略的是残肢残留部分肌肉的训练。若不进行残留部分肌肉的训练，则残肢就会继续萎缩，对假肢接受腔的适配及功能都不利。如小腿截肢要训练小腿残肢的肌肉，具体方法是做幻足的伸屈训练，虽然足已截除。大腿截肢是做幻膝关节的伸屈训练，即残留的股四头肌和腘绳肌的训练。

3. 防止残肢肿胀及脂肪沉积　截肢者只要是配戴假肢，就要求在不穿戴假肢时一定要缠绕弹力绷带，尤其是夜间或因某些原因而一段时间不能穿戴假肢时，就更应该坚持残肢应用弹力绷带包扎，这是防止残肢肿胀及脂肪沉积的好方法。

4. 保持残肢皮肤和假肢接受腔的清洁　防止残肢皮肤发生红肿、肥厚、角化、毛囊炎、疖肿、溃疡、过敏、皮炎等。残肢袜套要经常清洗，接受腔也要经常清理干净。保持残肢皮肤健康是非常重要的。

5. 早期不应该长时间乘坐轮椅，避免发生髋关节屈曲外展畸形。

（崔寿昌）

第三十五章　慢性关节炎的康复及护理

慢性关节炎种类繁多，病因各异。一般分为化脓性和非化脓性两类。后者根据病变的原因和组织又分四类：从滑膜炎开始的关节病变、从软骨退化开始的关节病变、代谢障碍类引起的关节病变和其他原因关节病变。本章主要讨论发病率高的骨性关节炎和致残率高的类风湿性关节炎。

类风湿性关节炎

一、概述

类风湿性关节炎（rheumatoid arthritis，RA）是一种常见的以关节组织慢性炎症性病变为主要表现的自身免疫性疾病。祖国医学称为痹症。本病患病率约为0.35%，可发生在任何年龄，多见于青壮年，男女患病比例为1:3。病因不明，可能与感染、过敏、内分泌失调、家族遗传等因素有关，以自身免疫学说影响最大。其发病诱因顺序如下：受凉、受潮、劳损、受风、分娩、外伤等。滑膜炎是最早、最主要的病变，充血、水肿、渗出，在软骨与滑膜交界处形成肉芽，含毛细血管网，称为血管翳。血管翳向软骨扩展侵蚀，使软骨糜烂、坏死、消失，继则侵入骨质，使其受到破坏和吸收。滑膜炎症可致纤维性渗出，造成关节面粘连，最终形成骨强直。由于肌腱、韧带受到炎性侵蚀，软骨和骨变薄使关节囊松弛等原因，造成关节脱位和畸形。主要侵犯指、膝、趾等关节，肺、心、神经系统等其他器官和组织亦可受累，是一种致残性关节疾病。

二、康复评定

（一）临床表现

常见的全身症状有发热、倦怠、无力、全身肌肉酸痛、食欲减退、消瘦、贫血等。关节症状：典型表现为对称性多关节炎，以指间关节、掌指关节、腕关节及足关节最常见。常见局部表现为关节疼痛、肿胀、功能受限、晨僵、胶着。由于充血、水肿、渗出造成关节肿胀、僵硬，经活动后症状消失，以晨起明显，故称晨僵。某一体位过久，开始功能受限，活动后好转，机理同晨僵，称为胶着。中晚期时出现关节畸形：指间关节、掌指关节梭形肿大和半脱位，手腕向一侧旋转、偏移，手、腕、肘、膝、踝等关节强直畸形，肌肉萎缩，肌力减弱，肌肉挛缩。关节肿痛和畸形严重影响患者的正常生活，甚至生活不能自理。关节症状可持续数月或数十年。少数患者可以完全恢复，多数程度不等的丧失功能，部分患者成为残疾。病情严重者可累及关节外脏器或组织。

（二）辅助检查

1. 实验室检查　无特异性检查指标。急性发作期白细胞计数增高、继发性贫血、血沉加快。类风湿因子实验阳性率60%～80%之间。关节滑液混浊，白细胞计数升高。

2. X 线检查　早期关节附近骨质疏松。中期骨质疏松明显，关节软骨下囊性破坏，关节间隙狭窄，关节半脱位畸形。晚期呈现骨性强直。

（三）诊断依据和鉴别诊断

诊断标准：①晨僵持续 1h 以上。②三组以上关节肿胀。③腕或掌指关节或指间关节肿胀。④对称性关节肿胀。⑤类风湿皮下结节。⑥手部 X 线片显示有改变。⑦类风湿因子实验阳性。符合其中四项可诊断。鉴别诊断：强直性脊柱炎、骨性关节炎、风湿性关节炎。

（四）类风湿性关节炎患者功能评定标准

一级：完全胜任每天的任何活动。二级：可以从事正常活动，但有关节活动受限及疼痛。三级：仅能自理生活或从事少数职业活动。四级：卧床不起或乘坐轮椅，不能自理生活。

三、康复治疗

类风湿性关节炎目前尚无特效疗法，治疗目的在于控制炎症，减轻症状，延缓病情进展，减少残疾发生，尽可能维护关节功能，改善患者生活质量。

（一）物理治疗

1. 制动与活动　急性期用夹板、石膏、热塑材料固定病累关节，如对腕关节的固定，可减轻炎症，防止继发畸形。但固定时间不宜过长，连续固定不应超过 1 个月，应间断取除固定物，活动关节，预防固定并发症。关节活动练习是维持关节功能的重要方法。急性炎症期作轻柔的被动运动，活动范围以不引起疼痛为限。肌肉作等长收缩。慢性期进行主动运动锻炼，逐渐增加活动范围，改善关节功能，进行抗阻练习，增强肌力。避免加重畸形的有害活动，如用毛巾时不是拧干而是压干。功能锻炼强度应参考急性炎症缓解标准：①晨僵时间小于 15min。②无乏力。③无关节痛。④活动时无关节压痛或疼痛。⑤软组织或腱鞘无肿胀。⑥红细胞沉降率（魏氏法），女性 $< 30mm/1h$，男性 $< 20mm/1h$。

2. 作业疗法　类风湿性关节炎患者病程长，大部分康复治疗是在家庭完成的。指导患者采用日常生活项目，练习手、指、腕、肘关节的灵活性、协调性和控制能力。鼓励生活自理。改造生活用具结构，使患者日常生活方便、省力。

3. 理疗　能缓解肌肉痉挛和疼痛，促进炎性产物吸收。红外线、蜡疗等将各种形式的热渗透到关节内部，急性期不宜应用，以免炎症加剧，可用冷敷。水疗帮助受累关节功能锻炼。

（二）按摩

按摩可达到以下目的：改善肌肉和皮肤的血液和淋巴液的循环，缓解肌肉痉挛，松解关节囊和韧带的粘连和挛缩，增加关节活动幅度。

（三）药物治疗

①首选非甾体类药物，如水杨酸起消炎止痛作用。最好选用选择性 COX 抑制剂，减少对胃肠道的毒副作用。②糖皮质激素只短期用于严重患者。③改变病情药物，如金制剂，但疗程长，毒性大。④免疫制剂，如甲氨蝶呤。

（四）中医中药治疗

按经络循行部位选穴针刺，以疏通经络气血的闭滞，还可采用当归、红花等注射液穴位注射。穴位拔火罐也有一定疗效。根据对本病痹症的辨证，针对不同的症状和病期采用中药治疗。

（五）其他

1. 灌洗治疗　清除关节内坏死组织和致病因子。

2. 手术治疗　早期作滑膜切除，预防性保护软骨和骨组织。晚期行矫形术，达到矫正畸形，改善功能的目的。

四、康复护理

1. 重视患者的全身状态　炎症急性期应嘱患者卧床休息或局部休息。但长期休息对康复并无益处，反而可引起多种继发性有害病损。休息与治疗可交叉进行。科学安排日常起居，使体力得到最合理分配。积极改善营养，多进富含蛋白质的食物。

2. 正确体位　无论生活、休息或工作，都应保持正确的、生理的、功能的体位，对防止发生畸形有重要意义。

3. 心理护理　类风湿性关节炎病因不明，无特异疗法，病程长，患者容易发生异常的心理反应：恐惧、焦虑、依赖、消极等。应向患者解释治疗康复计划，消除残障焦虑，指明积极康复的可预期收益。

五、健康教育

类风湿性关节炎多侵犯中青年人群，可造成严重残疾，增加家庭和社会负担，是康复医学重要的防治对象。本病病因不明，无特效疗法，但经过积极合理的康复和护理，能够促进病情缓解，避免残疾，或减轻残疾程度，改善患者生活质量。患者应处理好休息与治疗的关系，如无禁忌，适当的运动锻炼（被动运动、主动运动和助力运动）对维持关节活动度是非常必要的。注意和防范发病诱因。

（张晓林）

骨性关节炎

一、概述

骨性关节炎（osteoarthritis，OA）是一种慢性退行性病变，其特征是关节软骨发生原发性或继发性病变，关节软骨表面失去原有的光滑度而变得粗糙不平、固缩、碎裂、坏死，相继出现糜烂、溃疡，软骨缺损，软骨下骨质暴露或塌陷，于软骨边缘韧带附着处出现骨质增生即骨赘形成。病变刺激滑膜、关节囊，使其增厚并产生积液。本病累及单一关节或同时累及多个关节，如手指关节、膝关节、脊柱、髋关节等。增龄是退变的主要原因，软骨退行性变20岁后即已开始。也可继发于创伤、劳损、畸形等因素。骨性关节炎是影响老年人活动的最常见原因。本病发病率约为3%，65岁以上人群中80%X线检查有改变，60%存在不适症状，15%～30%需要就诊。临床表现为缓慢发展的关节疼痛、僵硬、关节肿胀、活动受限和关节畸形等。

二、康复评定

（一）临床表现

骨性关节炎分原发性和继发性两类，引起的症状近似。受累关节多为负重关节或活动频繁的关节。原发性骨性关节炎多发生在50岁以后，最常受累的关节是膝、髋、手指、腰椎、颈椎等关节。起病缓慢，常于劳累后症状明显。主要症状为关节疼痛，晨起时明显，经过活动后酸胀痛有所减轻，但过度活动又会引起不适。局部可见肿胀。关节长时间保持一定体位后出现僵硬，经过活动后始恢复灵活。运动时可有粗糙的摩擦音。一般无明显肌萎缩。关节可有不同程度积液。由于骨赘形成，滑膜增厚，关节囊纤维化导致关节畸形，活动明显受限，但不发生关节强直等致残性畸形。外伤、劳损、寒冷常常是发病诱因。本病病程较长，间断发作，无显著规律，间歇期无症状，症状可持续较长时间。检查受累关节可见关节肿胀、压痛，活动时有摩擦感，严重者可见关节畸形。四肢骨性关节炎对患者的主要不良影响是疼痛和关节功能不同程度丧失。应注意与类风湿性关节炎和强直性脊柱炎鉴别。常见骨性关节炎主要临床表现如下：

1. 膝关节　最为常见。走路时疼痛，可有摩擦感或听到摩擦音，间或有关节交锁情况。上下楼、活动时疼痛加剧，下蹲功能明显受限。休息后疼痛好转。久坐久站关节僵硬，活动关节后症状逐渐消失。有时有关节积液。出现继发性废用性肌萎缩，膝内翻、膝外翻、膝屈曲等畸形。髌骨压痛试验阳性，滑动髌骨可触到摩擦感。

2. 髋关节　原发者较少见。主要症状为活动或承重时髋部疼痛，并向大腿或膝关节放射。严重者卧于患侧或翻身时也有酸胀痛感。走路跛行，甚至不能行走，关节功能受限。后期病例呈现髋关节屈曲内收畸形。检查关节局部压痛，功能受限。其继发原因为：①骨折脱位；②股骨头缺血性坏死；③先天髋关节脱位或髋臼发育不良。

3. 手　多为原发性，患者多为45岁以上女性，常有家族遗传史。常见于远侧指间关节、多关节受累，以中、示指居多。受累关节呈骨性粗大，压痛不明显，晚期可出现屈曲或偏斜畸形，活动轻度受限，急性期有触痛和关节肿胀。远侧指间关节背侧常可见到两个隆起，质硬，左右各一，为增生的骨刺或膨出的关节囊，称为Heberden结节，此点易误诊为类风湿性关节炎。

4. 脊柱　原发性、继发性均属常见。好发于活动度大、负重较多的下部颈椎和下部腰椎。颈椎受累关节常为$C_{4\sim6}$，关节退变产生骨质增生，黄韧带等软组织增厚，压迫颈椎骨性管道内神经、血管等组织。因受压部位不同产生不同的症状，如臂丛神经、颈髓、交感神经、椎动脉受损出现各自特异的临床表现，也称为颈椎病。腰椎以$L_4\sim S_1$常受累，由于上述同样原因，腰部神经根甚至马尾神经受到压迫，出现相应的症候群。

（二）辅助检查

1. X线检查　为基本检查。40岁以后，90%可见退变征象：关节间隙狭窄，软骨下骨质硬化，关节边缘尖锐，并有骨赘形成。有轻度骨质疏松，有时见游离体。晚期关节面凹凸不平，骨端变形。

2. CT，MRI，超声波等检查方法，更为精确和灵敏。

3. 关节镜检查　可见滑膜绒毛增生、紊乱，关节软骨光泽减退，软骨粗糙、软化、纤维化。

4. 血清、滑液标记物检查。

三、康复治疗

骨性关节炎病程长，症状、预后因人而异，年龄与症状、X线征象与临床症状、年龄与X线征象不成正比。治疗应掌握个体化原则。至今尚无逆转或中止本病进展的药物或方法，但经过积极康复治疗，缓解症状、延迟病变进程、维护和改善关节功能是可行的。本病自然预后，改善者10%，无变化者21%，病情加重者69%。

（一）物理治疗

1. 体育疗法　适当的体育运动，有利于改善关节软骨营养，防止肌肉和软骨萎缩。锻炼应循序渐进，注意保护关节。体育锻炼方法种类多样，如太极拳，髋、膝关节屈曲练习，腹背肌力训练，关节体操等，可根据患者具体情况选用。

2. 肌力训练　随年龄增长，骨骼肌逐年减量，影响关节稳定，促进关节退变。肌力训练可增加关节周围肌肉力量，提高关节稳定性，减轻关节源性肌肉抑制，保障关节正常力学传导，缓冲运动对关节的冲击力，使关节受力均匀，有利于维护关节本体感觉，减少运动时对关节的伤害，从而起到保护关节，抑制退变的目的。训练方法：跪坐位，扶物下蹲，股四头肌和腘绳肌做等长、等张、等速训练和抗阻力练习。

3. 关节松动术　通过力学和神经作用的生理效应，保持组织的伸展性，增加本体反馈，达到治疗作用；增强肌力，改善关节稳定性，防止关节承受不恰当的应力和暴力。关节松动技术主要利用关节的生理运动和附属运动被动地活动病人关节。关节松动术手法各异，原理相近，根据病情选择使用。

4. 理疗　热疗对多数患者有缓解症状作用，蜡疗可用于四肢，透热疗法可用于脊柱和肩部，湿热一般比干热好。关节炎急性发作期不宜使用热疗，可酌用冷疗。

（二）按摩、推拿和中药

按摩可改善肌肉血液循环和营养，减轻肌肉痉挛，防止肌肉萎缩。推拿疗法可显著减轻症状，但在脊柱，特别是颈椎操作时，注意防止因手法不当造成颈髓损伤。中药具有活血止痛作用。

（三）矫形器的应用

根据病情的需要选用适当的矫形器，缓解关节疼痛，防止关节不稳定。如配戴钢架腰围，可控制因退变造成的腰椎滑脱趋势。

（四）牵引治疗

主要用于脊柱骨性关节炎，颈椎、腰椎牵引增加椎管或神经根管间隙，减少退变增生组织对神经的压迫和刺激。必须掌握好牵引重量、时间、方向的关系，才能达到治疗效果。避免出现损伤等副作用。

（五）药物治疗

非甾体类抗炎药（NSAIDs）可迅速止痛，改善症状，是最常用药物。目前倾向使用选择性COX－2抑制剂，以减少对胃、肾的毒副作用，不宜长期服用。硫酸软骨素是软骨保护剂，抑制软骨细胞破坏进程，刺激蛋白聚糖形成。对骨性关节炎有治疗作用的药物种类繁多，处于研制、开发、应用的不同阶段，如生物制剂、微量元素、软骨提取物等。

（六）关节局部治疗

1. 关节腔内注射　①醋酸氢化可的松：可起消炎作用。②透明质酸钠：该药是关节滑液和软骨基质的重要成分。作为一种补充治疗有助于恢复滑液和软骨基质黏弹性，利于关节润滑，保护软骨，抑制炎症，减少渗出，缓解疼痛，改善功能。

2. 关节腔灌洗　向关节腔内注入生理盐水，不断吸出软骨坏死组织、碎屑和炎性介质，减少有害物质对关节的刺激，减轻和消除关节疼痛，显著改善滑膜的炎症。

（七）手术治疗

对顽固性疼痛，不稳定关节或功能明显丧失者，可考虑手术治疗，清除致痛或阻碍关节活动因素。

四、康复护理

1. 全身康复护理　如有症状，可适当休息，一般不需要全身休息。日常生活和工作中注意关节保护，即可避免频繁反复发作，延缓退变病程。注意保暖和防止受累关节负担过重，如病变累及负重关节，则应少走路，也不要长久站立。如病变累及上肢，则不应过多使用患臂。日常注意纠正不良姿势。体胖超重的中老年人，发病率数倍于正常人，宜控制饮食，减少体重，以减轻关节负担。骨关节畸形如膝内、外翻等，应及时矫正，关节骨折脱位损伤应及时复位和治疗，可以免去继发性骨性关节炎。

2. 支具和矫形器护理　指导患者穿合适的鞋，避免足趾关节挤压产生继发性病变。使用支具协助行走，如手杖减轻关节负重 1/2～1/3。

3. 心理护理　应使患者了解本病虽然有一些痛苦和不便，但决不致严重残疾，以解除思想顾虑。因受累关节不能恢复正常，教育患者面对现实，在病情允许的范围内生活和工作。积极合理的治疗和康复可明显改善病程的自然预后，对病人是十分有利的，不应放弃。

五、健康教育

骨性关节炎是常见病，随着社会老龄化进程的加快，该病在人群中所占有的绝对数量是巨大的，虽然多数不发生致残的结局，但明显影响人们的生活质量，造成社会负担，因此是严重的公共卫生问题，应引起足够的重视。骨关节退变是生理变化的必然结局，但不良生活劳作方式等非生理性因素，也会干预退变进程。防治方案设计大体如金字塔型：A. 是基础，面向所有适龄人群，属于一级预防。包括教育规划、认知－行为治疗、体育锻炼。B. 治疗患病人群，属于二级预防。包括理疗、运动疗法、药物治疗等。C. 治疗重症患者，属于三级预防。包括关节镜、手术等。

（张晓林）

第三十六章　手外伤的康复及护理

一、概述

手外伤（hand injury）是手部组织因外力造成的各种损伤。由于手的功能特点，手受到损伤的机会很多。文献报道，需要处理的人身伤害事故中，每3起就有1起累及手部。其中大部分为工业和农业损伤，并且多为骨、关节损伤，皮肤与软组织损伤同时存在的复合型损伤，功能损害较为复杂。手外伤常伴有上肢其他部分的损伤，所以手的康复常需要伴有上肢相应部分的康复。

手外伤后，手外科进行的手术治疗能为手功能的恢复创造解剖上必要的条件，但功能的真正恢复需要进行系统的康复治疗。只有经过适时、完善和系统的康复治疗，才能把手术创建的解剖上的构造转化成生理上的功能，使手功能的恢复从可能转变为现实。

手的解剖结构精细、复杂，外伤后会伤及多种组织，手术的创伤及内外固定都会成为手功能障碍的原因，并能造成各种复杂的功能障碍。这就决定了手功能的康复是一种复杂、精细、繁重和漫长的工作。在漫长的病程康复过程中，系统的康复和完善的护理是病程恢复快慢及恢复程度多少的关键。只有尽早和充分使用各种康复和护理的知识和手段，才有可能使手的功能尽早和尽可能多地得到恢复。

二、康复评定

手功能评定是手功能康复的第一步骤和重要环节。全面、细致的功能评定是制定康复计划的基础，也是检验康复治疗效果的标准。手的功能评定包括以下内容：

（一）病史

应详细了解何时所受何种损伤，当时伤情如何，经过何种手术，用过何种固定方法，固定的时间，经过何种康复治疗，效果如何，现在遗留有何种功能障碍。通过了解这些情况，可以推测功能障碍的原因。

（二）器官水平的评定

1. 外观的评定　以肉眼观察手的外形，看其有无缺损、肿胀、伤口、瘢痕和畸形；如有，要观察其范围和程度。

2. 运动功能的评定　运动功能的评定包括：

（1）关节活动范围（ROM）的检查：手部关节较多，其中包括：各个手指的掌指关节和各指间关节的屈曲和伸展，掌指关节的内收和外展，第一腕掌关节的伸展、外展和内收。以上各关节均需测量主动和被动的活动范围。必要时尚需检查腕、前臂、肘和肩关节的活动范围。

（2）肌力的检查：包括手的握力，手指的捏力及手内、外肌和上肢各肌群的肌力测试，有条件时可使用各种专门测量仪器进行各个肌群或单块肌肉的等张、等长和等速测试。

3. 感觉的检查　包括手部各神经支配区域的浅感觉（温度觉、触觉、痛觉）、深感觉（运动觉、振动觉、位置觉）和复合感觉（两点辨别觉、形状觉、实体觉）等。检查是否存在感觉丧失或减退及其区域范围。两点辨别觉小于 6mm 为正常。

（三）整体水平的评定

1. 完成规定操作的能力　让患者按指令进行某些手工操作，评定其完成的速度和质量，按预定的标准进行打分和计量。

2. ADL 评定：可利用各种量表来评定手在日常生活中所起到的各项功能和作用。

三、康复治疗

根据康复评定结果和患者存在的问题，制定出具体的康复治疗计划，综合使用各种康复治疗措施，使患者存在的问题尽快解决，尽早恢复最大的功能。康复治疗包括：

（一）物理疗法

1. 蜡疗　蜡疗的特点是熔点低，热容量大，散热慢，冷固时体积变小和有一定的润滑性。蜡疗可以使瘢痕和挛缩组织变软，使组织的延展性增加，有利于增加关节活动的范围。一般用蜡饼法，蜡饼表面温度为 50～56℃，每次包覆 20～30min。对有神经损伤，皮肤感觉障碍者和手部进行了皮瓣移植手术者，蜡饼的表面温度要适当偏低一些，以免发生皮肤烫伤。

2. 超短波电疗　以热效应和非热效应产生治疗作用，可以减轻和消除局部组织的疼痛和肿胀。一般在手外伤或手术后早期使用。双电极对置，无热量，每次治疗 10min，每天 1 次。至局部组织肿胀消除后治疗停止。

3. 音频电疗　可以使瘢痕组织软化，使组织的粘连减轻，有利于手功能的恢复。一般在手术后中晚期使用。双电极瘢痕两侧对置，电流强度以患者能耐受为限度，每次治疗 20～30min，每天 1～2 次。

4. 低频电刺激治疗　可以使失去神经支配的肌肉产生适当的刺激性收缩，可改善肌肉的营养和维持肌肉的运动，同时利于相关神经的恢复。治疗时以能刺激起肌肉的收缩为电流大小的指标，每次治疗 20～30min，每天 1 次。

5. 超声波治疗　利用其机械振动作用、热作用和其他理化作用，在人体组织内会起到镇痛，消炎，消肿，促进骨痂生长，软化、消除瘢痕和松解组织粘连的治疗作用。主要用于软化瘢痕和松解肌腱粘连。常用接触移动法，1～1.2W/cm^2，5～15min，每日 1 次，至瘢痕软化和肌腱粘连解除后停止。

（二）运动疗法

1. 肿胀的消除　手外伤后伤口周围，甚至整个手的严重肿胀经常发生，如不尽快地消除肿胀，水肿液中的蛋白会沉积于纤维组织中，引起关节囊和韧带等软组织挛缩，最终使关节的活动范围减少。所以手外伤后，要尽快消除水肿。常用的方法有：①抬高患肢，使患肢始终处于高于心脏的位置，可以消除因重力产生的组织水肿；②向心性皮肤按摩；③超短波电疗；④伤肢主动运动，遵循从小运动量、小运动范围开始，从水肿较远的部位逐渐至水肿部位的原则。运动时要注意保护损伤的组织，不要让运动造成新的损伤。

2. 肌力的恢复　手外伤后因为组织损伤和手术后的固定，手部肌肉和部分上肢肌肉会出现不同程度的萎缩，肌力会有不同程度的下降。肌力的下降会使某些运动不能完成。手的康复一定要注意手部肌肉力量的恢复。肌力的恢复可以分别采用助力运动、主动运动和抗阻运动的练习方法，让肌肉在一定的负荷下运动。负荷应略高于现有的肌力水平，让患者必须通过努力才能完成动作。同样的负荷练习一段时间，患者能轻易完成后，增加一些负荷再练习。这样使相应的肌肉力量逐渐恢复至正常。

3. 关节活动度的恢复　关节活动范围的减少在手外伤患者中非常普遍。根据伤情的不同，关节活动减少的范围可从单指单关节至多指多关节，关节活动范围减少的程度可从轻微减少至大部分减少，严重者关节可完全僵直。关节活动范围的减少直接影响关节的运动，因此是手外伤康复的主要目标。常用治疗方法有：①蜡疗：其作用及方法见前文；②关节松动术：适用于关节囊挛缩、关节运动障碍的患者。其方法为：a. 固定关节近端，术者以一手握持关节近端，另一手持关节远端肢体向关节远端牵引和向近端轻压，使关节产生纵向的分离和压缩；b. 固定关节近端，术者以手握持关节远端，做掌背方向的反复移动，使关节面产生前后的滑动。c. 固定关节近端，术者以双手握持关节远端，做指内、外方向的反复移动，使关节进行轻度的内外方向的移动。d. 固定关节近端，术者以手握持关节远端做被动伸屈的运动。以上运动从小力量和小范围开始，逐渐增加。每天做 1 ~ 2 次，每次 20 下左右。

4. 肌腱滑动的练习　肌腱损伤术后都会出现肌腱粘连而影响肌腱的滑动，使手指的活动范围减少。在肌腱愈合后，通过肌腱滑动能力的练习可以增加粘连肌腱的滑动幅度，恢复手指的活动范围。肌腱吻合术后 3 周，肌腱松解术后 1 ~ 2 天，即可开始肌腱滑动练习。其方法如下：以屈指肌腱为例，主动或被动伸展手指，牵拉屈肌腱向肢体远端运动。让患者主动收缩粘连肌腱的肌腹，牵拉肌腱向肢体近端运动。训练开始时要让患者把动作做准确，动作熟练后力量逐渐增加。治疗师用一手固定肌腱粘连处皮肤，感知肌腱的运动。动作正确时鼓励，错误时及时纠正。同时要把肌腱粘连处向肌腱运动的反方向推移，使粘连的肌腱与周围粘连组织产生分离的力量。但用力一定要适当，不能太大，不可使这种力量大于肌腱连接的力量。每次屈伸活动 20 ~ 30 下，每日 1 ~ 2 次。

5. 手的综合动作的练习　手的使用动作基本都是综合性的动作。这些动作的完成是由组成手的活动性机构（各个关节）和动力性机构（肌肉、肌腱）共同作用的结果。两大机构中任何一部分结构不正常都会影响动作的完成。但是每一部分的活动正常，并不等于综合性动作的正常。只有综合性动作的正常才是手活动的最高境界。当然在手的综合性活动训练中仍然会促进局部动作的改进。手的综合性动作分为 3 级：①单指综合性动作：单指的动作有指的屈、伸、外展和内收，拇指还有对掌。②多指同向综合动作：主要是示中环小指的共同屈伸动作，4 指的共同屈伸可以加强手屈伸的力量。③多指对向综合动作：主要为拇指和其余 4 指的对向动作，如单指捏、三指捏、多指捏和握拳的动作。也包括相邻两指的对向动作，如夹指的动作。3 个级别中单指综合动作为基本动作。如单指综合动作能高质量地完成，后两级动作的完成会较为容易。如三级的动作都能高质量完成，手的活动功能即为正常。

（三）感觉训练

手的皮肤感觉较其他部位敏锐，在对外界的感知作用中具有重要的作用。所以在手的康复训练中要重视手的皮肤感觉训练。手感觉的恢复顺序为痛觉、温度觉、32Hz 振动觉、移动性触觉、恒定性触觉、256Hz 振动觉和辨别觉。当压觉或振动觉恢复后即可开始感觉训练。感觉训练常需视觉的帮助。感觉训练初期以保护性感觉训练为主，包括针刺觉、深压觉和冷热觉的训练。患者恢复针刺觉和深压觉后，进行定位觉的训练。治疗者用指尖敲击患者掌侧，让其用健手食指指出敲击的位置，指错时睁眼学习。如此反复进行多次。同时可进行形状觉的训练。让患者闭眼触摸大小不同、形状各异的木块并进行描述比较，说错时睁眼再感觉一次。如此多次反复进行。进一步可辨别异形物体和生活中的实物。织物觉的训练是让患者开始时触摸粗细相差很大的砂纸，然后触摸粗细差别较小的砂纸，最后辨别质地不同的织物如皮毛、棉织物和丝织物等。手外伤后因神经损伤在恢复过程中常出现触觉的过敏。此时需进行脱敏治疗。其方法为先用柔软的织物轻轻摩擦过敏区至麻木无感觉，1～2h后重复进行治疗。患者适应上述刺激后增加刺激物的粗糙程度，如绒布、粗布、麻布等进行上述治疗。适应后进行叩击和振动的刺激治疗。手部的各种热疗，手部的主、被动运动和手部神经的各种刺激性电治疗，对手部神经的恢复都有一定的治疗作用。

（四）矫形器的使用

腕手部矫形器分为固定性和动力性两种，可用于纠正畸形和增加关节活动范围。如对腕关节处于屈曲位并活动受限者，可使用腕背伸固定性支具，固定腕关节于背伸30°～40°的位置，利于腕背部被牵长组织的回缩和腕掌部短缩组织的伸长，使腕关节逐渐恢复至正常的功能位置。此种支具除在运动时均可佩带。动力性支具主要用于牵伸屈肌腱等软组织，使屈肌腱逐渐向远端增加滑动幅度。制作时应注意腕关节的角度位置，开始时使腕关节处于比较屈曲的位置，手指处于不能完全伸直的状态，用橡皮筋向伸直方向牵拉手指。在手指能伸直时，调整腕关节的角度，使手指又处于不能完全伸直的状态，再进行牵拉，直至腕关节在正常背伸位置，手指仍能伸直为止。动力性支具还可用于牵拉手指指掌关节的侧副韧带挛缩而造成的关节伸直性僵直。固定腕关节于背伸功能位后，向掌侧牵拉掌指关节。此种支具每次佩带时间从5min开始，逐渐增加至20min。如仍能坚持，则需要增加牵拉的力量，再从5min开始牵拉。每天可以佩带4～5次，运动疗法结束后要佩带1次。

四、康复护理

1. 伤情的观察　手外伤术后，一般均会有伤口的疼痛、渗血，伤口周围组织肿胀，部分肢体被石膏或夹板固定。对这些情况都需要进行观察和了解。手外伤患者如存在血管损伤，手术中进行了血管的修补、吻合和移植时，术后早期尤其要观察远端肢体的血液循环情况，同时可使用红外线等方法对肢体进行保温治疗。如发现损伤肢体远端颜色发紫、变暗变黑、皮肤温度低于正常皮肤时，要及时报告医生进行急诊处理。

2. 保持伤手的最佳位置　抬高患肢可以促进肿胀消除；把手放于腕背伸、拇外展、其余各指屈曲掌指关节、伸直指间关节的位置有利于手功能的恢复。

3. 促进创面及骨折的愈合　创面的及时清洁、换药，创面周围组织的皮肤按摩，超短波和紫外线的使用可以促进创面的愈合。未固定关节的主动活动，固定部位肌肉的等长收缩及脉冲磁疗的使用可以促进骨折的愈合。

4. 保持固定器械的稳定与可靠　如有外固定器械应随时检查，发现外固定有松懈时要及时报告医生进行调整，以保证固定器械的作用能正常发挥。

5. 心理护理　手外伤后患者心理上会出现沮丧、消沉、焦虑、急躁等不稳定情绪。护理人员要随时进行解释、劝解和鼓励，让患者树立勇敢面对现实，积极配合治疗的正确心理定势，主动、刻苦地进行锻炼，才能获得最大的功能恢复。

五、健康教育

1. 发生手外伤后应立即制动，保护创面，防止污染，及时就医处理。断手、断指的及时、恰当的运送是再植术成功的重要因素（最好将断肢或断指放入干燥、低温的容器中运送）。

2. 软组织损伤与骨折的愈合以及早期、全面的功能训练是功能恢复的关键因素。

3. 注意劳动安全防护和交通安全，避免手外伤的发生。

（张连玉）

第三十七章　运动创伤的康复及护理

一、运动创伤康复治疗的基本原则

运动创伤（sport injury）是指在体育运动中发生的创伤。随着竞技体育水平的提高、以及全民健身、体育休闲的广泛开展，运动创伤越来越多见。运动创伤中骨折、关节脱位等急性严重创伤较少，两者合计约占运动创伤的3%，大量的是韧带、肌肉、肌腱、关节囊及软骨的损伤及其他慢性软组织的微小创伤。

对运动创伤的正确处理，首先要了解创伤的基本病理过程。组织损伤后，断裂处出血，在创伤局部形成大小不定的血肿。随后出现炎症反应，毛细血管扩张通透性增加，渗出液增加，出现组织水肿。损伤部位成纤维细胞增生形成肉芽组织，肉芽机化，最后形成瘢痕。上述病理过程可分为四个阶段：①组织损伤及出血；②炎症反应及肿胀；③肉芽组织机化；④瘢痕形成。

（一）运动创伤的分期治疗原则

运动创伤康复的基本原则，就是按照不同的病理过程进行分期处理。

1. 急性期　肌肉、韧带损伤初期，治疗重点是止痛、止血，防止肿胀。应用“RICE”（rest，ice，compression，elevation）常规治疗即局部休息、冰敷、加压包扎及抬高患肢。损伤后尽快局部外垫棉花，弹力绷带加压包扎，然后冰敷30min，这样的初期处理可以止痛、止血，防止肿胀，十分重要而且有效。对于有骨折或韧带、肌肉、肌腱断裂的患者应作适当的外固定。

2. 稳定期　伤后48h，出血停止，治疗重点是血肿及渗出液的吸收。可使用物理治疗、按摩、中药外敷等方法促进创伤恢复。支具保护，局部制动至创伤愈合。

3. 恢复期　局部肿痛消失后，逐渐进行损伤肢体肌力、关节活动度、平衡及协调性、柔韧性的训练。辅以物理治疗，促进瘢痕软化，防止瘢痕挛缩。

（二）区别对待的原则

运动创伤的康复应针对病人的不同而有所区别，对于一般非专业运动员的患者，功能恢复的重点是恢复日常生活、工作能力。但对于专业运动员，要求是不一样的，要做到尽快治愈，以便尽快恢复正规训练；患肢功能尽可能完全恢复。对于专项运动员，针对某些运动素质、肌肉功能及柔韧性的特殊要求，进行专项运动所需要的平衡、协调性的训练，即所谓SAID（specific adaptation to imposed demands）原则。

本章主要介绍膝关节前交叉韧带和膝关节半月板损伤的康复及护理。

二、膝关节前交叉韧带损伤的康复及护理

（一）概述

前交叉韧带损伤在运动创伤中较多见。可单独损伤，也可与侧副韧带及半月板同时损

伤，后者称为联合损伤。

前交叉韧带分为前内束及后外束两束，膝关节于近伸直位内旋内收时（膝内翻）可损伤其后外束，膝于90°位外展外旋（膝外翻）时，可损伤前内束，是为部分断裂。如果暴力过大则两束同时断裂，即为完全断裂。

临床诊断与治疗　患者有急性膝损伤史，随后产生疼痛及关节不稳，不能完成正在进行的动作和走动，继而关节出血肿胀。由于疼痛，肌肉出现保护性痉挛使膝关节固定于屈曲位。陈旧性损伤者多有膝关节不稳，疼痛，肿胀。下楼时关节错动，个别病人出现关节绞锁。有些患者可无症状。体格检查：抽屉试验阳性，Lachman 试验阳性。X 线拍片，如有韧带止点撕脱骨折或有骨软骨骨折有诊断意义。MRI 检查可显示韧带是否有断裂，对诊断非常有价值。治疗：①前交叉字韧带部分断裂：石膏外固定。② 完全断裂：手术缝合，宜在2周内进行。③ 陈旧性断裂：目前首选关节镜下自体髌韧带（骨－韧带－骨）移植术。

（二）康复评定

1. 关节积液、肿胀的评定　以浮髌试验是否阳性可以判断膝关节是否存在积血、积液。经髌骨中线测量膝围，并与对侧比较，判断积血、积液及肿胀的程度。

2. 疼痛的评定　可以用10分法从无痛至极痛评定疼痛的程度。并记录静息状态、一般生活活动及运动中的疼痛情况。

3. 肌力的评定　徒手肌力评定（参见第六章）。有条件时进行股四头肌及腘绳肌的等速肌力评定。

4. 关节活动度的评定　参见第五章。

5. 关节协调性及平衡功能评定　可以使用特殊仪器进行此项评定。

（三）康复治疗

1. 前交叉韧带部分断裂者　石膏固定3～4周，在此期间，进行踝泵训练，股四头肌、腘绳肌等长收缩练习，以促进血液循环、消肿，防止肌肉萎缩。3～4周韧带愈合后拆除石膏，开始膝关节 ROM 训练，腘绳肌、股四头肌抗阻训练，行走训练，静蹲练习，跨步练习，平衡及协调性训练，ADL 训练。

2. 完全断裂术后患者　术后用屈曲30°支具固定3周。术后第1周，进行踝泵训练，股四头肌，腘绳肌等长收缩练习，扶双拐开始站立训练，术后第7天开始逐渐负重行走。术后第2周，开始 ROM 训练，扶单拐行走，开始单腿站立训练。术后第3周，加强 ROM 训练，开始腘绳肌等长抗阻训练，室内脱拐行走。术后第4周，加强主动 ROM 训练，开始腘绳肌等张抗阻训练。逐渐开始静蹲练习，跨步练习、功能自行车训练。加强关节本体感觉、平衡及协调性训练。至12周应达到正常 ROM，ADL。术后半年若患肢肌肉力量大于健侧的80%，腘绳肌力量与股四头肌力量之比达50%～60%，可开始恢复运动。

（四）康复护理

1. 前交叉韧带部分断裂者　小腿下置一枕头或专用垫抬高患肢，以利血液循环，防止患肢肿胀。早期要注意观察石膏固定的并发症，发现病人有局限性疼痛并逐渐加重，应高度怀疑石膏的局部压疮，及时做减压处理。督促病人进行康复训练，教会病人进行坐、卧的体位转换，以及站立、扶拐、脱拐行走。

2. 完全断裂术后患者　术后抬高患肢，注意术后镇痛，如使用镇痛泵，应教会病人正确使用。开展心理护理，消除病人的紧张及焦虑情绪，使其积极配合治疗。术后第4、5天，应密切观察伤口情况及有无体温升高，防治伤口感染。注意观察支具固定有无压疮等并发症。鼓励并督促病人积极进行康复训练，教会病人进行坐、卧位的体位转换，协助进行站立、扶拐、脱拐行走训练。

（五）健康教育

运动员或经常参加运动的人平时要加强腘绳肌及股四头肌的肌力锻炼和下肢协调性的训练，以增加膝关节的稳定性，激烈运动前要进行充分的准备活动，防范运动中受伤。伤后要严格遵循医嘱，石膏固定要按上述时间要求并由医师检查后决定是否拆除。按要求积极进行肌力、ROM 训练，平衡、协调性训练及 ADL 训练。恢复运动要按上述要求进行。

三、膝关节半月板损伤的康复及护理

（一）概述

半月板是位于膝关节间的半月形软骨板，切面呈三角形。膝关节内外侧各有一个半月板。半月板与关节囊相连的边缘部分及前后角附着点有血液供应，其他部分营养来自关节滑液。所以除单纯边缘损伤外多数半月板损伤难以愈合。半月板损伤是膝关节最常见的运动创伤之一，多见于足球、篮球、手球、体操、武术等活动。在欧美国家，内侧损伤多于外侧，而在我国，外侧损伤多于内侧。

临床表现及治疗：多数病人有明确的受伤史，疼痛于膝关节间隙处。关节积液肿胀，弹响，典型的有膝关节“绞锁”现象，即活动中突然不能屈伸，“卡住”，常伴有疼痛。这是由破裂的半月板卡在股骨髁及胫骨平台之间引起的。病人经扭转或推拿可解锁。体检时可发现患侧股四头肌萎缩，关节肿胀，浮髌试验阳性，关节间隙压痛，有时可触及损伤的半月板。摇摆试验阳性，麦氏征阳性，研磨试验阳性。膝关节造影及 MRI 检查可协助诊断。治疗：①急性损伤：膝关节穿刺抽出积血，用石膏或棉花腿加压包扎固定 2~3 周。可以减少出血，减轻疼痛，边缘性损伤有愈合的可能。②慢性损伤：半月板损伤大多不能自行愈合转为慢性。若病人症状明显，经常绞锁应行手术治疗。目前的首选手术为关节镜下的手术，可以确定损伤的部位及类型，再根据这些情况决定镜下手术方式，常用的有半月板缝合术、半月板部分切除术及半月板全切除术。

（二）康复评定

1. 关节积液、肿胀的评定　浮髌试验可以判断膝关节是否存在积血、积液。经髌骨中线测量膝围，并与对侧比较，可以判断积血、积液及肿胀的程度。

2. 关节绞锁　膝关节“绞锁”现象是膝半月板损伤的典型症状，注意询问并记录有无膝关节“绞锁”现象。

3. 股四头肌情况及肌力的评定　测量腿围以判断股四头肌有无萎缩，用徒手肌力检查法评定大腿肌力（参见第六章）。有条件时进行股四头肌及腘绳肌的等速肌力评定。

4. 关节活动度的评定　测量膝关节的 ROM（参见第五章）。

5. 关节协调性及平衡功能评定　使用特殊仪器评定患肢的协调性及平衡功能。

（三）康复治疗

1. 急性损伤　康复治疗参见前交叉韧带部分断裂的康复治疗。半月板损伤急性期过后即应行增强患肢股四头肌及腘绳肌肌力的治疗，以防止肌肉萎缩，加强关节的稳定性。

2. 半月板损伤关节镜下手术后的康复　手术当日行膝关节棉花腿包扎制动，进行踝泵练习，股四头肌及腘绳肌等长收缩练习。术后第 1 天开始从坐位到站位转移练习，扶拐负重，直抬腿训练。半月板部分切除术及半月板全切除术后第 2 天开始关节 ROM 练习，行走训练。术后第 3 天开始平衡练习，术后第 7 天靠墙半蹲练习，继续加强肌力及平衡练习，增加行走距离，练习上下楼。固定解除后可以辅助超声波、超短波治疗。半月板缝合术后行长腿石膏或支具固定 6 ~ 8 周，固定期间进行股四头肌的等长收缩训练、踝泵练习，固定拆除后进行关节 ROM 练习，加强肌力及平衡练习，治疗达到患侧关节无肿胀、疼痛，全范围抗阻活动，肌肉力量≥健侧 80% ~ 85%，开始恢复运动。

（四）康复护理

1. 急性损伤术后　参见前交叉韧带部分断裂的康复护理。

2. 半月板损伤关节镜下手术后　棉花腿制动，抬高患肢。开展心理护理，消除病人的紧张及焦虑情绪，并注意术后镇痛。注意观察伤口情况及有无体温升高，防治伤口感染。鼓励并督促病人积极进行康复训练，教会协助病人进行坐、卧的体位转换，协助进行扶拐行走及无拐行走训练。

（五）健康教育

激烈运动前要进行充分的准备活动，防范运动中受伤。伤后要严格遵循医嘱，积极进行肌力、ROM 训练，平衡、协调性训练及 ADL 训练。股四头肌的训练对半月板损伤的患者更为重要，患侧大腿肌肉力量≥健侧 80% ~ 85%时开始渐进性恢复运动。

（周谋望）

第三十八章　心脏疾病的康复及护理

一、概述

（一）心脏康复医学的发展

心脏康复是心脏病人综合医疗中的重要部分。

心脏康复医学的发展是从20世纪40年代开始的。20世纪初由于疾病模式的变化，即冠心病发病率和死亡率上升，康复运动防治冠心病的科学研究和临床实践的发展，逐渐形成了心脏康复医学。

近年来心脏康复的范围扩大，不仅包括传统的心脏康复即急性心肌梗死的康复，还包括其他类型的心血管疾病的康复。

（二）心脏康复的主要内容

心脏康复的主要内容包括监测的运动训练，医学评估，心理和营养咨询，教育和危险因素的控制等方面。

（三）心脏康复的医务人员组成

心脏康复医疗可以在不同等级的医院实施，如社区、城镇医院、市级综合医院和心血管专科医院。

功能较齐全的心脏康复队伍应包括心脏康复医师、护士、物理治疗师、作业治疗师、营养和心理咨询及社会工作者。由于各级医疗机构的医疗条件和水平不同，可以根据本单位的具体情况来组建心脏康复队伍。

（四）心脏康复的目标和意义

心脏康复通过综合的心脏康复方案使病人在体力、心理、职业和社会活动能力等方面，达到最佳的状态并维持已达到的状态。

1. 改善心肺功能。
2. 增加体力工作能力。
3. 提高机体反应的灵敏性和肢体关节活动的灵活性。
4. 提高生活质量和独立从事日常生活的活动能力。
5. 出院后能及早恢复职业活动和参加社会活动。
6. 建立健康的生活方式和良好的心理状态。
7. 学会处理应激，减少身体和精神的不良反应。

二、康复评定

（一）心脏康复评定的目的

1. 心脏运动负荷试验可以获得运动时心脏电活动和血流动力学参数，如心电图、血压、心率、心脏功能容量和运动耐力等。

2. 判断冠状动脉病变的程度及其预后。

3. 作为制定运动处方和安全的日常生活活动能力的范围。

4. 评估心脏康复方案实施的效果，协助调整临床治疗方案和康复方案。

（二）运动试验的禁忌证

1. 近期有胸痛的不稳定心绞痛。

2. 未治疗的严重性心律失常，高度房室传导阻滞。

3. 非代偿的充血性心力衰竭。

4. 急性心肌炎、心包炎、心内膜炎和急性心肌梗死。

5. 新近发生的栓塞，血栓性静脉炎。

6. 未控制的原发性高血压。

7. 严重的肥厚性心肌病。

8. 严重的心脏瓣膜病，如主动脉瓣狭窄。

9. 急性或严重的非心脏疾病。

10. 严重运动器官功能障碍。

（三）心电图分级运动试验

1. 试验前的准备　试验前应至少 3h 不进食物，试验前 24h 不饮用含咖啡因的饮料；应穿宽松合身的衣服和舒适的鞋子；做常规的查体；教会病人在平板上行走或踏车；处理好体表的电极，并记录仰卧位及直立位心电图，以排除因体位改变引起的心电图变化，并记录血压。

2. 平板运动试验

（1）改良的 Bruce 方案：是心脏康复较常用的一种运动试验方案，适于不同运动能力的心脏病人康复评估，参见表 38－1。

表 38－1　改良的 Bruce 方案

阶段	坡度（%）	速度（km/h）	时间（min）	代谢当量（METs）
1	5	1.7	3	3.5
2	10	1.7	3	4.6
3	12	2.5	3	7.0
4	14	3.4	3	10.2

（2）低水平运动试验方案：改良的 Bruce 方案运动到第 3 阶段时达 7METs，超过体能较差的心脏病人。亚极量运动试验方案，适于急性心肌梗死后 4～8 周病人以及年老体弱的心脏病人，参见表 38－2。

表 38－2　亚极量平板运动试验方案

阶段	坡度（%）	速度（km/h）	时间（min）	总时间（min）	代谢当量（METs）
1	0	1.5	3	3	2.2
2	4	1.5	3	6	3.0
3	8	1.5	3	9	3.8
4	10	1.7	3	12	4.6
5	12	2.0	3	15	5.8

3. 功率自行车运动试验　功率自行车运动方案依据病人的体能、病期和程度，选用每级运动强度递增幅度为12.5W或25W，踏车频率为50转/分或60转/分的运动方案，参见表38－3。

表38－3　功率自行车运动试验方案

阶段	功率（W）	代谢当量（METs）					
		体重（kg）	40	50	60	70	80
1	25		4.3	3.4	2.9	2.4	2.1
2	37.5		5.3	4.2	3.6	3.1	2.6
3	50		6.4	5.1	4.3	3.7	3.2
4	62.5		7.5	6.0	5.0	4.3	3.7
5	75		8.6	6.9	5.7	4.9	4.3
6	87.5		9.7	7.8	6.4	5.5	4.8
7	100		10.7	8.6	7.1	6.1	5.4

（四）非标准运动试验

不能进行上述的分级运动试验的心脏病人，可进行非标准运动试验。

1. 步行通过试验　步行10min时，病人的不适感消失，则为步行通过，这说明了病人可进行较高的运动负荷而无心绞痛发生。如果心绞痛持续并超过10min或休息时加重，则应中止试验。

2. 6分钟步行试验　用于测定运动能力较低的心脏病人的功能状态。此试验接近病人日常体力活动，易于被病人接受，经研究发现该试验的重复性好，摄氧量与步行距离呈线性关系，已成为较简便、客观的非标准运动试验方法。

6分钟步行试验适用于低强度康复运动训练者，心力衰竭，左心室射血功能＜40%，呼吸系统疾病和年老体弱不能进行分级运动试验者。

三、康复治疗

（一）心脏康复的运动处方

心脏病人的康复运动必须制定运动处方，像药物处方一样要谨慎对待。运动处方是指导心脏病人通过系统和个体化的运动训练方法，达到最佳的训练效果，并确保安全性。运动处方包括运动类型、强度、持续时间、频率和进度五个部分。

1. 运动类型

（1）耐力运动：是改善心肺功能，增进心血管健康的有氧运动，心肺耐力运动有步行、慢跑、游泳和自行车运动等及局部的肌肉耐力运动。

（2）灵活性运动：上、下肢及躯干关节的屈伸运动，改善关节的灵活性。

（3）力量练习：适于低危的冠心病人，应在医学监测下进行力量练习。经过训练后心脏病人在一定肌力和静态用力时，能安全完成职业和业余活动。

（4）循环训练：上、下肢进行循环运动，如等张、等长和力量运动，有改善心肺功能和增强肌力的作用。

2. 运动强度　不同个体的运动能力有差异，因此运动强度要个别化，心脏病人的运动强度低于一般人。

心脏病人的运动强度，可采用心率、代谢当量和自觉运动强度分级（RPE）来表示。

（1）心率：心脏康复运动的强度，一般采用靶心率的计算方法，如标准的卡翁南公式和最大心率乘以心率范围的百分数。

卡翁南公式：

$$THR = (HR_{max} - HR_{rest})(0.6 \sim 0.8) + HR_{rest}$$

式中，THR 为靶心率；HR_{max}为最大心率；HR_{rest}为安静心率，选择训练强度范围为 60% ~ 80%。

（2）代谢当量　代谢当量是安静坐位代谢水平的倍数，也称为梅脱值（METs）。以梅脱值表示的功能范围为 3 ~ 20METs。适量的运动强度为 60% ~ 70%最大梅脱值。心脏康复运动开始的运动强度，应低于测定或预计的梅脱值，以后逐渐增加，至适应为止。

（3）自觉运动强度分级(RPE)　表 38 – 4 为由博格(Berg)设计的自觉运动强度分级表,它是持续运动中用力水平的可靠指标,常用于评定耐力运动的运动强度以及调整运动处方。

表 38 – 4　自觉运动强度分级（RPE）表

级	RPE	级	RPE
6		14	
7	非常轻	15	累
8		16	
9	很轻	17	很累
10		18	
11	有点累	19	非常累
		20	

3. 运动持续时间　运动持续时间长短与运动强度成反比，运动强度越低，需要的时间越长。心脏病人应进行低强度长时间的康复运动。开始时参加运动时间为 10 ~ 20min，待出现运动的适应性反应后，可逐渐延长运动时间。健康情况差的心脏病人，每天运动 3 ~ 5min 也有益处。心脏病人进行间歇有氧运动在达到较高的运动强度时出现疲劳感少，因此推荐心脏病人进行间歇有氧运动。

4. 运动频度　运动频度取决于运动强度和每次运动持续的时间。心脏病人的运动频度为每周 3 ~ 5 次。开始运动时，为了避免骨关节的过分应激，最好间日运动。待适应后，可每日进行运动。

5. 运动的进展速度　运动的进展速度，需依据心脏病人的病情、健康状态、体能、年龄和康复目标来安排，分为开始阶段、改善阶段和维持阶段。参考个体的心肺健康水平，选择相应的运动强度。每个阶段的运动持续时间和频度不同。待心肺功能达到满意水平时，运动负荷不变，为了维持健康状态，应设计有兴趣的活动及能量消耗的特殊运动处方。

6. 监测和非监测的康复运动

（1）监测的康复运动　左心功能明显降低，运动中心电图有缺血改变，运动中或恢复期出现心律失常，心脏病人伴有其他疾病如糖尿病、脑卒中等，参加康复运动训练时，应在心脏康复医务人员指导下，在心电和血压监测下进行运动。监测应备有心肺复苏的仪器设备和急救药物，以及训练有素的医务人员，能发现运动中出现的异常症状和体征，具有及时处理和就地抢救的能力。

(2) 非监测的运动　参加者应为低危的冠心病人，病人的体能至少达5METs。病人在康复医师指导下，在家中或附近单位，采用简易的运动器械进行康复运动。应具备抢救设备、药物和招之即来的急救人员。

(二) 心脏康复方案

1. 冠心病康复的适应证　急性心肌梗死无合并症或合并症已控制、稳定型心绞痛、稳定的慢性心衰、冠心病介入性治疗后、冠状动脉搭桥术后和由运动应激试验或心脏核素检查诊断的冠心病病人，心脏起搏器植入后的病人。

2. 住院期康复　在监测下逐渐恢复心肺功能和体能，恢复日常生活活动能力，消除由于卧床引起的生理和心理的不良反应。康复医务人员和病人的比例为1∶1。康复医务人员应了解心脏病的诊断、手术过程，以及有无合并症。

(1) 康复方案原则　急性心肌梗死住院期康复方案分三个阶段，如表38-5所列。

表38-5　急性心肌梗死住院期康复计划

心脏监护病房（第一阶段）	病房（第二阶段）	出院前（第三阶段）
床上个人卫生	床边个人卫生	卫生间个人卫生
卧床	床边坐椅子 床旁、室内步行	室内外平地步行
限制探视	避免疲劳	避免疲劳
床上做上或下肢 被动、协助的运动	监测下做上、下肢运动	监测或不监测 下做上、下肢运动
介绍康复计划	康复教育	评定

①心脏监护病房（CCU或ICU）：进行低强度活动，约为1~2METs，如上、下肢被动、主动运动，坐椅子，床边、室内步行，床上或床边个人卫生活动等。康复活动时的心率不超过安静时心率加20~30次/分或15~20次/分（服用β受体阻滞剂），无症状及心律失常出现，血压轻度增加，ST段偏移幅度无变化。

②病房：根据病情及对运动的反应，逐渐增加运动强度到2~3METs。进行低强度和有节律的运动，如步行、上下楼梯及以按梅脱值设计的体操运动和踏车运动。

③出院前阶段：设计的康复运动方案是为出院后进行日常活动做准备，除步行外，增加踏车或平板运动。

(2) 住院期康复方案　急性心肌梗死的住院期六步康复方案如表38-6所列。内容包括病人活动、个人卫生和生活自理、治疗师指导下的活动、心脏康复教育题目和测试、日常生活活动测试等。每一步持续的时间和进展的速度因病人而异。依据病人的体力和心理状态决定下一阶段的治疗。心梗面积较大、年龄较大者，进行的速度较慢；心梗面积较小、年龄较小者，进行的速度较快。

表 38－6　冠心病住院期六步康复方案

步	病人活动	生活自理	PT 活动
1	坐椅子，15min×3 不能独立步行	在护士监护下 床上洗漱	床边教育
2	坐椅子，30min×3 床上做下肢 ROM 由 PT 协助	床上个人卫生	床上做下肢 ROM 室内步行教育
交给病人教育试题			
3	坐位，1h×3 床旁做下肢 ROM	床边个人卫生	病房步行
ADL 测试（1）			
4	坐位，1.5h×3 床旁做下肢 ROM 独立在病房步行	卫生间个人卫生	PT 决定病人安全的步行距离，教育
教育理论测试			
5	坐位，2h×3 床旁做四肢 ROM 独立在病房步行	卫生间个人卫生	上、下台阶、教育
ADL 测试（2）			
6	做四肢 ROM 独立在病房步行	完成生活自理	户外步行 上、下台阶
6 分钟步行试验 出院			

＊此方案适合轻型的心肌梗死或成功的 PTCA 术后的冠心病人。

3. 出院期康复方案

（1）恢复期康复　指导病人恢复体力、职业活动和正常的生活方式。医务人员和病人的比例由 1:1 到 1:5。

病人从出院后开始，也可以是从未参加过康复方案的冠心病人，如陈旧心肌梗死、稳定心绞痛和已控制的心功能不全的心脏病人。急性恢复期或初次参加康复方案的慢性冠心病人，应定期在心脏康复医务人员监测下，循序渐进地进行。

康复运动方案

冠心病人因其冠状动脉病变程度、心肌损伤范围、心功能和体能不同，其康复方案也不同。冠心病人的康复方案可依据病人的危险分层，将病人分为低、中和高危，从而分为三组不同运动强度组进行。

①低强度运动组：高危病人在心电和血压监测下，试行最简单而缓慢的步行训练，步行训练的距离和速度递增缓慢，以不引起症状和心电图异常变化为限。目的是使病人逐渐恢复日常生活活动能力为主。

②中、低强度运动组：中危病人在开始阶段要在监测下进行低强度运动训练，运动强度为最大心率的 50%～60%。运动方式包括耐力、灵活性和协调运动，以间歇运动为宜。待病人适应训练后，可在社区和家中按运动处方规定的运动量进行康复运动，定期到心脏康复

专科门诊会诊。

③高强度运动组：适于已有运动训练的低危病人，运动强度为最大心率的60%～70%，RPE为13～15。运动类型有步行、踏车、体操、上肢功率计运动和阻力运动。进行阻力训练时，要掌握参加阻力训练的适应证。开始阶段要进行监测和评测，以选择适宜的阻力运动。低危病人也应定期到专科门诊复查。

(2) 维持期康复　一般在出院后3个月左右参加此期康复，其目的是终生坚持运动。此期康复持续6～12个月，心脏功能容量>5METs。应有急救条件和招之即来的急救队伍。医务人员与病人的比例为1:10，逐渐减少监测。每3～6个月进行一次运动试验和医学评定。以后每年一次或根据需要进行运动试验，调整运动处方。

康复运动方案

参加者的体能大于5METs时，运动方式有体操、有氧耐力运动、局部肌肉耐力运动、协调运动、娱乐和体育活动。达到8METs时，就不再增加运动强度、频率和时间，继续维持运动方案。参加者可在社区、家中和医院康复体疗室进行康复运动训练，定期与康复医务人员保持联系。各种体育活动应遵循运动处方的规定，避免有爆发力、剧烈的或竞赛性的运动。

四、康复护理

护理工作应了解心脏康复病人康复计划的内容和进展情况。监护病房：帮助病人做个人卫生，按康复计划的规定，鼓励病人在床上或床边坐位，限制探视。普通病房：协助和指导病人做个人卫生，检查并监督病人增加坐、立的时间，记录病人对物理治疗师指导的康复运动有何反应，避免因探视引起的情绪激动和疲劳。出院前阶段：了解病人准备回家的打算，为物理治疗师制定出院后的康复计划提供信息。

五、健康教育

1. 营养咨询　估测每天热量摄入，脂肪、盐、碳水化合物的比例，了解饮食习惯和饮酒量。空腹血脂水平如胆固醇、三酰甘油、低密度和高密度脂蛋白，以及近期降脂药物治疗情况。测定体重指数，制定合理的饮食计划，建立因人而异的控制体重的计划，定期复查血脂水平。

2. 心理咨询　了解心理障碍如压抑、焦虑、孤独、生气、情绪易激动等。通过个人或小组形式进行咨询和教育，使病人改变不正确的生活方式和树立健康行为的自信心，教会病人处理应激的技巧和放松方法。

3. 教育　以讲座及问答题形式，向病人及家庭介绍心脏结构、功能、冠状动脉病变；冠心病的危险因素，生活行为与心脏病以及冠心病药物及介入性治疗的基本知识。从冠心病基本知识、药物治疗、危险因素、心理状态、体力活动和心脏康复方案等方面提出问题，根据病人了解的程度，增加有关方面的教育。

4. 危险因素的控制　高血压、糖尿病、高脂血症和肥胖的控制。根据高血压水平及其危险因素分为低、中和高危三层，对不同层次进行药物和运动训练的治疗。鉴别糖尿病的分型，进行药物、饮食和运动疗法，运动前后监测血糖以调整运动量和药物剂量。

（张宝慧）

第三十九章　慢性阻塞性肺病的康复及护理

一、概述

慢性阻塞性肺病（chronic obstructive pulmonary disease，COPD）是一种慢性进行性呼吸道损害并引起气流受阻的疾病，主要包括慢性支气管炎和阻塞性肺气肿。在我国，COPD是常见病之一，尤以老年人多见，它具有高患病率、高致残率和高死亡率的特点。该病早期主要以慢性支气管炎的临床表现为特征，即反复发作的慢性咳嗽、咳痰或伴有喘息，随着病情的缓慢进展，常并发阻塞性肺气肿，甚至肺动脉高压、肺源性心脏病。进行性呼吸困难是困扰肺气肿患者生活的主要问题。肺气肿并发肺部感染，常使病情急剧恶化，导致呼吸衰竭及心力衰竭，甚至引起死亡。肺气肿是不可逆性改变，即使戒烟、规范的药物治疗，也无法控制其发展。目前，国内外学者都十分强调COPD的康复治疗，认为药物治疗只是一种被动治疗，它只能奏效一时，而康复治疗可使患者发挥主观能动性，积极参与治疗，增强体力，打破因气短而惧怕活动所带来的恶性循环，从而起到稳定病情和肺功能的作用，从根本上提高患者的生活质量。20世纪80~90年代出现了手术治疗肺气肿的方法，即肺移植术和肺减容术，为了提高手术的成功率及加快术后恢复，术前的康复治疗显得至关重要，近年来已被列为肺气肿手术治疗的常规术前准备。

COPD的康复治疗主要有以下治疗作用：

1. 提高机体能量储备，改善或维持体力，增强运动耐力。此作用主要是通过有氧运动的“外周效应”实现的，即有氧运动使机体利用氧的效率增加。表现为：康复治疗后，安静时或一定运动量下，机体需氧量减少，从而缓解心肺负荷，减轻气促症状；在相同的心肺功能状态下，机体可以完成更高强度的运动，从而提高患者对体力活动的耐受力，改善生活质量。此作用是康复治疗主要且肯定的疗效，即使是肺气肿的终末期。

2. 增加最大肺通气量和潮气量，改善肺功能。这是有氧运动的“中心效应”，它与肺功能受损情况有关，当肺功能严重障碍时，此作用不明显。

3. 解除气道阻塞中的可逆因素，清除分泌物，控制痰液生成，改善肺通气。

4. 提高机体免疫力，改善全身状况，减少复发和并发症，改善或稳定病情。

5. 改善心理状况，缓解焦虑、抑郁、紧张、暴躁等心理障碍。

二、康复评定

为了更科学地制定康复治疗方案，并对康复疗效进行客观评估，在康复治疗前、康复治疗中及康复治疗后，应对患者进行全面的评价。评价内容如下。

（一）临床表现

1. 病史　主要询问与疾病有关的个人史、职业史和家族史，以及心理状况、医疗条件、经济情况和教育程度等。

2. 症状　主要了解病程长短、病情进展程度、住院次数，以及有关的临床症状。对于呼吸困难程度的评价，可以采用下列简易分级法：

0 级：如常人，活动不受限，无症状。

1 级：一般劳动时气短。

2 级：较快行走、上坡或上下楼梯时气短。

3 级：行走百米气短。

4 级：说话、穿衣轻微活动时气短。

5 级：安静时气短，不能平卧。

3. 体征。

（二）影像学检查

影像学检查不仅可以直观地显示肺部病变情况，观察胸壁和膈肌的活动及协调性，同时，通过核素显影检查，还可以了解肺通气/血流改变等肺功能情况。

（三）呼吸功能

早期无异常，逐渐出现最大呼气流量－容量曲线减低。当发展到气道有阻塞时，出现阻塞性通气功能障碍，主要表现为第一秒用力呼气量占用力肺活量的比值减少（$<70\%$），最大通气量减少（$<$预计值的 80%），残气量增加。

（四）动脉血气分析

早期无异常，随着病情发展，动脉血氧分压（PaO_2）降低，进一步发展出现二氧化碳分压（$PaCO_2$）升高，甚至代偿性呼吸性酸中毒，pH 值降低。血气分析有助于了解病情程度及缺氧情况，对是否氧疗有指导意义。

（五）运动试验

运动试验是评价患者运动能力和运动耐力的重要方法，是康复治疗中制定运动处方的科学依据，也是康复治疗前后运动功能改善情况的主要评定方法。常用的运动试验有简易的 6min 或 12min 步行试验，以及利用活动平板、功率自行车、上肢功率计等运动仪的运动负荷试验。

1. 6min 或 12min 步行试验　此方法通常用于一般状况差、体能低下的患者，或不具备运动负荷试验条件的情况。方法：在室内、走廊或室外平地上，测量出一段距离，如 30m、50m，嘱咐患者尽其最大可能的速度，在这段距离内往返行走 6min 或 12min。如果不能耐受，可以停下休息，可以吸氧，但不予以鼓励。在测试过程中，应告诉患者剩余时间。在试验之前、中、后监测心率、血压、血氧饱和度（SaO_2），有条件时，最好遥测心电图。试验结束后，记录患者行走的总距离，以及暂停和吸氧的次数及时间。至于选择 6min 还是 12min 步行，目前尚无严格划分。根据有关文献报道，如果 6min 步行试验超过 200m，一般建议使用 12min 步行；或对于 $PaCO_2>54mmHg$ 的患者，建议使用 6min 步行试验。

2. 运动负荷试验　方法：让患者在运动仪（活动平板、功率自行车或上肢功率计）上进行运动量按一定程序递增性的运动，同时，通过气体分析仪和心电图仪，对运动中的心功能和呼吸功能进行科学的评价。下面将介绍对运动处方的制定有直接指导意义的几项常用指标。

（1）一定运动负荷下的持续时间　此指标代表受试者的运动耐力。每次测定的运动负荷应保持一致。

（2）最大运动负荷　在功率自行车或上肢功率计运动试验中，最大运动负荷是指试验终止时的功率值；而在活动平板试验中，是指试验终止时的平板速度和坡度。此指标代表受试者的体力强度。

(3) 最大耗氧量 (VO_{2max})：是运动试验终止时，受试者在单位时间内消耗氧的毫升数。可以通过气体分析仪直接测出，在没有此条件的情况下，也可以通过最大运动负荷间接计算。

(4) 最大代谢当量 ($METs_{max}$) 最大代谢当量可以通过最大耗氧量计算出，参见“有氧运动”部分。它是运动强度的常用指标，各种日常活动和常见运动项目的能量消耗情况也常用 METs 来表示。

(5) 最大心率 是运动试验中受试者心率的最大值，在临床上通常指症状限制性最大心率，是运动强度的常用指标。

(六) 生活质量评价

生活质量 (quality of life，QOL) 评价是对病人的疾病、体力、心理、情绪、日常生活及社会活动等进行综合评价的方法，它注重患者的主观感受和对生活的满意程度。由于 QOL 受很多因素的影响，如文化背景、生活习惯、疾病种类等，所以，目前国际上缺乏统一的 QOL 评价量表。常用的量表有诺丁汉健康评定表 (Nottingham Health Profile，NHP)、针对呼吸系统疾病的圣·乔治呼吸问卷调查表 (St. George's Respiratory Questionnaire) 等等。国内，在 1993 年卫生部“八五”攻关课题“慢性阻塞性肺病缓解期康复治疗”的研究成果中，推出了我国的 COPD 患者 QOL 评价量表，它参考了国外的有关量表，并对此量表进行了效度、信度检验，结果具有很好的可靠性和有效性。它包含了日常生活能力、社会活动情况、抑郁心理障碍和焦虑心理障碍等四个类别，全表共 35 项，每项分 4 个等级，依次按质量高至低评为 1～4 分。QOL 评价通常在康复治疗前后，由患者在医务人员指导下完成。

三、康复治疗

呼吸康复治疗的内容有：有氧运动、胸部的物理治疗、健康教育、营养疗法、心理治疗等等，其中有氧运动和胸部的物理治疗是主要内容。

(一) 有氧运动

COPD 患者由于长期慢性病程，使身体一般状况减退，尤其肺气肿患者，肺功能的进行性减退，使呼吸困难逐渐加重而惧怕运动，活动量的明显减少导致全身状况进一步下降，即所谓失健状态 (deconditioning)，使体力和心、肺等多系统功能更加减退，形成恶性循环。有氧运动可以打破这种恶性循环，逐渐提高患者对运动的耐受能力，维持或改善全身状况，即所谓复健治疗 (reconditioning)。有氧运动的具体方法请参见第十四章“有氧运动”部分。

(二) 胸部物理治疗

1. 膈肌(腹式) - 缩唇呼吸 是一种高效的呼吸方式，它可以增加膈肌的移动度，提高肺通气，减少残气量，改善肺功能。COPD 患者应将其作为日常生活中常用的呼吸方式，尤其在气促时，应采用此呼吸方式进行自我调整。具体方法请参见第十四章“呼吸运动”部分。

2. 放松技术 COPD 患者由于气促，常处于比较紧张的状态，同时，由于呼吸肌肌力减弱，呼吸时常过度使用颈、肩和上胸部肌肉进行代偿，这些肌肉对改善肺通气帮助很小，却使呼吸做功明显加大，从而导致呼吸运动本身需氧量增加，使呼吸困难进一步加重。所以，指导患者尽可能全身放松，尤其放松颈、肩和上胸部肌肉，是纠正异常呼吸模式的重要技术。常用且简单易行的方法是：令需要放松的肌肉先尽可能地收缩，可以采用抗阻等长收缩法，然后放松，必要时再加以肌肉牵伸。另外，还有一些放松技术如生物反馈、催眠术等，这些技术受一定的仪器设备和技术条件限制，且患者无法自行应用。

3. 呼吸肌训练　由于在呼吸运动中，吸气需要吸气肌收缩使胸腔扩张，而呼气是吸气肌舒张，肺组织依靠自身的弹性而回缩，所以，呼吸肌训练（ventilatory muscle training, VMT）通常是指吸气肌肌力训练。虽然呼吸运动有助于改善呼吸肌肌力，但是，借助某些训练器对吸气肌进行一定强度的特殊训练，对提高呼吸肌肌力，效果更为显著。常用的训练方法有：膈肌抗阻训练、持续性最大吸气训练、抗阻吸气训练及阈压力负荷吸气训练等。呼吸肌训练主要用于吸气肌力弱或易于疲劳，甚至呼吸肌出现萎缩的患者。COPD 患者也存在呼吸肌肌力弱的问题，大多数研究认为：呼吸肌训练可以提高 COPD 患者呼吸肌肌力和耐力，同时改善肺功能和机体运动耐力，呼吸肌训练加有氧运动比单纯有氧运动效果要好。对于高肺容量的肺气肿患者，吸气肌肌力训练应慎用，因为有可能造成胸腔内压力过高，出现危险。

4. 清除气道分泌物

（1）控制性咳嗽：咳嗽是呼吸系统的一种防御性反应，它可以因气道受到刺激引起反射性咳嗽，也可以在主观控制下产生自主性咳嗽。咳嗽的发生机制是：深吸一口气后，关闭声门，此时，胸壁、腹部和盆腔底部肌肉同时收缩，胸腔内压升高，声门突然开放，产生高流速的爆发式呼气，将气道内分泌物由远端向近端推移。咳嗽只能将支气管树第 6～7 级内的分泌物向近端移动，更远部位的分泌物需要靠其他技术进行清除，如体位引流、叩击法、摇震法、哈气技术等。

当有效的自主性咳嗽产生不满意，特别是对于昏迷的病人，可以通过按压胸骨上窝处的气管，刺激患者诱发反射性咳嗽。由于此方法极为不舒服，一般情况下不使用。COPD 患者应学会控制性自主性咳嗽，避免持续性反射性咳嗽，后者可以使胸腔内的压力过度增高，给病人带来危险，尤其是有下列疾患的病人：严重的 COPD；外科性气肿；低心排血量；颅脑损伤（咳嗽会使颅内压升高）等。

（2）哈气技术：是声门打开的咳嗽，方法是咳嗽时发“哈”的音。哈气时胸腔内压力较咳嗽时低，所以比较安全。哈气技术在不同的肺容量下应用，具有不同的作用：低容量时，可以将远端气道内的分泌物移向近端；高容量时，则移动近端气道内的分泌物。

由于哈气和咳嗽均可以加强气道梗阻，尤其在低肺容量时，所以必须与呼吸运动交替进行，以保证良好的肺通气。当咳嗽或哈气与膈肌－缩唇呼吸交替进行时，在吸气末应憋气数秒，然后快速收腹同时进行咳嗽或哈气，这是常用的排痰技术。

当过多的分泌物在气道的远端，咳嗽和哈气无效时，应采用其他技术将分泌物向气道近端移动，常用的技术有叩击法、摇震法和体位引流。

（3）叩击法：是利用叩击所产生的机械振动波，通过胸壁传递至气道，使其内的分泌物松动而易于排出。方法：将双手拇指与其余四指内收并对握成杯状，在需要治疗的肺部所对应的胸壁上，进行有节律地交替叩击。操作时，在叩击部位，应盖上毛巾或棉布，避免直接刺激患者皮肤。治疗师操作时还应随时观察患者的面部表情及重要体征。禁忌证：肋骨骨折；肺出血；皮下气肿；近期植皮术后；开放性伤口或新鲜烧伤；近期脊椎术后；直接在肿瘤部位；严重的气管痉挛（叩击可能诱发气管痉挛）。

（4）摇震法：患者呼气时，治疗师通过在患者胸壁上加压并摇震，使气道内浓稠的分泌物松开，并从远端向近端移动。方法：嘱咐患者深吸一口气，在吸气末治疗师开始摇震并加压患者的胸壁，此摇震力一直持续至呼气结束。操作时，治疗师的双手可置于患者胸壁两侧，或并置于胸壁一侧，或双手重叠置于一侧。禁忌证：与叩击法相同。

（5）体位引流：是将支气管树置于某种位置，通过重力的作用，使肺部某一特定部位的分泌物易于排出。方法：根据支气管树的走行和分泌物所在的不同肺叶，选择恰当的引流体位（表39－1）。为加强疗效，体位引流同时，常配合叩击法和摇震法。患者体位的选择，还应根据病情而定。禁忌证：心血管系统不稳定；肺水肿；头颅术后；食管术后；切开心包膜的肺切除术后。

表39－1　肺部引流体位

肺叶或肺段	体位
双上叶尖段前部	躯干后倾坐位
双上叶尖段后部	躯干前倾坐位
双上叶前段	仰卧位
左上叶后段	右侧卧位，左侧向前转45°，头侧抬高45°
右上叶后段	左侧卧位，右侧向前转45°
左舌叶	右侧卧位，左侧向后转45°，头低位30°
右中叶	左侧卧位，右侧向后转45°，头低位30°
双下叶前基底段	仰卧，头低位45°
双下叶后基底段	俯卧，头低位45°
双下叶背段	俯卧位
左下叶外基底段和右下叶内基底段	右侧卧，头低位45°
右下叶外基底段	左侧卧，头低位45°

5. 吸入治疗　包括湿化吸入和雾化吸入。湿化吸入治疗的目的是：恢复和保持有利于呼吸道内纤毛活动的环境，稀释干性和黏稠的分泌物，提高咳嗽的效力。雾化吸入是临床上常用的一种给药途径，它可以用于某些全身疾病的治疗，也可以用于呼吸道疾病局部治疗。局部治疗的作用有化痰、消炎、解痉、扩张支气管等。当患者呼吸道内分泌物黏稠不易排出时，通常先进行吸入治疗，治疗结束15～20min后，再采取哈气、咳嗽、叩击、摇震及体位引流等清除分泌物的方法，这样使药物或蒸气能充分发挥作用，提高疗效。

6. 躯干活动　是指躯干或肢体的主动活动，主要包括关节活动和软组织牵伸，其目的是：①保持或增加关节活动度；②促进肌肉放松；③提高胸壁及整个躯体的柔韧性。对于COPD患者，主要活动部位有颈、肩、胸壁、脊柱等。躯干活动常与呼吸运动相结合，以强化呼吸运动的作用。

7. 氧气治疗　氧的获得主要靠呼吸器官从空气中摄取，如果呼吸功能出现障碍，氧的摄取减少，导致血氧分压（PaO_2）下降，就应采取氧气治疗，这是纠正缺氧的重要手段。对于COPD患者，如果安静时PaO_2持续低于60mmHg，运动时低于55mmHg，或$SaO_2 < 90\%$，通常主张采用低浓度持续给氧，而避免高浓度氧疗。在COPD的康复治疗中，氧疗常用于以

下适应证：①配合其他治疗，增加机体的氧储备，如在叩击、摇震、体位引流及吸痰时，间断氧疗；②运动训练时，如果 $SaO_2 < 90\%$，可给予吸氧，以提高运动耐力；③持续低氧血症。氧疗浓度采用 $FiO_2 = 21 + 4 \times$ 氧流量，氧流量约为 1～3L/min，运动时氧流量 < 5L/min。家庭氧疗可以减轻肺动脉高压和肺心病，提高活动耐力，延长生命。但是，吸入任何浓度高于大气氧浓度（于海平面，大气中的氧浓度为 21%）的氧气，均属于药物治疗，长时间、高浓度的氧气吸入可导致氧中毒，所以，氧疗应在医生指导下，按处方严格执行。

8. 高频电疗法　常用的高频电疗有短波、超短波和微波。在 COPD 康复治疗中，主要利用其中、小剂量的消炎作用，治疗肺部感染。

（三）营养治疗

多数 COPD 患者存在营养不良问题，尤其肺气肿病人，出现体重明显下降。营养不良使包括呼吸肌在内的骨骼肌肌力降低，肌肉萎缩，活动耐力进一步下降；营养不良使机体免疫力下降，感染性并发症增多；营养不良还使肺部病损进一步加重，使与肺部疾病有关的住院率增加、住院时间延长、死亡率升高等。所以，对于营养不良的病人，营养支持疗法必不可少。尤其术前肺气肿患者，营养状况的改善可以降低手术风险，加快术后的恢复，提高手术成功率。1997 年，方宗君、蔡映云、顾宇彤等对我国 COPD 患者营养状况进行了调查研究，并设计出饮食指导软件系统，为我国 COPD 患者的营养治疗提供了科学依据和指导方案。

（四）心理治疗

COPD 患者由于长期受疾病困扰，呼吸功能受损，活动耐力下降，甚至日常生活难以自理，社会交往明显减少，由此，常出现焦虑、抑郁、性情急躁等心理行为障碍，使生活质量进一步降低。心理治疗可以改善异常的心理状态，同时，有助于患者以积极主动的态度参与康复治疗，提高疗效。对于术前病人，心理治疗可使患者以平静的心态迎接手术，是术前准备的重要内容。

四、康复护理

根据患者的临床表现及有关检查，采取具有针对性的护理措施，具体原则和方法同上，如各种胸部物理治疗技术和有氧运动原则。

五、健康教育

为获得满意的康复治疗效果，患者及其家属的积极配合和自觉主动参与是非常重要的，而这种自觉程度是建立在对疾病和康复治疗的认识基础之上，所以，对患者及其家属进行有关疾病知识及康复意义的教育，是康复治疗顺利进行并取得良好效果的重要保证。教育内容主要包括：简介呼吸系统解剖及生理功能；COPD 的病因和主要病理改变；康复治疗的意义、方法和注意事项；纠正不良的生活习惯，如戒烟，建立健康的生活方式；以及肺气肿手术的有关知识等等。

（黄　真）

第四十章　恶性肿瘤的康复及护理

恶性肿瘤（malignancy）是严重危害人类健康的难治性疾病，目前主要采用综合的治疗方法。由于早期诊断和治疗方法的改善，癌症病人的生存期越来越长，因此，对生活的期望不断增强，主要集中在生活质量方面。癌症病人的康复必须重视通过各种适当的治疗和护理方法矫正病人生活的许多方面。

癌症康复（cancer rehabilitation）是指调动医、患两个方面的积极性，将西医、中医、心理、营养和体能锻炼等多种方法，综合运用于癌症患者的康复治疗中，调整心理状态，改善生理功能，使患者最大限度地回归社会。提高生存率、延长生存期、改善生活质量是癌症康复的主要目标，康复护理在其中起着重要的作用。

癌症康复护理的内容很广，从术前、术后的一般护理到术后康复阶段的各种功能恢复护理，从化疗的毒副反应护理到放疗的皮肤保护护理，从各种癌症的饮食护理到器官残损后的康复护理等都属于癌症康复护理的内容。本章就临床常见的功能残损后的康复及护理内容介绍如下。

一、喉癌术后复声的康复及护理

（一）概述

喉癌（throat cancer）是头颈部恶性肿瘤中常见的一种，占其中的第一、二位。发病主要与吸烟、饮酒、大气污染、职业、遗传等因素有关。

（二）临床表现

1. 声音嘶哑　是最常见的表现，音哑持续加重，表明病变已侵犯声带。
2. 咽喉部异物感　喉部有紧迫感或吞咽不适，但易被忽略而延误诊断。
3. 喉部疼痛　当肿瘤浸润到一定程度或肿瘤表面发生溃疡时，可引起迷走神经反射性疼痛，为同侧面部或耳部疼痛。
4. 呼吸困难　喉癌晚期症状，一般为肿瘤阻塞呼吸道所致。
5. 吞咽困难　是喉癌晚期可能出现的症状，表明肿瘤已发展到喉外，侵及舌根、梨状窝、环后区或食管入口。
6. 咳嗽、咯血　为刺激性干咳，痰中带血。
7. 颈部肿块　出现颈淋巴结转移时，可见颈部肿块。

（三）治疗原则

喉癌主要采用手术治疗或放射治疗，或两者综合治疗。手术治疗有喉部分切除或全喉切除，全喉切除可引起病人术后失声。

（四）康复护理

喉癌患者术后康复护理的最重要内容是语言功能的恢复。语言是大脑支配呼吸、发音器官和关节活动共同完成的，鼻、口、咽等共振影响声音的效果。全喉切除后，主要是失去了发音器官——喉，使构音出现障碍，影响语言的形成。

1. 无喉的言语康复方式

(1) 食管语言　喉切除患者最常用的语言康复是食管语言，食管语言的产生是个体将空气带入口和鼻并进入食管后，在大约环咽水平被俘获时发出声音。气流产生压力导致食管壁的振动而产生声音，再通过口腔向上、向外发出声音。

(2) 电子喉　电子喉通过器械内部件振动产生机械声音，声音可以通过在颈部放置器件，或通过一个口腔的管道传送到口腔，并依靠唇和舌的运动而形成语言。

(3) 气管－食管穿刺　气管－食管穿刺是在气管和食管之间的气管造口水平造一个小通道，用一个单向阀门的小型声音假体来与穿刺口吻合以防止吸入，通过气管造口来实现发音，声音也是通过食管壁的振动来产生的。

2. 喉切除后的发音训练　一般来说，食管发音是基础，通过食管发音训练，患者就可以讲话。食管发音训练，就是发声器官由食管入口代替，即咽胃或咽结肠吻合口，形成“新声门”，通过鼻子吸入空气，利用胸腔负压，用吞咽唾液的原理将空气吞入食管内，在食管上段作为储存空气的储存腔，在腹部用力，使空气由紧闭的贲门喷出，振动食管入口的黏膜（新声门）进行发音。气流向上冲击“新声门”产生振动，即“呃逆音”，就是食管或消化道发音，经过共鸣腔构成器官的协调加工，形成食管语言。

电子喉是用简单的电子装置，贴在无喉者颈上或颏部，使声音从口腔发出。无论哪种发音方式，其基本原理是共同的。

（五）健康教育

1. 避免说话过多，产生疲劳，可采用其他的交流方式，使喉得到休息。
2. 劳逸结合，禁烟酒。
3. 禁止游泳，防止窒息。
4. 预防感冒等呼吸道疾病的发生。
5. 合理饮食，进食稠糊状食品，防止误咽。多吃新鲜水果蔬菜，预防便秘。

二、肺癌术后肺功能的康复及护理

（一）概述

肺癌（lung cancer）是原发性支气管肺癌的简称，近年来肺癌在许多国家的发病率和死亡率都处于上升趋势。在男性肿瘤病人中，肺癌已居首位。男女发病之比约 4:1，发病年龄多在 40 岁以上。肺癌的发病原因尚不十分明确，但大量资料表明，肺癌的首位发病因素是吸烟，其次还有职业因素，如长期接触石棉、镍、砷、铬、煤焦油以及放射性元素。此外，工业废气所造成的大气污染，也是肺癌发病率高的因素之一。

（一）临床表现

1. 咳嗽　通常为肺癌的首发症状，中心型肺癌更为突出。多为较长时期经治不愈的阵发性咳嗽，早期为干咳，病情发展可有咳痰。主要由于肿瘤及其分泌物刺激支气管黏膜所引起。

2. 咯血和血痰　间断性反复少量血痰，色泽鲜，偶见大咯血，中心型肺癌常在早期出现该症状，周围型肺癌在瘤体较小时咯血少见。

3. 发热　发热可见于支气管阻塞或管腔受压后引起的炎症，或肿瘤坏死物继发感染的发热。

4. 胸痛　常表现为间歇性隐痛或闷痛。周围型肺癌可有胸痛、肩背痛、上肢痛等。

5. 气急　肿瘤阻塞或压迫较大支气管可出现胸闷、气急甚至窒息。

（一）治疗原则

不同的病理分型、不同临床特征的肺癌，治疗方法不同，预后也不同。肺癌总的治疗原则是以手术和争取手术为主，依据肺癌的期别、组织类型采用术前或术后放射治疗、化疗、免疫治疗和中医中药的综合治疗。

（四）康复护理

咳嗽技巧训练和呼吸训练是肺癌术后康复护理的重要任务，其训练的目的是有利于肺扩张，改善通气功能，并有助于胸腔引流，因此被认为是术后康复的“基本功”。

1. 咳嗽技巧训练

（1）患者术后一苏醒就应该鼓励其咳嗽，对病人进行肺部叩诊，有助于肺部小细支气管分泌物的排出。无效咳嗽不能真正维持呼吸道通畅，有效的咳嗽是通过正常的呼吸调节达到的，而不是靠用力或排除气体量进行调节的。

（2）指导患者深吸气，然后短暂的屏气使气体在肺内得到最大的分布。关闭声门，进一步增强气道中的压力，当肺泡内压明显增加时，突然将声门打开，这样高速的气流可使分泌物移动并排出。

2. 呼吸训练

（1）深呼吸：嘱病人麻醉清醒后，每隔 2h 左右深呼吸 15 次，直到 48～72h 胸腔引流管拔除为止。

（2）腹式呼吸：让病人仰卧，两手分别放于胸、腹部，膝关节屈曲。深吸气时，尽可能使腹部膨起，放于腹部的手随着腹部的膨起而抬高，被确认为吸气有效。然后将空气慢慢地吐出，放于腹部的手向内上方压，帮助膈肌上移。使用腹肌咳嗽，双手合拢放于上腹部，帮助用力。

（3）辅助呼吸活动：随患者呼气动作，用手压迫胸廓，使吸气时胸廓扩张，增加吸气量和气流速度，并促进气管内分泌物移动，从而促进残存肺的扩张。

（五）健康教育

1. 劝阻病人戒烟。

2. 经常去树林、草坪、公园或青山绿水的地方呼吸新鲜空气。

3. 指出锻炼的重要性，每日进行可耐性锻炼。

三、乳腺癌术后上肢水肿的康复及护理

（一）概述

乳腺癌（breast cancer）是女性常见的恶性肿瘤之一，居女性恶性肿瘤的第二位，其发病率随年龄的增长而上升，40～49 岁是乳腺癌的最好发年龄。乳腺癌的发病与体内雌激素水平、遗传、放射线和电离辐射，以及食物中脂肪含量过高等因素均有关。晚婚、晚育、不育及未哺乳等均增加患乳腺癌的危险性。

（一）临床表现

1. 乳房无痛性肿块　多为单发，边缘不规则，质较硬韧，以乳腺外上方为好发部位。

2. 疼痛　约有 1/3 病人有不同程度的疼痛，可偶发、阵发或持续性。多为隐痛、钝痛、

牵拉痛或刺痛。

3. 乳腺皮肤或轮廓改变　肿块与皮肤粘连，皮肤会出现凹陷，称“酒窝征”，当淋巴管被堵塞，可出现真皮水肿，皮肤呈“橘皮样”改变。正常乳腺的完整弧形轮廓出现任何缺损或异常，也常为乳腺癌的表现。

4. 乳头溢液或凹陷　乳腺癌原发于大导管或为导管内癌者，多合并乳头溢液，溢液可为血性、浆血性、浆液性、乳汁样或水样。

（三）治疗原则

外科手术为乳腺癌的主要治疗手段，根据病情不同，可以选定不同的手术方案，如乳腺癌根治术、乳腺癌改良根治术、全乳切除术、全乳切除加淋巴结清扫术等。此外，术前术后放疗、化疗、内分泌治疗以及中医中药等综合治疗手段也可以提高乳腺癌的治愈率，是乳腺癌治疗中的常用方法。

（四）康复护理

乳腺癌根治术后尤其是结合腋窝淋巴结放疗后最容易引起淋巴水肿，随着目前外科对乳腺癌治疗的更加保守，水肿的发生率越来越少见。预防乳腺癌术后淋巴水肿是乳腺癌康复护理的重要内容。

1. 乳腺癌术后上肢水肿（upper limb oedema）的主要诱因

（1）过长时间的肢体下垂。

（2）肢体过重的承重活动。

（3）皮肤的外伤、烧伤和感染，如烹调损伤、晒伤及蚊虫叮咬等。

（4）过紧的衣服或首饰。

（5）对患侧肢体实施抽血、输液、针刺或用袖套血压计量血压。

2. 主要护理措施

（1）术后加压包扎时将患侧肢体同时固定，同时注意观察患侧肢体远端的血液供应情况，如扪脉搏不清、皮肤紫绀，伴皮温低于健侧，提示腋部血管受压，应调整绷带松紧度，卧床时在肘部应垫一软枕，使其高过肩部，可减轻肿胀感。

（2）鼓励病人抬高手臂、做手臂上举运动或绑上弹性绷带，增加淋巴管再生侧肢循环，以减轻患侧上肢水肿。

（3）避免在患侧测量血压、注射及抽血，以免引起患肢循环受损及感染。

（4）嘱病人在日常生活中要注意保护患肢，避免割伤、抓伤、灼伤及蚊虫叮咬，避免使用刺激性强的清洁剂。

（5）尽量避免使用患侧肢体劳动，更不能长时间提取重物，或下甩患肢。

（6）教会病人做预防乳腺癌术后上肢水肿康复体操。步骤如下：①术后 1～3 天（临床阶段）练习伸指、握拳、屈腕运动。②术后 3～5 天（负压吸引拔除）练习坐位屈肘运动。③术后 5～8 天（胸带松解）练习用手摸对侧肩及同侧耳。④术后 9～13 天，练习患侧上肢伸直、抬高和内收、屈曲，肩关节抬至 90°，达到肩水平（可由护士协助）。⑤术后 14 天开始，练习肩关节，双手放颈后，由低头位练至抬头挺胸位，进而练习手越过头顶摸到对侧耳部；开始练习术侧扶墙抬高，直至出院前进行鉴定。⑥出院后，继续练习扶墙抬高，并逐渐以肩关节为中心，做向前、向后的旋转运动及适当的后伸和负重锻炼。

（五）健康教育

1. 定期体格检查，发现乳房肿块及时诊治。

2. 建立高纤维素、高维生素、低脂肪的饮食结构。

3. 术后尽早进行患侧上肢恢复锻炼，预防上肢水肿的发生。

4. 保护患侧上肢免受损伤。

四、大肠癌术后肠造口的康复及护理

（一）概述

大肠癌（colon cancer）包括结肠癌和直肠癌，是我国常见的 10 类恶性肿瘤之一，其发病率为我国恶性肿瘤的第 6 位，好发年龄为 45 ~ 59 岁，男性多于女性。大肠癌的发病与饮食及环境因素、遗传、肠道慢性炎症、肠道寄生虫等因素有关。

（二）临床表现

1. 便血　左半结肠癌多有肉眼血便，右半结肠癌血便少见，大多数病人为大便潜血阳性。

2. 腹痛　早期可出现隐痛，但易被忽视。当肿瘤引起肠梗阻时，可出现阵发性腹部绞痛。

3. 排便习惯改变　多为排便次数增多，粪便内黏液增多，粪便不成形或稀便。

4. 腹部扪及肿块。

5. 贫血　主要由于肿瘤出血、慢性失血所致。

（三）治疗原则

外科手术是大肠癌的主要根治手段，并根据肿瘤的大小、位置、分期等不同采用不同的手术方式，有些手术方式可留有终身的肠造口。肠造口术（enterostomy）是指因治疗需要，外科医生在患者腹壁上人为开口，并把一段肠管拉出腹腔，开口缝于腹壁，用于排泄粪便或尿液。因此，肠造口并非是一种疾病，而是排除体内废物的一种人为开口。肠造口（stoma）是一些疾病尤其是恶性肿瘤治疗过程中的必需手段和有效治疗方法。

（四）康复护理

1. 术后造口开放　术后造口 48 ~ 72h 开放，此时肠蠕动基本恢复正常，为防止流动的肠液、稀便污染手术切口，而引起感染，在术后 1 周内手术切口用凡士林油纱布块保护，并及时更换。造口有丰富的毛细血管，不小心损伤后可导致造口表面轻微出血，可用干净的湿纸巾盖上造口并轻按一会，出血便会停止。

2. 保持造口清洁　造口周围的皮肤要保持清洁和干燥，并在更换造口袋时用中性肥皂及时清洗。但不能用任何刺激性强的液体清洗，如酒精、双氧水、碘酒等强碱性皂液。

3. 配带合适的造口袋　造口本身是红色的，类似嘴唇内部的颜色，若颜色有改变，如转变为蓝色或黑色，要立刻想到缺血的可能性。并注意造口袋的大小要适中，尽量减少造口周围皮肤与排泄物的接触，又要避免压迫造口，影响血液供应，导致造口坏死。如果对正在使用的造口袋有皮肤过敏反应，应立即停止使用，更换其他造口袋。

4. 促使大便规律及定时排便　由于肠造口失去括约肌的作用，不能完全控制排气和排便，往往给患者带来不便和烦恼，因此保持大便规律和成形就显得特别重要。首先必须调理饮食，定时定量，不要暴饮暴食，进食高营养、高热量，并含一定量纤维素的食物最为理想。有意识地培养定时排便的习惯，使大脑与造口排便之间建立条件反射，重新获得控制排便的感觉。

5. 肠造口病人的饮食护理　一般来说，对造口病人的饮食无特别要求，普食即可以。有些病人认为，限制食物的摄入可以减少造口排出物的量，减少生活中因排便带来的不便，其实这是不科学的，限制饮食可使病人的疾病恢复受到影响，对病人康复不利。病人的饮食原则是：

（1）摄入的食物应多样化，饮食要平衡　通常造口病人不需要应用特殊类型的食物，只要饮食均衡便可以。而均衡的膳食必须由多种食物组成，才能够满足人体各种营养需求，达到合理营养、促进健康的目的。

（2）应用正常的餐次　造口病人特别是恢复期或康复期的病人，完全可以按正常人的餐次进餐，不需要额外加餐。

（3）食用足量的膳食纤维　充足的膳食纤维摄入，对于造口病人维持较好的肠道功能状况有十分重要的意义，可以调整胃肠道的功能状况，减少便秘和腹泻的发生。

（4）饮用充足的水分　充足的水分可以软化大便，防止便秘的发生，特别是对于回肠和升结肠造口的病人，可以减轻病人水分丧失。

（5）限制酒精性饮料的摄入　减少酒精性饮料对肠道的刺激，胀气及稀便。

（6）避免脂肪含量高的食物　脂肪含量高的食品容易引起腹泻，饮食中应减少脂肪的摄入。

（7）当出现腹部症状和体征时，需要及时调整饮食的结构。如便秘时多加些水果、蔬菜，减少导致胃肠胀气的食物，或减少导致便秘的食物等。

6. 肠造口和造口周围皮肤并发症的临床表现及其处理

（1）肠造口出血　常发生在手术后72h内，多数是肠造口黏膜与皮肤连接处的毛细血管及小静脉出血，用棉球或纱布稍加压迫即可止血，若出血较频，可以用1%的肾上腺素溶液浸润的纱布压迫或用云南白药粉外敷。如果黏膜出现破损，纱布压迫止血后外涂四环素软膏后用凡士林纱保护。

（2）肠造口缺血坏死　正常的造口黏膜呈淡红色，有光泽，犹如口腔黏膜，富有弹性，轻轻摩擦不易损伤出血，用力摩擦可见鲜红出血点。肠造口缺血坏死是一种严重的早期并发症，往往发生在术后24～48h。主要由于损伤结肠边缘动脉、提出肠管时牵拉张力过大、扭曲及压迫肠系膜血管导致供血不足，或因造口孔太小或缝合过紧而影响肠壁血供。所以术后头几天注意观察造口血运十分重要。观察的主要内容有造口黏膜边缘是否变得暗红或发黑，造口周围是否分泌物增多或有异常臭味，根据造口周围这些变化相应地给予药物治疗或急诊手术治疗。

（3）肠造口感染　肠造口感染是最常见的并发症之一，往往是皮肤切口感染，可发生在皮下或较深的腹壁层内，开始潮红、肿痛，随后形成脓肿，部分自行穿破流脓，愈合后形成瘢痕，导致造口狭窄。感染早期要对造口进行清洗和湿敷，加强抗炎治疗，形成脓肿则需切开引流。

（4）肠造口水肿　造口术后2～5天可见造口黏膜水肿，一般不需处理，1周后慢慢消失。若造口黏膜水肿加重，呈灰白色，则应检查造口血运是否充足，并用生理盐水或呋喃西林溶液湿敷，必要时还可用生物频谱仪外照射。

（5）肠造口狭窄　肠造口狭窄主要是腹壁孔太小或感染后形成瘢痕环，肠造口术后1周开始用手指（戴上手套或指套）扩肛，每天一次，每次2～3min即可。轻度狭窄可用上述方法扩肛，直到能插入食指第二节为止。

（6）肠造口周围炎症　粪便刺激或对造口产品过敏均可以引起造口周围炎症。一般表现为红肿、皮肤糜烂，甚至形成溃疡，局部剧痛。应该用生理盐水或呋喃西林溶液清洗伤口，然后涂抹粉状或胶状的皮肤保护剂，使用易于粘贴的造口袋，并增强抗过敏治疗。

（7）肠造口回缩　肠造口回缩后，造口低于皮肤表面，造成粪便污染手术切口，严重者造成腹膜炎。病情轻者可用凸面底板，并用胶状或片状的保护剂补充于凹陷部位，然后再装上人工肛袋，并配戴专用腰带，病情重者只能重作肠造口。

（8）肠造口膨出　造口膨出轻者可用弹性腹带对肠造口加压，重者则要切除膨出肠段，或重新作肠造口。

（9）肠造口疝形成　这种造口并发症只能再次手术。若由于内疝引起肠梗阻，更要及时发现，争取早日手术。

（五）健康教育

1. 定期体检，发现大便习惯改变或便血等症状及时诊治。

2. 大肠癌早期诊断、治疗预后较好，可恢复正常的工作、生活。

3. 正确对待和接受人工造口，克服自卑心理，培养乐观精神，掌握护理造口的科学方法。

（唐丽丽）

第四十一章　烧伤的康复及护理

一、概述

烧伤（burn）是临床较为常见的外伤之一。据美国报道，每年经医生诊治的烧伤者约有200万人，在中国尚无统计数字，烧伤死亡率和致残率也较高。烧伤是由物理的或化学的因素导致的一种损伤，主要由热、电、放射线、化学物质引起，是一种全身性的疾患。治疗烧伤涉及的学科范围广泛：普通外科、整形外科、手外科、显微外科、内科、中医科、康复科。

（一）烧伤的诊断

1. 深度的诊断（三度五分法）　见表41－1所列。

表41－1　烧伤深度的诊断

深度	损伤范围	治疗方法	转归
Ⅰ	表皮浅层	无特殊	3～5天愈合
Ⅱ浅	表皮及真皮乳头层	不需手术	2周愈合
Ⅱ深	真皮深层	不需手术	3周愈合，部分瘢痕
Ⅲ浅	皮肤全层，皮下脂肪	游离植皮	植皮愈合，有瘢痕，功能障碍
Ⅲ深	深筋膜以下组织、器官	皮瓣，功能重建	手术修复，功能障碍，预后差

2. 烧伤面积的诊断（1997）　见表41－2所列。

表41－2　烧伤面积的诊断

部位	1岁（%）	1～4岁（%）	5～9岁（%）	10～14岁（%）	＞14岁（%）	成人（%）
头部	19	17	13	11	9	7
颈部	2	2	2	2	2	2
躯干前面	13	13	13	13	13	13
躯干后面	13	13	13	13	13	13
右臀部	2.5	2.5	2.5	2.5	2.5	2.5
左臀部	2.5	2.5	2.5	2.5	2.5	2.5
会阴部	1	1	1	1	1	1
右上肢	4	4	4	4	4	4
左上肢	4	4	4	4	4	4
右下肢	3	3	3	3	3	3
右下肢	3	3	3	3	3	3
右手	2.5	2.5	2.5	2.5	2.5	2.5

续表

部位	1岁（%）	1~4岁（%）	5~9岁（%）	10~14岁（%）	>14岁（%）	成人（%）
左手	2.5	2.5	2.5	2.5	2.5	2.5
右大腿	5.5	6.5	8	8.5	9	9.5
左大腿	5.5	6.5	8	8.5	9	9.5
右小腿	5	5	5.5	6	6.5	7
左小腿	5	5	5.5	6	6.5	7
右足	3.5	3.5	3.5	3.5	3.5	3.5
左足	3.5	3.5	3.5	3.5	3.5	3.5

3. 烧伤严重程度的综合分类（美国烧伤学会，1990）

（1）轻度烧伤：Ⅱ度烧伤面积<15%或Ⅲ度烧伤面积<2%（成人），Ⅱ度烧伤面积<10%（儿童）。

（2）中度烧伤：Ⅱ度烧伤面积15%~20%或Ⅲ度烧伤面积2%~10%（成人），Ⅱ度烧伤面积10%~20%（儿童），不累及眼、耳、面部或会阴部。

（3）重度烧伤：Ⅱ度烧伤面积>25%或Ⅱ度烧伤面积>10%（成人），Ⅱ度烧伤面积>20%（儿童），所有的面部、双眼、双耳、双足、双手或会阴部烧伤，吸入性烧伤，电烧伤，烧伤合并骨折或其他较大的损伤，危险人群的烧伤，包括脑血管意外，精神疾患，肺、心血管疾病，癌症，糖尿病。

（二）烧伤后的病理生理变化

1. 烧伤的过程　烧伤类型、深度、程度，疼痛，创伤，营养状态等。

2. 皮肤的微循环变化

（1）微血栓形成，血液停止，皮肤坏死范围和深度扩大。

（2）血管通透性增高，血浆渗出，局部肿胀，促使病人休克。

3. 伤口愈合　植皮，再建手术。

4. 活动能力及功能　关节活动度，体位，活动能力，步态训练及功能状况。

5. 皮肤烧伤后形成的瘢痕

（1）肌纤维母细胞；

（2）控制瘢痕结缔组织基质。

6. 早期合并症　水肿，植皮情况，深静脉血栓，肺栓塞。

7. 后期合并症　神经肌肉疾患，感觉障碍，瘙痒，异位性骨化，挛缩，反射性交感肌病。

二、康复评定

1. 一般情况　意识，语言，活动能力等。

2. 烧伤伤口　部位、面积，深度，程度。

3. 水肿情况　了解有无、部位、程度及对病人功能影响的情况。

4. 关节活动范围　全身各关节的活动范围予以评测。

5. 肌力　徒手肌力评测法评测主要肌肉及烧伤受累的肌肉。

6. 疼痛　视觉类比测试法（visual analogue scale）了解病人的疼痛程度。

7. 感觉功能　了解病人有无周围神经损伤及深度烧伤植皮区愈合的感觉情况。常用的感觉测试为轻触觉和两点辨别觉。

8. 步态　了解行走的能力，有无步态的异常，是否需要支具和矫形器。

9. 日常生活活动能力　主要了解日常生活活动能力的情况，可用巴氏指数（Barthel index）评测。

10. 心理状态。

三、康复治疗

（一）治疗原则

1. 保护烧伤区，防止和尽量清除外源性感染。

2. 预防和治疗低血容量或休克。

3. 治疗局部和全身感染。

4. 用手术或非手术的方法促使创面早日愈合，并尽量减少瘢痕所造成的功能障碍与畸形。

5. 预防和治疗多系统器官功能衰竭。

（二）康复治疗原则

1. 促进创面愈合，减轻挛缩。

2. 维持正常的功能活动。

3. 增强肌力和耐力。

4. 改善日常生活活动自理能力。

5. 提供必要的假肢、支具和相应的针对性训练。

6. 防止感觉障碍所致的损伤。

（三）康复措施

1. 体位　在急性期，功能性体位摆放是全面康复的基础。它能有效地预防关节及软组织挛缩。功能性体位摆放的原则是使患肢及躯干处于对抗烧伤组织对关节的牵伸，如伸展、外展和外旋（见图 41－1）。

2. 增加关节活动度　可以根据病人的情况选择一项或多项增加关节活动度的治疗方法，如被动运动、主动助力运动、主动运动、抗阻运动等。也可应用 PNF 技术、关节松动术、牵伸等技术。

3. 增加肌力　按不同肌力等级选用相应的方法。

（1）0～1 级肌力

①肌肉电刺激；

②传递冲动训练（impulse transmission exercise）：即主观努力收缩瘫痪肌肉，使运动冲动沿神经向肌肉传递的训练。

（2）2～3 级肌力

①辅助运动：人力；

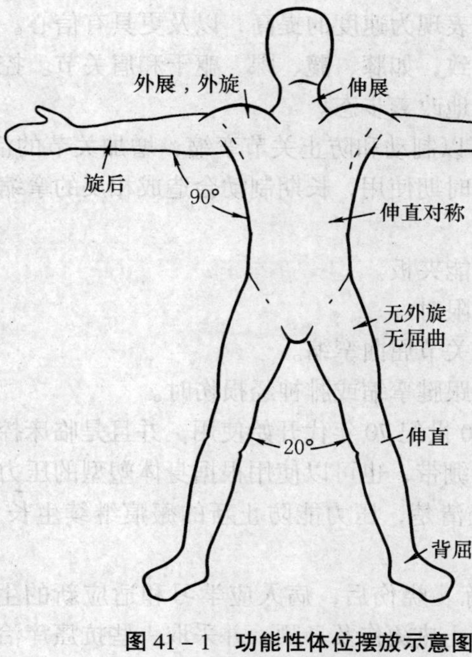

图 41－1　功能性体位摆放示意图

②器械训练：体操棒，肋木，肩关节练习器等；

③悬吊训练：挂钩，绳索，吊带；

④滑轮训练：滑轮训练装置及绳索；

⑤水中运动。

(3) 4级肌力以上的抗阻训练

①等张训练（动力性训练）

a. 直接举起铁哑铃、沙袋等重物；

b. 通过滑轮及绳索提起重物；

c. 拉长弹簧、橡皮筋等弹性物；

d. 利用自身体重作负荷；

e. 渐进抗阻练习：最大负荷量，10RM，3组/日，每组间隔1min，每周复测最大负荷量。

②等长练习

a. 短促等长练习：最大负荷下作等长收缩，持续6s，重复20次，每次间隔20s，每天1组；

b. 多点等长练习：在整个关节活动范围内，每隔20°～30°，做1组短促等长练习，以克服等长训练的角度特异性；

c. 短促最大负荷练习：等张练习和等长练习联合，肌肉抗阻等张收缩后维持最大等长收缩5～10s，重复5次，每次增加负荷0.5kg，等长收缩不能维持5～10s，不加大负荷。

4. 增加转移和活动能力　可以训练病人床上活动能力，床－椅转移，坐、站能力等。

5. 步态训练　步态训练是烧伤康复训练重要的组成部分。烧伤后畸形或疼痛可以影响病人的步态。当病人有疼痛时，出现疼痛代偿步态，如双足间距增宽，步距减少，缺少肩关节和髋关节的旋转。如病人不能完全负重时，可使用行走辅助器具。随着烧伤的逐渐愈合，肌力和耐力的增强，病人的行走表现为速度的提高，以及更具有信心。大多数严重的步态畸形常常是由关节的瘢痕或挛缩所致，如膝、髋、踝、躯干和肩关节。控制瘢痕、增加关节活动度、增加肌力等训练能更有效地改善步态。

6. 夹板应用　夹板的应用可以制动和防止关节挛缩，增加关节的活动程度，保护伤口。需要特别指出的是，夹板不可长时期使用，长期制动会造成相反的挛缩或畸形。在烧伤急性期使用的夹板主要有：

（1）手部休息夹板，手部功能夹板。

（2）伸肘夹板：用于伸肘受限时。

（3）伸展夹板：用于防止膝关节屈曲挛缩。

（4）关节背屈夹板：用于有跟腱挛缩或腓神经损伤时。

7. 压力治疗　压力治疗自20世纪70年代开始使用，并且是临床控制瘢痕生长较为常用的治疗方法之一。可以采用压力绷带，也可以使用根据身体塑型的压力衣、压力面罩等。尽管压力治疗瘢痕的功能还不完全清楚，压力能防止新的瘢痕继续生长及帮助增生的瘢痕减低、变软在临床上得到承认。

8. 日常生活活动能力的训练　烧伤后，病人应学习和适应新的生活环境及生活习惯，如日常的卫生，皮肤的清洁，防止热烫伤及日晒，并采取一些抗瘙痒治疗。配带夹板的病人应注意夹板的清洁及使用，并能逐步完成日常生活活动，如如厕、穿衣、洗漱等。

四、康复护理

1. 护理目标

（1）协助医生提供烧伤后舒适、预防性、监测性的治疗。

（2）防止感染，促进创面愈合。

（3）软化瘢痕，最大程度地恢复运动功能。

（4）帮助患者保持健康水平。

2. 护理措施

（1）现场：轻度热烧伤的创面涂抹烫伤油等。重度热烧伤的创面以温热无菌水或生理盐水冲洗。强酸烧伤的创面用弱碱，如碳酸氢钠、碳酸钠液涂洗中和。强碱烧伤的创面用弱酸，如醋酸溶液涂洗中和。无弱碱、弱酸时可用大量清水冲洗创面。

（2）急性期：①心理护理与调整：烧伤后患者大多对自身的容貌改变及功能障碍不能接受，表现为悲伤、痛苦，甚至抑郁，应在积极医疗与康复治疗的同时，不断地给予心理支持与辅导，建立自信。②补充液体，保持血容量，抗休克。③抬高患肢，保持肢体功能位。④定时换药，控制感染。⑤呼吸道吸入性烧伤时，保持呼吸道通畅。及时清除分泌物，吸氧，必要时气管插管或气管切开。⑥会阴部烧伤时，注意二便护理，防止创面感染。

（3）愈合期：①心理护理与调整。②患肢的活动，采取各种运动形式增加活动能力。③瘢痕的护理与康复治疗。④日常生活活动能力的训练。

五、健康教育

1. 发生烧伤后应及时恰当处理、就医，防止感染。

表 42-1 国际勃起功能评分 5 项（IIEF-5）

	0	1	2	3	4	5	得分
1. 对阴茎勃起及维持勃起信心如何？		很低	低	中等	高	很高	
2. 受到性刺激后，有多少次阴茎能坚挺地进入阴道？	无性活动	几乎没有或完全没有	只有几次	有时或大约一半时候	大多数时候	几乎每次或每次	
3. 阴茎进入阴道后有多少次能维持阴茎勃起？	没有尝试性交	几乎没有或完全没有	只有几次	有时或大约一半时候	大多数时候	几乎每次或每次	
4. 性交时保持阴茎勃起至性交完毕有多大困难？	没有尝试性交	非常困难	很困难	有困难	有点困难	不困难	
5. 尝试性交有多少时候感到满足？	没有尝试性交	几乎没有或完全没有	只有几次	有时或大约一半时候	大多数时候	几乎每次或每次	

请患者根据 6 个月内的情况填写 IIEF-5，各项得分相加 > 21 分为勃起功能正常，12 ~ 21 分为轻度，8 ~ 11 分为中度，1 ~ 7 分为重度 ED。

体检应重点检查男性性征、血压、周围血管脉搏、阴茎的发育和海绵体质地、睾丸的大小和质地、会阴部及阴茎的感觉、球海绵体反射等。初次就诊的患者，应行血、尿常规、肝肾功能、血糖及血脂检查。进一步可选择血清睾酮、LH、FSH、PRL、E_2 等激素检查。

通过上述询问病史、填写 IIEF-5 问卷、有针对性的体检和简单的化验，大多数 ED 患者可以得到诊断和评估。诊断应以治疗目的为导向，因绝大多数患者可采用口服药物治疗，故无须进行复杂的有创检查。少数患者如本人要求或首诊医生认为必要时，应转诊到泌尿男科医生进行进一步检查。根据需要可供选择的特殊检查包括：夜间阴茎涨大试验（NPT）、阴茎海绵体内注射血管活性药物试验（ICI）、彩色多普勒双功能超声（CDDU）、选择性阴茎动脉造影、阴茎海绵体造影和测压、神经肌电图、海绵体活检等。

2. 康复治疗

（1）一般治疗：应争取患者配偶的理解和配合，介绍性知识，鼓励患者树立信心。要尽可能去除或控制残疾患者可能合并的 ED 危险因素，如治疗心血管病、高血压、糖尿病，戒烟等。

无能力性交并不意味着无能力享受性生活，性交以外的身体其他一些部位也可以提供愉快的性体验，如身体按摩、接吻、乳房刺激、手淫等。还可以采用一些辅助装置，如振荡器、按摩器等。

（2）一线治疗：第一届国际勃起功能障碍咨询委员会达成共识，以万艾可为代表的口服药物是 ED 的一线治疗。万艾可对脊髓损伤 ED 患者的有效率为 76%，且耐受性好。万艾可首次应用的推荐剂量为 50mg，根据疗效和副作用的发生情况可降低至 25mg 或增加至 100mg。服药后 1h 在有性刺激的情况下发生作用。应在空腹时服药或至少不在高脂肪餐后服药，每天最多服一次。万艾可的禁忌证是规律或间断服用硝酸酯类药物如硝酸甘油，否则可能造成严重的低血压。大多数患者在最初 1～2 次服药后就有反应，也有患者反复尝试多次才有效。应指导患者正确用药，鼓励患者不要轻易放弃，在使用最大耐受剂量且有足够性刺激下反复进行尝试。

（3）二线治疗

①阴茎海绵体内注射：常用药物有罂粟碱、酚妥拉明、前列腺素 E_1 等，为增加疗效、减少副作用，常联合用药。副作用有局部疼痛、异常勃起等，远期可能发生海绵体纤维化。

②经尿道给予血管活性药物：血管活性药物如 PGE_1 经尿道上皮进入尿道海绵体，经过与阴茎海绵体间的静脉交通支进入阴茎海绵体，发挥作用。长期疗效和副作用有待观察。

③真空装置和缩窄环：将阴茎套入特制的圆筒，由真空负压将血液吸入阴茎，阴茎涨大后，在阴茎根部放置缩窄环，移去圆筒。除阴茎畸形外，几乎所有患者都可以使用此装置。因在缩窄环近侧的阴茎并未勃起，故性交质量受影响，妨碍射精，不具备正常性生活的自然性，阴茎可出现紫绀、青肿，使用时间超过 30min 会出现阴茎缺血等并发症。

（4）手术治疗：包括阴茎假体（penile prosthesis）植入术和血管重建手术。阴茎假体植入术适合其他治疗失败的残疾患者。如患者要求，可行假体植入手术，即将假体植入阴茎海绵体内。目前应用的假体有可屈性假体和可充胀式假体两种。假体植入术后患者及其配偶满意度较高，并发症主要有感染、腐蚀、机械故障等。

3. 康复护理

（1）一般事项：关心体贴病人，不歧视，不嘲笑，理解残疾人的性要求是正当的。做好健康教育工作，尤其是患者配偶的健康宣教工作。鼓励患者与医生讨论性功能障碍的情况，寻求及时、正确的治疗。

（2）日常护理：注意外生殖器清洁卫生，防止发生褥疮。观察记录脊髓休克恢复情况。

（3）协助康复治疗：指导患者使用 ED 治疗药物和工具。

4. 健康教育　健康教育的目的是解除患者及其配偶的思想负担，鼓励他们尝试性生活，并告知行之有效的治疗方法。

应宣教男女生殖系统的解剖和生理，鼓励患者提出性的需要，辅导患者使用正确的治疗方法。

（二）射精障碍

泌精和射精是在自主神经调节下的一种生理反射，其中交感神经的兴奋性起着主导作用。在性器官所感受的接触性冲动，通过传入神经传入到位于胸$_{12}$至腰$_{2}$的脊髓泌精中枢和骶髓$_{2\sim4}$的射精中枢，再通过传出神经支配射精器官诱发射精，射精反射受到大脑的控制。

射精障碍分为早泄（premature ejaculation）、射精迟缓、不射精症、逆向射精和射精痛。脊髓损伤的患者主要出现不射精症，原因是泌精、射精中枢及其传导通路的损伤。

通过询问性生活史可以诊断射精障碍疾病。既往病史中应注意有无糖尿病、特殊药物服用史等。详细体检应包括外生殖器检查、会阴部感觉和反射检查，直肠指诊，精囊和输精管的情况。特殊检查包括精神心理学分析法、阴茎震动感觉度测定、阴茎背神经感觉诱发电位测定和球海绵体反射潜伏期测定等。

不射精症的治疗较为棘手，通常采用电动震荡器刺激阴茎局部，引起兴奋，加快射精。

如患者有生育要求，可采用人工取精和人工授精辅助授精。

康复护理和健康教育同勃起功能障碍。

二、女性性功能障碍

女性性功能障碍（female sexual dysfunction，FSD）过去一直未给予足够重视，积累的知识和经验远不如男性性功能障碍。近年来世界范围内愈发重视女性性功能障碍的研究与治疗，形成了一个新的学科分支。

女性性功能障碍包括性欲减退、性兴奋障碍、性高潮障碍、性交疼痛和阴道痉挛。脊髓损伤后女性患者的性功能障碍问题至今知之甚少。已知女性患者在脊髓损伤后仍可有规律地排卵和出现月经周期，也可以受孕并妊娠。临床观察，性兴奋时阴道渗出液和盆腔充血程度减少，部分患者性高潮丧失。患者因身心创伤而出现性欲减退，或因泌尿生殖系感染而出现性交疼痛等。

尽管目前对女性性功能障碍的治疗尚不成熟，但最重要的一点是正视女性残疾人的性要求，鼓励她们寻求治疗。相对于男性患者，护士可以更为方便地了解女性患者的性生活现状、性的需求以及性功能障碍的情况，宣讲女性解剖生理知识，介绍女性性功能障碍的有关情况，鼓励患者寻求治疗。

对于性欲减退患者可以试用激素替代治疗。治疗性兴奋障碍的药物如血管扩张剂等正在研究中。

（张 凯 金 杰）

主要参考文献

1. 中国康复医学研究会主编．康复医学，北京：人民卫生出版社，1984
2. 胡月娟等编．复健护理．台湾：合记图书出版社，1984
3. 卓大宏主编．中国康复医学．北京：华夏出版社，1990
4. 车文博主编．心理治疗指南．长春：吉林人民出版社，1990
5. 缪鸿石主编．中风病人家庭康复图解．北京：华夏出版社，1991
6. 南登昆，缪鸿石主编．康复医学．北京：人民卫生出版社，1993
7. 高素荣主编．失语症．北京：北京医科大学、中国协和医科大学联合出版社，1993
8. 钱铭怡主编．心理咨询与心理治疗．北京：北京大学出版社，1994
9. 殷秀珍，黄永禧主编．现代康复医学诊疗手册．北京：北京医科大学、中国协和医科大学出版社，1995
10. 吴海生，蔡来舟主编．实用语言治疗学．北京：人民军医出版社，1995
11. 谢德利编．骨科康复护理．北京：人民卫生出版社，1995
12. 缪鸿石，朱镛连主编．脑卒中的康复评定和治疗．北京：华夏出版社，1996
13. 汪家琮．脊髓损伤的康复．北京：华夏出版社，1997
14. 高素荣，袁锦楣主编．痴呆诊断．北京：北京科学技术出版社，1998
15. 戴红主编．康复医学．北京：人民卫生出版社，1998
16. 周士枋、范振华主编．实用康复医学．南京：东南大学出版社，1998
17. 赵曦光，杜玉奎主编．疗养康复护理学．北京：人民军医出版社，1999
18. 龚耀先主编．医学心理学．北京：人民卫生出版社，1999
19. 卡尔·J H等著．中风病人运动再学习方案．黄永禧、徐本华主译．北京：北京医科大学出版社，1999
20. 中华人民共和国卫生部医政司主编．中国康复医学诊疗规范．北京：华夏出版社，1999
21. 谢德利主编．现代康复护理．北京：科学技术文献出版社，1999
22. 缪鸿石主编．康复医学理论与实践．上海：上海科学技术出版社，2000
23. 黄人健等主编．社区护士培训教程．北京：中央广播电视大学出版社，2000
24. 蔡文智，李亚洁主编．脑卒中的康复护理．北京：科学技术文献出版社，2000
25. 朱镛连主编．神经康复学．北京：人民军医出版社，2001
26. 南登昆主编．康复医学．第2版．北京：人民卫生出版社，2001
27. Cailliet R. The shoulder in hemiplegia. Los Angeles：Davis，1985
28. (日) 松村秩，大山好子主编．リハピリテーション，ナーシンク．マニュアル．东京：东京株式会社．学习研究室，1987
29. (日) 正津晃，山林一等主编．成人整形外科/形成外科．リハピリテーション，东京：东京株式会社．学习研究室，1987
30. (日) 木岛滋，左藤正泰等主编．骨关节疾患看护．マニュアル．第二版．东京：东京株式会社．学习研究室，1987
31. (日) 津山直一主编．リハピリテーション看护技术．东京：东京株式会社．1987
32. DeLisa JA. Rehabilitation Medicine：Principle and Practice. 3rd ed. Philadelphia：Lippincott-Raven Publisher，1998
33. Edwards PA. The Speciality Practice of Rehabilitation Nursing. 4th ed. Illinois：Association of Rehabilitation Nurses，2000
34. Derstine J B，et al. Comprehensive Rehabilitation Nursing. Philadelphia：W. B. Saunders Company，2001